Ursula Neubauer

Hypnowriting

60 Anleitungen für Coaching, Therapie und Beratung

Mit einem Geleitwort von Bernhard Trenkle

2025

Themenreihe »Hypnose und Hypnotherapie«
hrsg. von Bernhard Trenkle
Reihengestaltung: Uwe Göbel
Umschlaggestaltung: Melanie Szeifert
Umschlagmotiv: © tookitook – stock.adobe.com | KI-generiert
Redaktion: Veronika Licher
Satz: Drißner-Design u. DTP, Meßstetten
Printed in Germany
Druck und Bindung: CPI books GmbH, Leck

MIX
Papier | Fördert gute Waldnutzung
FSC® C083411
www.fsc.org

CPI klimaneutral
Mehr Bäume.Weniger CO_2

Erste Auflage, 2025
ISBN 978-3-8497-0600-5 (Printausgabe)
ISBN 978-3-8497-8556-7 (ePUB)

Bibliografische Information der Deutschen Nationalbibliothek:
Die Deutsche Nationalbibliothek verzeichnet diese Publikation in der Deutschen Nationalbibliografie; detaillierte bibliografische Daten sind im Internet über http://dnb.d-nb.de abrufbar.

Informationen zu unserem gesamten Programm, unseren Autoren und zum Verlag finden Sie unter: **https://www.carl-auer.de/**

Carl-Auer

Inhalt

Zum Geleit

Vor Ihnen liegt ein besonderes Buch. Nach meiner Erinnerung war es Andreas Kollar, der mich auf Ursula Neubauer aufmerksam gemacht hat. Wir planten Besuche bei der österreichischen Milton Erickson Gesellschaft (MEGA), um mehrere Wiener Kolleg:innen für unser Projekt *therapie.tv* zu dokumentieren. Andreas Kollar empfahl mir, mir auch die Arbeit von Ursula Neubauer einmal anzuschauen. Das klang dann so spannend, dass ich während den Aufnahmen an mehreren ihrer Coachings als Kameramann teilnahm. Danach war klar: Dazu wollen wir auch ein Buch für den Carl-Auer Verlag.

Das Buch schlägt einen weiten Bogen. Ursula Neubauer geht auf die Grundlagen ihres Ansatzes in einer erstaunlich erhellenden Weise ein. Sie schlägt einen Bogen von William James über Sigmund Freud und C. G. Jung zu Pierre Janet und Milton Erickson. Sie thematisiert Schreibtechniken und kommt von den Dadaisten zu James Joyce. Da ich mich bereits mit Arno Schmidts Buch *Sitara* und seiner Analyse des Unbewussten bei Karl May sowie mit James Joyce beschäftigt hatte, habe ich hier noch einmal neue Denkanstöße zum Verhältnis von Bewusstem und Unbewusstem bekommen. In seinem Buch über Karl May analysiert Arno Schmidt zum Beispiel, dass in dessen Werken häufig Kombinationen von »Wald« und »heim« auftauchen: »unheimlicher Wald« oder »heimlich im Wald«. Er führt das auf traumatisierende Gewalterfahrungen von May im Zuchthaus Waldheim zurück.

Wer hier noch tiefer einsteigen will, könnte sich mit den Arbeiten von Dieter Stündel zu Arno Schmidt beschäftigen. Stündel hat zudem Joyces *Finnegans Wake* ins Deutsche übersetzt (erschienen unter dem Titel *Finnegans Wehg. Kainnäh ÜbelSätzZung des Wehrkess*). Arno Schmidt war der Meinung, wo bei freudschen Versprechern das Unbewusste spricht und bei vielen Schriftsteller:innen wie Karl May unbewusste Themen in ihr Schreiben einfließen, haben er in *Zettels Traum* oder James Joyce in *Finnegans Wake* dies bewusst als literarisches Mittel eingesetzt. Dieses Spannungsfeld zwischen bewussten und unbewussten Prozessen wird immer wieder in den Fallbeispielen des vorliegenden Buches sichtbar. Ursula Neubauer nennt sie Textbeispiele.

Ursula Neubauer geht zudem auf die Wirkfaktoren verschiedener Schreibtherapien ein und verknüpft das mit grundsätzlichen hypnotherapeutischen Überlegungen. Es folgen sehr viele kreative Varianten, wie man das in Therapien oder Coachings einsetzen kann. Auch wer diese Technik nicht komplett durchgängig zur eigenen Arbeitsmethode machen will, wird hier eine Vielfalt von Elementen finden, die sich in die eigene Arbeit einpassen lassen.

Hypnowriting ist ein Buch, das den Horizont erweitert, das ermutigt, kreativ zu arbeiten, und das dabei hilft, die Beziehung von bewussten und unbewussten Prozessen besser zu verstehen.

Bernhard Trenkle
Past-President der Milton Erickson Gesellschaft
für klinische Hypnose e. V. (MEG)
und der International Society of Hypnosis (ISH)

1 Hypnowrite… – was? Eine Einleitung

»Trancezustand, Imagination und Schreibprozess – das sind die Elemente, aus denen Hypnowriting® immer besteht. Es kombiniert Vorgehensweisen aus der Hypnoselehre Milton Ericksons, der Schreibtherapie und der Hypnosystemik auf neue Weise miteinander. Was dabei entsteht, sind Trancereisen, die ins Tranceschreiben führen und bei denen Klient:innen oder Coachees auf eine einfache Art Zugang zu tiefem innerem Wissen bekommen oder sich in hilfreiches Erleben schreiben können.«

So habe ich Hypnowriting vor einiger Zeit im Exposé zu diesem Buch beschrieben, und diese Erklärung hat nach wie vor Gültigkeit. Ich freue mich, dass Sie sich für diese Vorgehensweise interessieren, und wünsche Ihnen, dass sie Ihnen in der Zusammenarbeit mit den Menschen, die Sie begleiten, wertvolle Schritte ermöglicht – so wie ich das erleben darf.

Hypnowriting ist mir eigentlich »passiert«: Ich hatte nicht vorgehabt, eine Technik zu entwickeln oder weiterzuentwickeln bzw. bewährte Elemente und Interventionen »auf etwas andere Art« zu verwenden. Oder das, was als »automatisches Schreiben« bekannt ist, in erweiterter Weise zu nutzen. Aber es kam, wie es manchmal kommt: Ich begann, die Dinge, die ich gelernt hatte (schreibtherapeutisches Vorgehen und Hypno-Arbeit), miteinander zu verbinden, und der Einsatz dieser Kombinationen lieferte spannende Resultate. Ich recherchierte, verglich es mit dem automatischen Schreiben und anderen Interventionen aus dem schreibtherapeutischen Umfeld, fand aber dann doch wieder nichts, was dem, wie ich es anwende(te), genau entsprach. Also gab ich dem Ganzen einen Namen, schärfte die Vorgehensweise und bemühe mich seither um die Verbreitung von »Hypnowriting«, weil ich überzeugt bin, dass es unsere Arbeit bereichern kann.

Vielleicht haben es einige von Ihnen schon einmal ähnlich gemacht, dann verstehen Sie dieses Buch bitte als Ermutigung, Ihrem kreativen Arbeiten weiterhin nachzugehen. Und mich als diejenige, die versucht, die Dinge ein bisschen zu strukturieren, zu benennen und zu beschreiben, damit sie weitergegeben werden können.

Ein Teil meiner Ausbildungen war ein Hypnosystemik-Studium, und auch wenn daher viele Anleitungen auf den Herangehensweisen und Konzepten von Gunther Schmidt basieren, liegen in diesem Buch Vorschläge vor, die in verschiedene therapeutische Schulen oder Coaching-Richtungen integrierbar sind. Hypnowriting möchte die Arbeit von Psycho-Professionist:innen unterschiedlicher Haltungen auf zieldienliche Art durch einzelne Techniken ergänzen, die an diversen Stellen in einem Begleitungs-Prozess einsetzbar sind.

In diesem Buch biete ich im ersten Teil eine kompakte theoretische Herleitung zu Hypnowriting an und grenze es von anderen Schreibformen ab. Im zweiten stelle ich 60 praktische Anleitungen vor, die man beliebig in die eigene Arbeit einbauen oder dafür adaptieren kann. Ich möchte Sie dazu aufrufen, kreativ und frei mit Hypnowriting umzugehen. Sprich, die Übungen, die ich vorschlage, auszuprobieren, zu erweitern und damit zu experimentieren. Vielleicht ergänzen Sie ja auch eine Lieblingshypnose um einen Schreibprozess.

Ich möchte ausdrücklich dazu ermutigen, das Schreiben generell oder Hypnowriting im Speziellen in Sessions vor Ort einzusetzen. Immer wieder höre ich in Fortbildungen, dass sich Kolleg:innen davor scheuen, es in der Stunde gemeinsam mit ihren Klient:innen zu tun und Schreibaufträge eher mit nach Hause geben, weil ihnen die Stille, die beim Schreiben entsteht, eigenartig vorkommt. Oder die Zeit wie vertan wirkt. Aber genau hier liegen aus meiner Sicht wertvolle Chancen, dem nachzugehen, wozu uns Milton Erickson ermutigt hat: uns quasi auf die Suche zu machen nach dem, was unsere Klient:innen, Coachees oder Patient:innen wissen, »ohne es zu wissen«. Aus meiner Sicht kann Hypnowriting einen Beitrag dazu leisten.

In diesem Buch gibt es Beispiele, die in der Arbeit mit meinen Coachees entstanden sind. Sie haben mir dankenswerterweise erlaubt, diese Texte zu veröffentlichen. Ich nenne sie »Textbeispiele« und nicht »Fallbeispiele«, weil es sich um Ausschnitte aus Fällen handelt und sie keine kompletten Prozesse abbilden. Namen, die dort vorkommen, wurden geändert, sprachliche, manchmal österreichische Eigenheiten beibehalten, damit Sie sehen, was dabei herauskommt, wenn man Hypnowriting verwendet.

Wenn ich von »wir« spreche, dann meine ich uns als Begleiter:innen von Veränderungsprozessen, und im Teil mit den konkreten Anleitungen uns Begleiter:innen gemeinsam mit unseren Klient:innen.

Der Verlag hat mich freundlicherweise darauf aufmerksam gemacht, dass das hochgestellte ®, das Hypnowriting® als eingetragene Marke kennzeichnet, abschreckend wirken kann. Ja, Hypnowriting ist schutzrechtlich gesichert, allerdings heißt das nicht, dass Sie das, was ich in diesem Buch vorschlage, nicht in Ihrer Praxis anwenden dürfen. Ich wollte für die Zukunft einfach sicherstellen, dass ich im Fall des Falles eine Art Qualitätssicherung betreiben könnte und dass das, was als Hypnowriting angeboten wird, auch wirklich Hypnowriting ist.

Insofern frohes Bedienen, Probieren und Nutzen!

Ursula Neubauer
Wien, Mai 2025

2 Trance, Imagination und Schreibprozess – die zentralen Elemente von Hypnowriting unter der Lupe

Nach meiner Definition liegt dann ein Hypnowriting-Prozess vor, wenn dieser die drei Elemente Trancezustand, Imagination und Schreiben beinhaltet – und zwar immer alle drei. Praktisch beginnt also eine Hypnowriting-Anleitung mit einer Form von Tranceinduktion, führt weiter in eine Trancereise, in der wir mit Bildern und Metaphern arbeiten und unsere Vorstellungskraft nutzen, und geht dann nahtlos über in einen Schreibprozess, in dem versucht wird, diesen tranceartigen Zustand aufrechtzuerhalten. Diese Vorgehensweise eignet sich für unterschiedliche Ziele:

Häufig verwende ich sie, um mit meinen Klient:innen gemeinsam neugierig forschend etwa Zusammenhänge greif- und verstehbar, intuitives Wissen nutzbar zu machen oder innere Such- und Findeprozesse in Gang zu setzen. Genauso gut kann Hypnowriting eingesetzt werden, um Menschen in eine Art imaginiertes Probehandeln, Möglichkeitenfinden, Ressourcenaktivieren oder ein alternatives Handeln zu bringen. Es kann dabei unterstützen, ein bestimmtes Erleben zu erzeugen, etwas Belastendes zu verarbeiten, ein Ziel zu erreichen oder schwierige Episoden in die Lebensgeschichte zu integrieren. Genauso gut ist es möglich, damit Entlastung zu erreichen oder Selbstfürsorge zu betreiben.

Das Wort »Erleben« wird in diesem Buch übrigens immer wieder vorkommen, da es ein zentraler Begriff in der hypnosystemischen Arbeit ist oder, anders gesagt, wir auf Basis hypnosystemischer Konzepte nach Gunther Schmidt versuchen, unser Erleben willkürlich beeinflussbarer zu machen. Ich selbst arbeite damit im Coaching, in der Beratung, der Supervision und im Training beim Begleiten von Entwicklungsprozessen ohne Vorliegen eines Krankheitswerts. Es gibt aber bereits viele Kolleg:innen in der Psychotherapie oder der Klinischen Psychologie, die Hypnowriting-Prozesse in ihre therapeutische Behandlungsarbeit integrieren.

Um zu begründen, warum die drei Bestandteile Trancezustand, Imagination und Schreiben im Hypnowriting bei Coaching- oder therapeutischen Prozessen zielführend eingesetzt werden können, lassen Sie uns zunächst einzeln darauf schauen.

2.1 Das Tranceverständnis im Hypnowriting

Für Hypnowriting-Prozesse verwenden wir den Zustand einer leichten Trance – sowohl bei der anfänglichen Imaginationsreise als auch im Schreiben. Wir verstehen dabei Trance als eine Fokussierung nach innen, die den bewussten Verstand mit seiner Logik in den Hintergrund treten und uns offener werden lässt für Ideen, Informationen, Erkenntnisse und Lösungen, die entweder bereits in uns vorhanden sind, auf die wir in unserem normalen Alltagsbewusstsein aber keinen oder wenig Zugriff haben, oder die in diesem Zustand leichter entwickelt werden können. Die Trance ermöglicht das Erforschen oder Verändern innerer Bilder, das Entdecken vorhandener Ressourcen und neuer Möglichkeiten sowie das Erleben von hilfreichen Gleichzeitigkeiten. Die sogenannte Tranceinduktion im Hypnowriting kann wie in der klassischen Hypnose-Arbeit sehr unterschiedlich gestaltet sein (Erickson u. Rossi 2015, S. 16ff.) – eine längere Einleitung mit kunstvoll gesetzten Worten, die Fixationstechnik[1] oder ein schlichtes »Stellen Sie sich vor«, »Gehen Sie auf die Art nach innen, die jetzt für Sie passt« können je nach Anliegen und Person oder Gruppe oder auch je nach Kontext und Rahmen, in dem der Hypnowriting-Prozess eingesetzt wird, genau richtig sein.

Die Anleitungen im praktischen Teil sind allesamt etwas ausführlicher formuliert und können bzw. sollen natürlich auf die jeweilige Befindlichkeit des oder der Menschen, mit denen Sie arbeiten, angepasst werden. Ich rede von leichter Trance, weil wir diesen Zustand im Schreiben dann weiterführen und beibehalten wollen und meiner Erfahrung nach Klient:innen oder Coachees so besser einen schönen, stimmigen Übergang in die Aktivität des Schreibens finden, als wenn wir sie davor in allzu tiefe Trancezustände begleiten. Außerdem folge ich damit den Hinweisen von Gunther Schmidt, nach denen eine Alltagstrance oder ein tranceartiger Zustand völlig ausreichend sein können, um Gewünschtes erreichen, Alternatives erleben und Veränderungsprozesse auslösen zu können (Schmidt, Dollinger u. Müller-Kalthoff 2022, S. 40).

2.1.1 Der Durchschreibmodus im Hypnowriting

Jede Schreibanleitung im Hypnowriting ist eine Anleitung zu einem »Durchschreibmodus«, um den veränderten Bewusstseinszustand

1 Für einen Überblick zu Induktionstechniken vgl. z. B. Peter (2015, S. 39ff.).

der leichten Trance nach der geführten Trancereise aufrechterhalten zu können. Beobachtet man Menschen beim Schreiben, kann man ohnehin oft genug sehen, wie sehr sie versunken sind: in sich selbst, im Thema, in der Geschichte oder der vorgestellten Welt, in der sie in diesem Moment sind. Im Hypnowriting zielen wir absichtlich und ausdrücklich darauf ab, in dem wir die Leute dazu anleiten, durchzuschreiben. Das heißt, die Klient:innen sollen den Stift auf dem Papier lassen, wenn sie einmal angefangen haben zu schreiben, und versuchen, in einem durchgehenden Schreibfluss zu bleiben. Dabei können sie auch Satzfetzen oder Fragmente aufschreiben, mit Silben wie »aha-aha« überbrücken oder Wahrnehmungen niederschreiben wie »Meine Gedanken sind im Moment schneller als meine Hand« oder »Ich höre ein Auto vor dem Fenster«, bis sie inhaltlich wieder den nächsten Gedanken zu Papier bringen. Der Durchschreibmodus hält uns in einer Art Schreibtrance, in der ähnliche Phänomene beobachtbar werden, wie sie einer klassischen Trance zugeschrieben werden (etwa die veränderte Zeitwahrnehmung; Schreibende können nach einem intensiven, in sich versunkenen Schreibprozess für gewöhnlich nicht sagen, wie lange sie geschrieben haben; oder eine spezielle Form von Unwillkürlichkeit). Im Hypnowriting wird der Stift absichtsvoll geführt, trotzdem berichten die Schreibenden, dass es sich anfühlt, als würde ihre Hand von allein schreiben und der Inhalt wie von selbst – nicht willentlich gesteuert – aufs Papier fließen. Dieses Vorgehen bietet die Chance, etwas wie eine »innere Zensur« leichter zu umgehen als bei anderen schreibtherapeutischen Vorgehensweisen, bei denen nachzudenken eine größere Rolle spielt.

Beim Schreiben ohne Durchschreibanweisung, bei dem ich immer wieder auch in die Luft schauen und überlegen kann, passiert es meiner Beobachtung nach deutlich leichter, dass sich eine Instanz einschaltet, die das, was auftaucht, allzu schnell nach den Kriterien der Verstandeslogik bewertet oder verhindert. Im Durchschreiben können wir Dinge auftauchen, in unser Bewusstsein kommen lassen, beschreiben oder ausdrücken, die uns ungewöhnlich oder zunächst nicht richtig erscheinen würden, oder auch Dinge, die uns bisher nicht zugänglich waren, unangenehm sind, die wir beispielsweise mit Scham behaftet erleben – oder eben auch Dinge, von denen wir »gar nicht wussten, dass wir sie wissen«. Aus dem Blickwinkel des automatischen Schreibens würde man sagen: So kann Wissen aus dem Unbewussten ins Bewusstsein dringen.

Wenn jetzt die Hypnotherapeut:innen unter Ihnen denken, dass man so etwas auch in rein mündlichen Trancereisen erreichen könnte, gebe ich Ihnen durchaus recht. Dennoch bietet das Verschriftlichen einige Vorteile: Ich erlebe, dass das Umgehen dieser inneren Zensur im Schreiben deutlich leichter möglich ist als im reinen Trancegespräch. Der Vorgang des Schreibens verläuft so schnell, dass sich diese Instanz kaum einschalten kann. Aus meiner Sicht spricht außerdem dafür, dass Klient:innen Dinge im Schreiben ausdrücken und sie gleichzeitig für sich behalten können, weil sie sie nicht laut sagen müssen. Erkenntnisse oder Aufgetauchtes sind für die schreibende Person selbst bzw. für unsere weitere Zusammenarbeit gesichert auf Papier, sodass man – falls es wichtig werden könnte – wieder Zugriff darauf hat. Entstehen stärkende Texte, können diese im Alltag auf praktische und einfache Weise genutzt werden. Und die Arbeit Milton Ericksons mit dem automatischen Schreiben bestätigt, dass etwa belastende Erinnerungen in der Trance nicht immer ausgesprochen, wohl aber aufgeschrieben werden können. Manchmal, um es so zu lassen, manchmal, um sie dann in weiteren Schritten doch besprechbar zu machen (Rossi 2022, Bd. 1, S. 213). Das Schreiben macht Dinge aber nicht nur besprechbar, sondern oft überhaupt erst benennbar – um Worte finden zu können, schlägt auch Hilarion G. Petzold, Psychologe und Begründer des integrativen Ansatzes, das poetische oder freie Schreiben vor (z. B., wenn in vorangegangenen Übungen gemalt wurde oder Bewegungsinterventionen genutzt wurden):

> »Zur weiteren Bearbeitung und Auswertung des Bildes wird wiederum ein Quergang ›ins Sprachliche‹ versucht; denn die größere Klarheit von Problemzusammenhängen, von lebensbestimmenden Fragestellungen, von ›Erkenntnissen über sich selbst‹, verlangt den Wunsch, das, was sie [Anm.: er bezieht sich auf Teilnehmer:innen einer therapeutischen Gruppe] erlebt und erfahren haben, in Worte fassen zu können. […] In diesen Texten kommt es in der Regel zu einer weiteren Klärung« (Petzold u. Orth 2007, Bd. II, S. 754).

In so einem Schreibfluss finden einen die Worte – auch welche, von denen man nicht gedacht hatte, sie zur Verfügung zu haben.

Diese Methode des Durchschreibens ist natürlich keine, die ich für das Hypnowriting extra erfunden hätte. Solche Durchschreibtechniken kennen wir in der Schreibtherapie, der Literatur und auch der Hypnose-Arbeit unter unterschiedlichen Bezeichnungen. Aktuell etwa im schreibtherapeutischen Umfeld oder dem des kreativen Schreibens als sogenanntes *Freewriting*. Unter diesem Namen wurde es in den 1960er-Jahren von Ken Macrorie (1985, S. 15–26, 94, 167, 194, 242) eingeführt und durch den Englisch-Professor und Autor Peter Elbow noch bekannter gemacht – zunächst vor allem, um Schreibblockaden zu überwinden bzw. gutes Schreiben zu fördern. Beim Freewriting wird meistens ohne vorgegebenes Thema für eine gewisse Zeit durchgeschrieben. Elbow bezeichnet es als Übung, die einen Raum für den Geist und die Sprache eröffnet (Elbow 1998, Pos. 3).

Mit so einer Art des Schreibens zu arbeiten, hat etwa auch Kreativitätstrainerin Julia Cameron vorgeschlagen – sie wurde mit dem von ihr empfohlenen Format der »Morgenseiten« vor allem innerhalb der *Journaling*-Szene bekannt. In ihrem Buch *Der Weg des Künstlers* (Cameron 2013) rät sie, jeden Tag in der Früh drei DIN-A4-Seiten in dieser Art vollzuschreiben. Dabei geht es darum, zunächst den Kopf freizubekommen, um anschließend kreativ werden zu können:

> »Was sind die Morgenseiten? Einfach ausgedrückt sind sie drei ohne Abkürzungen vollgeschriebene Blätter, die streng dem Bewusstseinsstrom folgen [...] Sie könnten also auch einfach Gehirnentleerung genannt werden, denn das ist eine ihrer Hauptfunktionen. [...] Die Morgenseiten sollen nicht gescheit klingen, obwohl das auch vorkommen kann« (Cameron 2013, Pos. 318).

Vom automatischen Schreiben zum Durchschreibmodus im Hypnowriting

Eine andere Bezeichnung für eine ähnliche Vorgehensweise bzw. der Vorläufer davon ist das sogenannte »automatische Schreiben«. In einem Buch wie dem vorliegenden muss aufmerksam unterschieden werden bzw. die Herkunft dieses Begriffes geklärt werden, da das Verständnis darüber variiert, je nachdem, wo man dem automatischen Schreiben begegnet. Auf unterschiedliche Art in Bezug auf Ziel, Vorgehensweise oder Absicht wurde es sowohl in der Literatur, der Psychologie oder der Therapie verwendet. Ich selbst habe die Bezeichnung zunächst in meinem Germanistik-Studium kennengelernt, und zwar in der Beschäftigung mit den Surrealist:innen rund um André Breton (1896–1966). In den *Manifestes du surréalisme* (1924) nennt er das »automatische Schreiben« oder die *Écriture automatique* die beste Vorgehensweise, um ins schöpferische, literarische Schreiben zu kommen und den ersten Satz eines literarischen Textes oder Werkes auftauchen zu lassen beziehungsweise Ideen zu entwickeln (Breton 1984; Ellenberger 2005, S. 1122; Brockhaus Literatur 2004, S. 202; Rothmann 2003, S. 208). Angeregt wurde er dazu durch Pierre Janet und seine Doktorarbeit zum psychologischen Automatismus (1889), Sigmund Freuds Traumdeutungskonzepte (1900) und den Symbolismus (Brockhaus Literatur 2004, S. 202), wo man es als Aufgabe der Dichter:innen verstand, »symbolhaft die geheimnisvollen Zusammenhänge zwischen den Dingen und den hinter äußeren Erscheinungen verborgenen Seins- und Bewusstseinsschichten zu evozieren« (Brockhaus Literatur 2004, S. 827). Außerdem beeinflusste Breton der Dadaismus, der beispielsweise auf Lautgedichte und automatische Texte setzte (Brockhaus Literatur 2004, S. 165; Meid 2001, S. 101). Breton beschreibt, wie er und sein Kollege Philippe Soupault mit dieser Art des Schreibens experimentierten und welche Art von Texten dabei entsteht. Sie begannen,

> »... Mengen von Papier zu beschreiben, voller Verachtung für das, was dabei literarisch herauskommen würde. Die Leichtigkeit der Ausführung tat das ihre. [...] Im Ganzen gesehen wiesen Soupaults und meine Seiten eine bemerkenswerte Analogie auf: die gleichen Konstruktionsfehler, Schwächen gleicher Art, bei beiden aber auch die Illusion von außerordentlichem Elan, starker Emotion, eine bemerkenswert große Auswahl derartig guter Bilder, wie wir auch nur ein einziges bei langer Vorbereitung nicht zustande gebracht hätten, etwas eigenartig Malerisches und hie und da irgendein äußerst komischer Einfall« (Breton 1984, S. 25).

Im Surrealismus diente das automatische Schreiben dem Fördern des künstlerischen Schaffens und war genährt durch die Faszination Bretons für unterschiedliche Bewusstseinszustände oder Traumphänomene. Die intensive Arbeit mit Hypnose und dem automatischen Schreiben habe ihn aber an »den Rande des Wahnsinns« gebracht bzw. erkennen lassen, dass dabei auch unerwünschte psychische Phänomene auftreten können (Brockhaus Literatur 2004, S. 202; Ellenberger 2005, S. 1123). Bretons Anleitung lautete:

> »Lassen Sie sich etwas zum Schreiben bringen, nachdem Sie es sich irgendwo bequem gemacht haben, wo Sie Ihren Geist soweit wie möglich auf sich selber konzentrieren können. Versetzen Sie sich in den

> passivsten oder rezeptivsten Zustand, dessen Sie fähig sind. Sehen Sie ganz ab von Ihrer Genialität, von Ihren Talenten und denen aller anderen. Schreiben Sie schnell, ohne vorgefasstes Thema, schnell genug, um nichts zu behalten oder um nicht versucht zu sein, zu überlegen. Der erste Satz wird ganz von allein kommen, denn es stimmt wirklich, dass in jedem Augenblick in unserem Bewusstsein ein unbekannter Satz existiert, der nur darauf wartet, ausgesprochen zu werden« (Breton 1984, S. 29f.).

Bei den Surrealist:innen entspricht das automatische Schreiben einem Durchschreibmodus, bei dem man dem inneren Diktat folgen solle, obwohl es der Mediziner, Forscher und Psychologe Pierre Janet (1859–1947), der oft als Begründer der dynamischen Psychiatrie genannt wurde und von dem es stark inspiriert war, anders praktiziert hatte. Janet gilt als Erster, der in Frankreich die Technik des automatischen Schreibens für therapeutische Zwecke eingesetzt hat.

Beschreibungen, wie er das getan haben soll, gleichen dem, wie mir das automatische Schreiben in hypnotherapeutischen Kreisen begegnet (Ellenberger 2005, S. 1123): Dabei ist eher ein rein ideomotorischer Vorgang gemeint, sprich, dass eine Person im Zustand einer tiefen Trance Zugriff auf Stift und Papier hat, aber nicht willkürlich und bewusst schreibt, sondern auf ideomotorische Bewegungen der Hand wartet. Dabei kann es auch sein, dass die Person, die das automatische Schreiben praktiziert, einzelne Wörter, Buchstaben oder Silben aufschreibt oder kritzelt und nach dem Schreiben für gewöhnlich nicht weiß, was sie geschrieben hat. Von einem Schreibfluss kann in diesem Fall also nicht gesprochen werden, auch wenn in einem Beispiel von Milton Erickson die Rede davon ist, dass sich das Schreibtempo beim automatischen Schreiben mit der Zeit erhöhen würde (Erickson u. Rossi 2015, S. 458).

Im Hypnowriting verwenden wir diesen Schreibfluss von Anfang an aber gerne, und das absichtsvolle, willkürliche Führen des Stifts ist erwünscht und vorgesehen. Dabei berichten Klient:innen, dass es sich trotzdem so anfühlt, als würde ihre Hand von allein schreiben, und sie würden selbst eigentlich willkürlich nichts tun. Oft schildern sie, dass sie am Anfang Zweifel hätten, ob ihnen etwas einfallen würde, dass sie nicht wüssten, was sie schreiben sollten, um nach dem Prozess dann überrascht festzustellen, dass sie noch lange hätten weiterschreiben können. Sie erzählen außerdem, dass sie kurz nach dem Schreiben noch einmal in Ruhe schauen müssten, was sie da eigentlich geschrieben hätten, denn sie wüssten es nicht genau.

Was wir also heute auch während eines Hypnowriting-Prozesses oder beim klassischen automatischen Schreiben manchmal beobachten können, hatte Pierre Janet als explizites Ziel formuliert: nämlich eine Dissoziation zwischen dem Bewusstsein und dem Unbewussten herbeizuführen, um Zugang zu unbewusstem Material, etwa zu verdrängten Erinnerungen zu erhalten. Er beschrieb Fälle, wie z. B. den seiner Patientin »Lucie«, die an »Anfällen von Erschrecken« litt, in denen er mit Hypnose und dem automatischen Schreiben arbeitete. In diesem Fall gelang es Janet mithilfe des automatischen Schreibens, die Ursache und Bedeutung der Anfälle zu finden und aufzulösen (Ellenberger 2005, S. 487). Seinen belegbaren Ursprung hatte das automatische Schreiben aber noch früher, und zwar im Spiritismus ab 1847, bei dem ein Medium in einer Séance automatisch schrieb.

> »Am Beginn der fünfziger Jahre des 19. Jahrhunderts fingen bestimmte Medien nicht nur an, nach dem Diktat der Geister zu schreiben, sondern sie liehen sozusagen den Geistern ihre Feder« (Ellenberger 2005, S. 177).

Das automatische Schreiben dieser Zeit hatte das Interesse von Psycholog:innen geweckt, weil es ihnen Zugang zur Psyche versprach:

> »Einige Psychologen wie Frederick Myers und William James verstanden, dass dieses automatische Schreiben einen Zugang zum Unbewussten ermöglichte; sie wandten dieses Mittel auch an und gaben ihm den Charakter einer wissenschaftlichen Methode« (Ellenberger 2005, S. 177).

Und als solche war sie eben auch für den Psychologen und Forscher Pierre Janet interessant geworden. Er soll ein Medium namens Léonie beobachtet und mit ihm Experimente durchgeführt haben, die die Aufmerksamkeit einer damals gegründeten psychologischen Gesellschaft auf sich zogen (Wolfradt, Fiedler u. Heim 2017, S. 23). Ebenso viel Interesse wie für die Experimente mit dem Medium gab es für den schon angeführten Fall »Lucie«, bei dem Janet eine abgespaltene, Lucie nicht bewusste Persönlichkeit »Adrienne« entdeckte. »Dieser unterbewusste, abgespaltene Teil von Lucies Psyche konnte sich in Lucies ›automatischem Schreiben‹, von dieser unbemerkt, äußern« (Wolfradt, Fiedler u. Heim 2017, S. 23). Es war laut Janet ein Weg, um

> »... traumatische, aber unterbewusste Erinnerungen aufzudecken, wodurch eine unterbewusste fixe Idee, welche ›psychische Energie (Kraft oder Spannung)‹ verausgabt, wieder in das Bewusstsein integriert und der Verlust an ›psychischer Energie (Kraft oder Spannung)‹ verhindert wird« (Wolfradt, Fiedler u. Heim 2017, S. 58).

Ähnlich wie Janet sollte später auch Milton Erickson das automatische Schreiben verwenden. Wenn es um die Technik des automatischen Schreibens geht, dann sind, wie schon erwähnt, Literaturgeschichte und Psychologie eng miteinander verwoben – Ähnlichkeiten mit dem automatischen Schreiben weisen auch Erzähltechniken wie der *Stream of Consciousness* (dt. Bewusstseinsstrom) auf, der auf den amerikanischen Psychologen William James (1890, Kap. 8 »Stream of thought«, S. 224ff.) zurückgeht, die »erlebte Rede« oder der »innere Monolog« (Brockhaus Literatur 2004, S. 218, S. 381, S. 812). Weil Breton Medizinstudent und in einem militärpsychiatrischen Zentrum tätig war, meint Henri Ellenberger, der in *Die Entdeckung des Unbewußten* (2005) einen historischen Abriss eben dazu liefert, dass der Surrealismus eng mit der Geschichte der dynamischen Psychiatrie verknüpft sei. In Bezug auf das automatische Schreiben bedeutet das aus seiner Sicht:

> »Diese Methode, wie sie die Surrealisten benützten, war anders als die von den Spiritisten verwendete; sie war nicht nur ein rein motorischer Automatismus, bei dem der Proband nichts vom Inhalt dessen weiß, was er zu Papier bringt. Das automatische Schreiben der Surrealisten war ein ›inneres Diktat‹ (dictée interiéure), d. h. der Dichter musste sich in eine träumerische Stimmung versetzen, so dass er seinem ›inneren Reden‹ lauschen konnte, das er dann aufschrieb, ohne ein Wort zu ändern« (Ellenberger 2005, S. 1123).

Ellenberger hält es für möglich, dass André Breton, hätte er sein Medizinstudium nicht aufgegeben und sich der Psychiatrie verschrieben, entscheidende Beiträge zum automatischen Schreiben aus therapeutischer Perspektive liefern hätte können. Das scheint plausibel, wenn man liest, wie Breton in den *Manifesten des Surrealismus* erklärt, dass die Technik des Bewusstseinsstroms, wie Schriftsteller James Joyce sie verwendete, nichts mit dem automatischen Schreiben im Surrealismus zu tun hätte:

> »Sie stehen durch zwei völlig verschiedene Arten des Weltverständnisses einander gegenüber: Joyce hält dem illusorischen Strom bewusster

Assoziationen eine von allen Seiten brandende Flut entgegen, die letztlich auf die möglichst genaue *Nachahmung* des Lebens zielt [...] Dem erwähnten Strom stellt – auf den ersten Blick weit bescheidener – der ›reine psychische Automatismus‹, der den Surrealismus kennzeichnet, eine sprudelnde Quelle gegenüber, welche man nur tief genug in sich selbst aufspüren muss und deren Lauf man nicht zu bestimmen vermöchte, ohne sie mit Sicherheit sogleich versiegen zu sehen« (Breton 1984, S. 127).

Dieses Zugreifenwollen auf tiefes, inneres Wissen oder unbewusste Inhalte scheint den Schriftsteller:innen wie den psychologisch Forschenden gleichermaßen ein Anliegen zu sein. Ähnlich in der Absicht und im Kern sind etwa auch Vorschläge bei Sigmund Freud (freies Assoziieren[2]), C. G. Jung (das Aufschreiben nach dem aktiven Imaginieren[3]) oder Alfred Adler (das Schreiben autobiografischer Texte[4]) – natürlich jeweils auf Basis des von ihnen formulierten Konzepts. All das hatte Einfluss auf die weitere Verwendung. So werden etwa Übungen wie das Niederschreiben von Träumen oder das freie Assoziieren nach wie vor für den Einsatz von Schreibprozessen in der Psychotherapie vorgeschlagen (Gräßer, Martinschledde u. Hovermann 2020, S. 78ff.) und es wird auf dieselbe Weise argumentiert:

»Für das therapeutische Schreiben ist die Methode der aktiven Imagination – ähnlich wie die Methode der freien Assoziation von Freud – als Tagtraumschreiben ein wichtiger Bestandteil, um Zugang zu unbewussten Anteilen der Persönlichkeit zu erlangen« (von Werder, Schulte-Steinicke u. Schulte 2011, S. 29).

Das automatische Schreiben bei Milton Erickson

Automatisches Schreiben ist eine Vorgehensweise, die auch Milton Erickson praktiziert bzw. verwendet hat. In den *Gesammelten Schriften*

2 Freud (1900) und Freud (2014, S. 114f.) sowie Freud u. Breuer (1895, S. 256f.). Das freie Assoziieren gilt auch als Vorläufer zur Technik des Clusterns (Gräßer, Martinschledde u. Hovermann jun. 2020, S. 77; Storck 2018, S. 88; Winnewieser 2010, S. 39; zu freiem Assoziieren in Hypnose vgl. auch Breitbach 2025).

3 »Die Wahrnehmungen bei der aktiven Imagination bedürfen also gewissenhafter, genauer und sorgsamer Aufzeichnung und Ausgestaltung, wenn das Werk gelingen soll. Wer in der aktiven Imagination etwas geübt ist, wird mit fortlaufender Imagination immer mitschreiben« (Amman 1984, S. 21).

4 »Ich fordere meine Patienten oft auf, alles aufzuschreiben, was sie von ihrer frühen Kindheit noch wissen, als ob sie Notizen für eine Autobiographie machten« (Adler 1920, S. 17).

von Milton H. Erickson (Rossi 2022) oder dem Band *Hypnotherapie* (Erickson u. Rossi 2015) werden einige Beispiele dazu angeführt. Ericksons Definition lautet:

> »Automatisches Schreiben, seit langem bekannt, aber als rätselhaft angesehen, lässt sich im hypnotischen Zustand oft leicht auslösen. Es handelt sich im Grunde um einen unbewusst bleibenden Akt des Schreibens. Ein solcher Schreibakt ist in seinen Abläufen mit den unbewussten Mund- und Kaubewegungen vergleichbar, die eine Mutter vollführt, wenn sie sich voll darauf konzentriert, ihr Baby mit dem Löffel zu füttern. Dieses automatische Schreiben kann ohne Hypnose, während dieser oder danach ausgelöst werden und den Kontext des Schreibens bildet gewöhnlich Material, dessen sich die Probanden nicht bewusst sind und das sie oft als nicht zu ihnen gehörig bzw. als für sie bedeutungslos ablehnen. Im psychologischen Labor oder in der psychotherapeutischen Praxis ist dieses automatische Schreiben wertvoll für das Studium bzw. die Analyse von Verhalten und um an wichtige, aber sonst unzugängliche Informationen heranzukommen« (Rossi 2022, Bd. 4, S. 27f.).

Erickson meint, dass das automatische Schreiben bzw. der Umstand, dass man währenddessen an verborgene oder verdrängte Informationen kommen kann, auch als bester Beweis für die Existenz des Unbewussten angesehen werden kann (Rossi 2022, Bd. 4, S.19) beziehungsweise, dass das automatische Schreiben eine gute Möglichkeit ist, »amnestisches Material« zugänglich zu machen:

> »Aufgrund von Suggestionen schreibt die Versuchsperson automatisch und ohne sich dessen bewusst zu sein und wird dadurch vielleicht dazu gebracht, amnestisches Material oder notwendige Informationen zu enthüllen, die anders nicht zugänglich wären oder denen sich die Persönlichkeit noch nicht gewachsen fühlt« (Rossi 2022, Bd. 5, S. 44).

Seine Anleitungen lauten etwa wie folgt:

> »Sie können kritzeln oder da oder dort ein Zeichen oder eine Linie hinmachen. Sie können mal hier einen Buchstaben schreiben und mal dort. Eine Silbe hier, eine Silbe dort. Ein Wort hier, ein Wort dort. Ein Wort, das auf eine Silbe, einen Buchstaben folgt. Sie können ein Wort falsch schreiben. Sie können abkürzen oder das falsche Wort schreiben« (Rossi 2022, Bd. 2, S. 127).

In einem Beispiel wird die Arbeit mit einer Dame beschrieben, die gerne ins automatische Schreiben kommen würde. Im Laufe der

Anleitung einer Hypnose mit automatischem Schreiben verwendet Milton Erickson folgende Suggestionen oder Formulierungen, durch die eine Dissoziation zwischen dem Schreiben und dem Wissen von dem, was geschrieben wurde, entstehen soll:

> »Sie können Dinge schreiben, ohne jemals zu wissen, was Sie geschrieben haben. […] Sie können dann zurückgehen und entdecken, dass Sie wissen, was es ist, ohne zu wissen, dass Sie es geschrieben haben. […]
> Und während Sie fortfahren […]
> Dieses *Gefühl,* dass Sie *mit der linken Hand* geschrieben haben, […]
> das kann äußerst interessant sein. […]
> Und das Wissen, dass Sie mit der rechten Hand schreiben können, […]
> ist auch äußerst interessant. […] Und Schreiben ist eine Sache, und Lesen eine andere. […]
> Und zu wissen, was geschrieben werden soll, ist noch eine dritte. […]
> Und das Geschriebene vor sich selbst zu verstecken ist noch einmal eine andere Sache. […]
> Und machen Sie weiter, weil Sie interessiert sind. […]
> Und das Gefühl in Ihrer linken Hand ist so wichtig, […]
> dass Sie von diesem Gefühl nichts wissen wollen. […]
> Und es vor sich selbst zu verstecken […]
> ist interessant. […] Und sobald Sie das Gefühl haben, dass Sie mit dem Schreiben fertig sind, […]
> können Sie aufwachen« (Rossi 2022, Bd. 2, S. 88ff., jeweils linke Spalte).

Die in den Artikeln der *Gesammelten Schriften* beschriebenen Untersuchungen zielten eigentlich darauf ab, freudsche Konzepte psychischer Mechanismen und des Unbewussten zu bestätigen. Rossi meint, im Grunde würde die Vorgehensweise mit dem automatischen Schreiben Ericksons bevorzugten Ansatz zeigen, »nämlich eine Situation partiell in einer Weise zu strukturieren, die es dem Unbewussten gestattet, sich in einer beobachtbaren Form zu äußern« (Rossi 2022, Bd. 4, S. 182). Während einer Untersuchung, beziehungsweise der Arbeit mit einer Versuchsperson in stundenlangen Sitzungen, begegnet Erickson und ihr im oder durch das Schreiben eine zweite Persönlichkeit, die sich für den Schutz der Probandin zuständig erachtet. Erickson spricht mit ihrer Hand, die im Schreiben anders antwortet, als die ausgesprochene Antwort der Dame lautet. Ein Auszug:

> »Frage: Warum?
> Antwort: Weiß nicht, Angst davor.

Frage: Wer?
Antwort: D. [Damon] [Anmerkung, die Probandin]
Frage: Wer weiß diese Dinge?
Antwort: Ich.
Frage: Ich?
Antwort: Brown.
Frage: Wer?
Antwort: Ich – Brown – B.
Frage: Erkläre!
Antwort: D ist D, B ist B.
Frage: Kennt B D?
Antwort: Ja.
Frage: Kennt B D?
Antwort: Nein. Nein.
Frage: Ist B ein Teil von D?
Antwort: Nein, B ist B; D ist D.
Frage: Kann ich mit B sprechen?
Antwort: Jetzt!
Frage: Ich spreche mit B?
Antwort: Willst. [Wenn du willst.]
Frage: Wie lange bist du schon B?
Antwort: Immer.
Frage: Was willst du?
Antwort: D helfen.
Frage: Warum?
Antwort: D Angst.
Frage: Weißt du, wovor D Angst hat?
Antwort: Ja; D nicht.
Frage: Warum nicht?
Antwort: D Angst, vergessen, will nicht wissen.
Frage: Denkst du, D sollte es wissen?
Antwort: Ja, ja, ja.
Frage: Du weißt, was es ist?
Antwort: Ja.
Frage: Warum sagst du es D nicht?
Antwort: Kann nicht.
Frage: Warum nicht?
Antwort: D Angst, Angst.
Frage: Und du?
Antwort: Bisschen Angst, nicht so viel« (Rossi 2022, Bd. 4, S. 294).

»Brown«, von der Probandin und Erickson als abgespaltene Persönlichkeit verstanden, rief immer wieder dazu auf, Erickson solle weiter- und nachfragen. Oder wies ihn daraufhin, dass eine falsche Frage gestellt worden wäre. Nach einigen Stunden weiterer Arbeit in dieser Art, der Verwendung eines Spiegels und heftigen Angstreaktionen der Probandin tauchten schließlich Bilder einer angstvollen Erinnerung im Alter von drei Jahren auf, anhand derer Phobien und Zwänge der Dame, mit denen sie zu kämpfen hatte, entschlüsselt und gelöst werden konnten. In Hinblick auf die Konzepte der Psychoanalyse entstand die Annahme, dass vor allem bei Vorliegen einer Persönlichkeitsspaltung gut mit dem automatischen Schreiben gearbeitet werden könne (Rossi 2022, Bd. 4, S. 295ff.).

Im Band *Hypnotherapie* von Milton Erickson und Ernest Rossi (2015) wird auf ein anderes Beispiel Bezug genommen, durch das man gut nachvollziehen kann, was beim automatischen Schreiben vor sich gehen kann. Hier einige ausgewählte Sätze oder Formulierungen von Milton Ericksons Anleitung bzw. der Reaktion der Probandin:

> »Lassen Sie Ihre Hand wandern, während Sie den Bleistift festhalten. […] Sprechen Sie jetzt über etwas anderes mit mir als das, was Ihre Hand schreiben wird« (Erickson u. Rossi 2015, S. 451).
>
> »J: Ich hielt einen Bleistift, und der einzige Grund, der mir einfällt, warum ich einen Bleistift halten würde, ist, um zu schreiben. Aber ich hatte nicht das Gefühl, einen Bleistift zu halten. Es ist mir unerklärlich. Ich habe nicht das Gefühl, einen Bleistift gehalten zu haben. Aber ich sehe den Bleistift in meiner Hand, also nehme ich an, dass ich ihn halte, nicht? Aber meine Hand fühlt sich immer noch irgendwie steif an. Nicht steif wie ein Brett. […] Ich habe das Gefühl, dass sie schreiben möchte, aber sie kann es nicht, weil sie den Bleistift nicht halten will, um zu schreiben. […]
>
> Darf ich es lesen? Da ist etwas geschrieben, ist das meine Schrift? Meine Hand fühlt sich sehr merkwürdig an, als ob sie zwar meine Hand sei, aber nichts geschrieben hätte« (Erickson u. Rossi 2015, S. 453f.).

Aus Hypnowriting-Sicht kann man Dialoge auch mit inneren Anteilen, Instanzen oder Seiten führen, um spannende Erkenntnisse und intuitives Wissen zugänglich machen zu können. Man kann ihnen im Schreiben beispielsweise anbieten, sich zu artikulieren, oder mit ihnen ins Verhandeln kommen, auch wenn in absichtsvoller und leichterer Trance geschrieben wird, als es Erickson praktiziert hatte. Um das zu demonstrieren, vielleicht an dieser Stelle ein Beispiel einer jungen Frau:

Abneigung gegenüber Alkohol

Eine junge Frau, mit der ich eigentlich an Nervosität vor Prüfungen gearbeitet hatte, kam eines Tages sehr aufgebracht in unsere Stunde. Ihr Freund sei angetrunken nach Hause gekommen, sie sei völlig ausgerastet und könne sich diese starke Abneigung gegenüber Alkohol nicht erklären. Sie wollte sich in unserer Einheit gerne diesem Thema widmen, weil es sie und ihre Beziehung schon lange belastete. Sie meinte, schon als Kind, so habe man ihr erzählt, habe sie sich furchtbar aufgeregt, wenn jemand Alkohol getrunken oder danach gerochen hätte. Sie berichtete, dass sie selbst keinen Tropfen trinke und dass ihre Beziehung zunehmend leide, weil sie überaus aufgebracht werde, wenn ihr Partner auch nur ein Glas Wein trinkt.

Wir kamen im Gespräch auf keinerlei Faktoren, Ursachen oder Ideen, die sie beruhigten. Ich schlug dann einen Hypnowriting-Prozess vor. Wir verwendeten einen *Dialog mit ihrer Anti-Alkohol-Beauftragten*, sie schrieb:

»Wozu hast du das gemacht?

Ich will dich beschützen.

Vor was?

Vor anderen Menschen, damit sie dir nichts tun. Dich verletzen.

Wie kommst du darauf?

Deine Mutter hat mich geschickt, weil sie es nicht kann.

Du sprichst mit meiner Mutter?

Ich habe sie auch schon beraten.

Also gibt es dich schon länger?

Ja, schon vor dir.

Warum?

Sagte ich bereits – ich will, dass dir nie etwas passiert.

Und wieso genau Alkohol?

Der Onkel damals hat immer danach gerochen.

Welcher Onkel?

Der, der deiner Mutter weh getan hat.

Okay. Und wenn ich bzw. jemand etwas trinkt, kann so etwas wieder passieren?

Ja genau, Alkohol macht alles kaputt.

Kann ich etwas tun, damit die Reaktion, also mein Magen, nicht ganz so stark reagiert?

Ich weiß es ehrlich nicht. Reden hilft. Aber eigentlich bist du nicht schuld.«

Als wir das Geschriebene besprachen, meinte sie, sie sei jetzt sehr erleichtert, weil sie nun eine Möglichkeit habe, ihr Verhalten und ihre Abneigung einordnen zu können. Sie erzählte, dass ihre Mutter von einem Mann in dem Dorf, in dem sie als Kind/Jugendliche gelebt hatte, mehrfach vergewaltigt worden war. Sie wusste auch, dass man diesen Mann im Dorf »den Onkel« genannt hatte. Sie wusste (bewusst) nicht, dass er nach Alkohol gerochen haben dürfte, und wollte mit ihrer Mutter darüber sprechen. Aber auch ohne dieses Gespräch entspannte sich meine Klient:in. Diese mögliche Erklärung zu haben, auch ohne wissen zu können, ob es wirklich die Wahrheit wäre, beruhigte sie in Bezug auf das Thema mit dem Alkohol.

In solchen Vorgehensweisen – auch in veränderter Form im Vergleich zum klassischen automatischen Schreiben – liegt aus meiner Sicht viel Potenzial. Diese Ansicht teilt auch Jeffrey Zeig, Gründer und Leiter der Milton H. Erickson Foundation und langjähriger Schüler Ericksons. Ich hatte im November 2024 in Wien die Gelegenheit, an einer Masterclass mit ihm und seiner Frau Julie Anne Zeig teilzunehmen und mit ihm auch über das automatische Schreiben zu reden. Er meinte, es sei ein aus seiner Sicht zu wenig erforschter Bereich, der mehr Aufmerksamkeit verdient hätte. Er erinnerte sich nicht, Milton Erickson damit arbeiten gesehen zu haben. Und mutmaßte, dass das daran liegen könnte, dass Erickson die Ergebnisse wohl teilweise kryptisch gefunden und insofern seinen ganz eigenen Stil ohne das Schreiben weiterentwickelt hätte. Jeffrey Zeig erzählte, dass auch er selbst mit dem Schreiben experimentierte. Er hält es für eine Vorgehensweise, die durchaus wieder mehr in den Fokus der Hypno-Welt rücken könnte.

Das Durchschreiben beim expressiven Schreiben nach Pennebaker

Nähern wir uns dem Durchschreiben aus der Perspektive der Schreibtherapie, ist eine weitere Technik oder eine weitere Bezeichnung zu berücksichtigen, nämlich das sogenannte »expressive Schreiben«.

James W. Pennebaker, ein US-amerikanischer Psychologie- und Soziologie-Professor, gilt als einer der Ersten, der Forschungen zur Wirkweise des therapeutischen Schreibens unternommen hat. 1986 untersuchte er das expressive Schreiben mit der Frage, wie es sich auf die Verarbeitung belastender Ereignisse auswirken würde. Seither gab und gibt es viele Studiendesigns, die dieser Untersuchung ähneln, sie wiederholten oder Metaanalysen dazu. In der ersten Studie von Pennebaker sollten Student:innen an vier aufeinanderfolgenden Tagen jeweils mindestens 15 Minuten über ein belastendes Ereignis schreiben. Eine Kontrollgruppe über ein neutrales Erlebnis. Die Anleitung beinhaltete die Aufforderung, im Schreiben tiefen Gedanken oder Gefühlen freien Lauf zu lassen, ihnen Raum zu geben oder Zusammenhänge herzustellen. Um Grammatik, Formulierungen oder Orthografie solle man sich nicht kümmern, das Geschriebene würde streng vertraulich behandelt, und man bat die Teilnehmenden, mit dem Schreiben nicht mehr aufzuhören, bis die Zeit um war.

Jene Studierenden, die über etwas Belastendes geschrieben hatten, berichteten, dass sie sich nach dem Schreiben ruhiger fühlten und sie neue Erkenntnisse gewonnen hätten. Sie stuften die Übung als wertvoll und wichtig für sich ein und in einem Zeitraum von drei Monaten nach dem Schreiben zeigte sich, dass sie seltener wegen körperlicher Beschwerden Ärzt:innen konsultierten als die Kontrollgruppe (Pennebaker a. Beall 1986, pp. 274ff.; Pennebaker 2019, S. 20).

In danach folgenden Studien wurde variiert, z. B. mit dem Format des Textes oder Personengruppen (Burke a. Bradley 2006, pp. 141ff.; Langens a. Schüler 2007, pp. 174ff.; Austenfeld a. Stanton 2008, pp. 35ff.). Bei einer Untersuchung, in der man herausfinden wollte, welche Vorgänge während des Schreibens im Gehirn ablaufen und wie sich das Schreiben auf späteres Lernen auswirken würde, wurden Gehirnaktivitäten gemessen. Es konnte gezeigt werden, dass bei beiden Gruppen, mit denen gearbeitet wurde (eine sollte expressives Schreiben über Scheitern praktizieren, die andere über einen Film schreiben, beide sollten danach eine Wortlernaufgabe erledigen), beim Schreiben ein Bereich im Gehirn aktiviert wurde, der auf eine bessere spätere Gedächtnisleistung schließen ließ. Andererseits wurde bei denjenigen Teilnehmenden, die über persönliches Scheitern geschrieben hatten, der mittlere cinguläre Kortex stärker aktiviert als bei der Kontrollgruppe, also der Bereich, der für das Verarbeiten von Emotionen zuständig ist. Die Studienautor:innen schließen daraus, dass besonders intensive negative Erfahrungen aus der Vergangenheit, wie z. B. ein Scheitern, zu Veränderungen in der neuronalen Aktivierung während der Aufgabenverarbeitung geführt haben könnten (DiMenichi et al. 2019).

Die Vorgehensweise, die James Pennebaker untersucht hat, wird seit einiger Zeit auch als das »Pennebaker-Protokoll« bezeichnet. Im Buch *Heilung durch Schreiben – Ein Arbeitsbuch zur Selbsthilfe* (Pennebaker 2019) leitet er dazu an. Die grundsätzliche Verfahrensweise besteht darin, ein belastendes Ereignis (oder eventuell mehrere) auszuwählen und an vier Tagen in Folge jeweils für mindestens 20 Minuten darüber zu schreiben. Die konkreten Anweisungen aus diesem Buch sind:

- »Schreiben Sie 20 Minuten täglich.
- Wechselnde oder durchgehende Themen? Sie können an allen vier Tagen über dasselbe Ereignis oder an jedem Tag über etwas anderes (Wichtiges) schreiben.
- Schreiben Sie kontinuierlich.
- Schreiben Sie nur für sich selbst.
- Halten Sie sich an die Ausflipp-Regel. [Anmerkung: Man solle aufhören, wenn man den Eindruck hat, man wäre dem Auftauchenden im Moment nicht gewachsen oder es wäre zu schmerzhaft.]
- Worauf Sie sich einstellen sollten: Viele Menschen fühlen sich nach dem expressiven Schreiben zunächst traurig oder niedergeschlagen« (Pennebaker 2019, S. 46).

Auch wenn bei dieser Art des Schreibens Verarbeitung passiert und positive Effekte auf die Schreibenden langfristig nachgewiesen werden können, ist es aus meiner Sicht sinnvoll, auf diesen letzten Punkt hinzuweisen, sollte man dazu anleiten oder das Pennebaker-Protokoll empfehlen. Das Schreiben hat zwar, vor allem wenn es um Selbsthilfe geht, einen guten Ruf (und diesen zu Recht aus meiner Sicht), es wird aber eher angepriesen als »etwas, wodurch alles leichter wird«. Es macht daher Sinn auch auf die mögliche kurzfristige Stimmungsverschlechterung aufmerksam zu machen. Erst 2023 wurde von einem Forscher:innenteam in China (um Empfehlungen für Pflegepersonal aussprechen zu können) in einer Metaanalyse verglichen, welche Schreibprozesse welche Effekte zeigen bzw. was besser funktionieren würde – positives Schreiben oder das expressive Schreiben. Es wurden

24 randomisierte Studien mit 1558 Teilnehmer:innen herangezogen, und es konnte analysiert werden, dass für die Allgemeinbevölkerung das positive Schreiben auch positivere Effekte auf die Stimmung und einen Impact auf kognitive Veränderungsprozesse hatte. Patient:innen mit einer Erkrankung konnten durch das positive Schreiben ebenfalls positive Emotionen verstärken, zeigten aber durch das expressive Schreiben noch stärkere kognitive Veränderungen, sprich, sie konnten daraus zusätzlich neue Perspektiven gewinnen und sich intensiver mit ihrer Situation auseinandersetzen und daraus lernen (Lai et al. 2023).

Das expressive Schreiben ist als Selbsthilfetechnik bekannt geworden und bewährt sich. Ich denke trotzdem, dass es gut ist, sensibel damit umzugehen. Im Internet (Stand Oktober 2024) finden sich viele Anleitungen, die dazu aufrufen, das schlimmste Ereignis im Leben zu nehmen und dann allein zu schreiben. Diese Empfehlung halte ich für schwierig, wenn wir dem Ganzen aktuelles Wissen aus der Traumatherapie gegenüberstellen, das zunehmend den Wert des sicheren Rahmens, der Verbundenheit, der stabilen Beziehung zwischen Begleiter:in und Klient:in in den Fokus rückt und infrage stellt, ob eine direkte inhaltliche Auseinandersetzung mit einem Trauma immer notwendig ist (Schmidt in Vorb.; Dana 2022, S. 11 ff.). Insofern werde ich im praktischen Teil dieses Buches eine etwas abgeänderte Hypnowriting-Adaption zum ursprünglichen Pennebaker-Protokoll anbieten und Anleitungen vorstellen, die zuerst ein Hinführen an einen sicheren Ort beinhalten. Ich habe bei solchen Vorgehensweisen bisher immer erlebt, dass sich der Weg hin in einen stärkenden Zustand im Schreiben von selbst schnell ergeben hat.

Mit diesen Versionen des expressiven Schreibens arbeite ich gerne in meiner Praxis, d. h. *Tag 1* machen wir gemeinsam in der Stunde, *Tag 2, 3 und 4* erledigen meine Klient:innen dann zu Hause. Dabei kann es um belastende Themen oder Ereignisse gehen oder auch Situationen, die im ersten Moment vielleicht bedeutungsloser erscheinen. Oft ist es so, dass nicht erst an *Tag 4* Veränderung im Schreiben erlebbar ist, deshalb nun zwei Beispiele: eines, bei dem beim ersten Schreiben für meinen Klienten alles erledigt war, und danach eines, bei dem eine Klientin nach *Tag 3* eigentlich nicht mehr wusste, was noch offen wäre und dann doch noch einmal weitergeschrieben hat.

Expressives Schreiben in der Hypnowriting-Variante – »Na gut, dann Liebe für alle. Punkt.«

Ich arbeitete mit einem reflektierten Mann Ende 30, der unter seiner schwierigen Beziehung zum jüngeren Bruder litt. Dieser war seit ihrer Kindheit eifersüchtig auf den Älteren, was zu häufigen Konflikten geführt hatte. Vor allem an eine Situation aus der Vergangenheit, bei der die beiden bei einem Spaziergang redeten, erinnerte er sich schmerzvoll. Dabei hatte ihm sein jüngerer Bruder gesagt, wie egal er ihm wäre und dass er, wären sie nicht verwandt, keinerlei Kontakt mit ihm pflegen würde. Vor allem der Satz »Mit dir würde ich nicht einmal auf einen Kaffee gehen« hatte bei meinem Klienten stark nachgehallt.

Inzwischen waren der Bruder Vater und mein Klient Onkel geworden, und er wollte vor allem die Beziehung zu seiner Nichte nicht verlieren. In einer Einheit schlug ich ihm vor, mit einer Form des expressiven Schreibens zu arbeiten. Für gewöhnlich verändern sich die Texte im Laufe der vier Tage, an denen man schreibt. Bei ihm veränderte sich schon während des ersten Textes viel. Hier der Großteil des Textes:

»Es war so. Wir gingen da. Auf diesem Waldweg. Ich war zugänglich. Hoffnungsvoll. Wollte immer eine gute Beziehung zu ihm. Habe mich sehr bemüht. Dann gehen wir da. Er sagt einfach … ›Na, wenn wir nicht verwandt wären, mit dir würde ich nicht einmal auf einen Kaffee gehen‹. Bumm. Wow. Was für ein Satz. Wie habe ich mich gefühlt. Ich weiß es gar nicht mehr. Wirklich nicht. Ich denke, ich war baff. Zurückgewiesen. Abgelehnt. Und wie. Noch einmal mehr abhängig. Von diesem … ich will gar nicht schreiben, was ich jetzt schreiben will. Ah, hallo, da war wohl auch Wut. Und Ärger. Wut. Dass ein Bruder so etwas … so etwas Gemeines sagt. Wut, weil es verletzend war. Wut, was er sich da rausnimmt … Wie kommt er dazu? Was stimmt nicht mit ihm? Diese Zurückweisung einem Bruder gegenüber, der nur das Beste will. Diese Frechheit. Klein. Ich denke, ich habe mich klein gefühlt. Klitzeklein. Wie ein Bittsteller. Ein großer Vorwurf. Dieser Böse. Ich Böser. Böse aufgrund des Alters. Natürlich hab ich Dinge früher gemacht oder machen dürfen. Ich war der Ältere. Ich bin der Ältere … Er ist der Kleine! […] Auch heute, heute kann er noch immer nicht reflektiert hinschauen. Traurig eigentlich. Na gut, wenigstens kommt jetzt Bewegung in die Sache. Für mich. Yippie. Ich mag wirklich nicht mehr. Mich klein halten von dem Gfrast [Anm.: Wienerisch für ›Nichtsnutz‹]. So eine Frechheit. Ein Witz. Geht einfach gar nicht. Ich will meine Rolle zurück. Ich bin ihm nichts schuldig. Gar nichts. Es ist vorbei. Ich höre auf. Löse mich. Ich habe mich gelöst. Felix, es ist gut jetzt. Verhalte dich wie ein Erwachsener. Oder lass es. Aber ich steige aus. Ich bin ausgestiegen. Ein für alle Mal. Du kannst dich auch gern dafür entscheiden. Ansonsten sind wir halt Onkel und Vater. Das ist okay. Das passt. Damit geht's mir gut. Es gäbe Potenzial für die Brüder. Aber so ist es auch okay. Es kann auch bei Onkel und Vater bleiben. Alles Liebe für dich. Das meine ich wirklich so. Alles Liebe für dich. Liebe für dich. Liebe für mich. Liebe für uns? Liebe für alle. Punkt.«

An anderer Stelle verarbeiteten wir seine Bruderbeziehung bzw. seine Entwicklung metaphorisch in einer Geschichte:

»Es war einmal eine schöne Blume. Sie wuchs an einem tollen Ort und blühte in der Sonne. Sie genoss das Licht und die Wärme. Sie blickte vor sich hin und mochte ihre Umgebung. Eines Tages begann neben ihr eine neue Blume zu wachsen. Diese war ständig unzufrieden damit, dass sie noch kleiner war, und hatte immer das Gefühl, sie würde zu wenig Licht und zu wenig Sonne abbekommen. Deshalb tat sie alles, um schneller zu wachsen. Um schöner und größer zu werden und die andere Blume zu überragen. Die Größere hatte Mitleid mit der neuen Blume und unterstützte sie. Sagte aber auch dazu, dass sie es unfair fände, dass die Kleine so schnell wachsen würde.

Eines Tages blickte die ursprüngliche Blume wieder in den Himmel und war traurig. Quasi über Nacht hatte die neue Blume so Gas gegeben, dass sie die ursprüngliche weit überragte. So weit, dass die erste Blume im Schatten war und keine Sonne mehr abbekam. Sie dachte zwar, dass das schade ist, aber vielleicht auch einfach okay. Sie hatte ohnehin schon so viel Sonne gehabt. Sie fand sich damit ab und wurde traurig. Aber blieb und hielt still. Bis eines Tages eine Biene dahersummte. Diese Biene machte die Blume darauf aufmerksam, dass da irgendwas nicht stimmte. Sie ermutigte sie, sich auch wieder um ihr eigenes Wachsen zu kümmern. Darauf zu achten, dass sie sich gute, nährende Sachen aus dem Boden und dem Regenwasser holt. Sie tat das. Es leuchtete ihr ein. Unter der Sonne muss Platz für viele Blumen sein. Sie alle haben Wärme und Licht verdient. Sie alle haben Wärme und Licht verdient. Also nahm sie sich ihren Platz an der Sonne wieder, genoss die Wärme und das Licht und wurde zu einer ermutigenden Blume für die anderen Blumen und Wesen.«

Expressives Schreiben in der Hypnowriting-Variante – Situation voller Vorwürfe verarbeiten

Eine Frau mit drei erwachsenen Töchtern war bei mir, um am Thema »Grenzen setzen« zu arbeiten. Sie hatte belastende Zeiten hinter sich, einerseits eine eigene körperliche Erkrankung, andererseits die Anorexie einer Tochter ein paar Jahre davor. Sie hatte ständig ein schlechtes Gewissen, zu wenig für die anderen zu machen. Dann stießen wir auf eine Situation von vor drei Jahren, die sie noch immer quälte. Ich schlug ihr vor, sie im Schreiben zu bearbeiten.

Tag 1

»Wir stehen beisammen im Kreis in der Familientherapie, vermutlich die 1. Sitzung? Ich weiß es nicht mehr genau. Die Frage ist: Was haben Sie positiv in Ihrer Kindheit, Ihrer Familie erlebt? Die Antworten waren: Wir waren immer gut versorgt, wir haben immer gekriegt, was wir gebraucht haben – in finanzieller Hinsicht. Wir waren finanziell immer gut versorgt. Noch irgendwas – ja. Du hast immer für uns gestritten/gekämpft, wenn es um die Schule gegangen ist. Das war alles? Ja, das war alles. Ich warte auf Erinnerungen, dass sie zu Hause Schönes erlebt haben, Wärme, Liebe, Zeit, Verständnis ..., aber es kommt nichts. Als wäre dieser Aspekt ihres Lebens tot, als hätte es den nie gegeben. Ich frage mich, habe ich das wirklich nicht geben können? Habe ich wirklich so versagt, dass sie nur materiell, aber nie emotional versorgt waren? Ich bin zutiefst erschüttert, ich weine, habe Selbstzweifel. Nochmal: Nichts sonst? Nein, nichts sonst.

Ich überlege, dass es mit meiner Berufstätigkeit, mit dem Beginn der 1. Schule zusammenfällt. Habe ich meine Kinder vernachlässigt? Schaffen das andere Mütter besser? Karla wirft mir vor, dass ›die Leine zu lang‹ war, sie hätte mehr Struktur, mehr ›Befehle‹ gebraucht. Genau das, was ich nie wollte. Wie hätte ich das anders machen können? Hätte ich den Beruf nicht ergreifen dürfen? Aber das Geld haben wir ja auch gebraucht, und sie haben sich gefreut, wenn es da war. Was habe ich falsch gemacht? Fühlen sich die Kinder anderer arbeitender Mütter auch unterbetreut, nicht geliebt, vernachlässigt? Habe ich wirklich nicht auf sie geachtet? Nicht hingehört? Warum sind mir ihre Probleme nicht oder nicht stärker aufgefallen? Was kann ich tun, um das gutzumachen? Gar nichts wohl. Es ist geschehen und vorbei. Ich kann höchstens vielleicht einmal für meine Enkel mehr da sein ... Es ist ganz heftig für mich, dass keine Zuneigung, kein miteinander Basteln, Keksebacken, Im-Bach-Spielen, Vorlesen, Legospielen, Brettspielespielen verankert sind. Das war alles wohl ›davor‹, als sie noch jünger waren. Es wird nicht von ihnen angesprochen. Ihnen geht es offenbar um die Zeit, als ich zu arbeiten begonnen habe. Ja, es stimmt. Ich bin halbe Nächte gesessen, weil ich vorbereiten musste, weil ich keine Unterlagen hatte, von heute auf morgen da hineingesprungen bin. Da habe ich wohl zu wenig Zeit für sie gehabt. Vielleicht habe ich sie als ›Erwachsene‹ betrachtet. Wahrscheinlich sogar. War der Meinung, dass sie mich nicht mehr so dringend brauchen … Selbstbeschwichtigung. Selbstrechtfertigung. Aber was mich trotzdem erschüttert, ist, dass offenbar das Fundament, das Erlebte aus der Kindheit nicht stark genug war, nicht genug Kraft gegeben hat, um ihnen später zu helfen. Und wieder frage ich mich. Wie machen das andere Mütter mit dem Beruf? Passt es dort wirklich besser?«

[…]

Tag 5

»Und jetzt habe ich tatsächlich den 4. Tag verschwitzt, obwohl ich am Abend noch daran gedacht habe. Es muss der 5. Tag herhalten. Oje, wie war das mit den Mädels? Wir waren schon lange nicht mehr in der Familientherapie. Sie haben es auch nicht ausgesprochen.

Wir haben uns nur finanziell bemerkbar gemacht, wir haben uns zu wenig Zeit genommen, wir haben die Leine zu lange gelassen … Ich weiß gar nicht mehr, was ihnen wirklich nicht gefallen hat oder was sie angeblich derart in die Krise gejagt hat. Ich habe jedenfalls den Eindruck, dass das jetzt alles kein Thema ist oder kein Thema mehr ist. Petra und Karla sind kuschelig, lieb, dankbar, Julia ist im Ausland und auch sehr lieb, wenn wir ein Videotelefonat machen. Petra ist glücklich, dass sie ihre ADHS-Diagnose hat und damit weitermachen kann, Karla macht mir Sorgen, weil sie viel krank ist. Der wird alles zu viel. Hoffentlich steht sie die Lehrabschlussprüfung durch, bzw. bis dahin durch.

Das Gespräch, das mich so aufgewühlt und so voller Schuldgefühle zurückgelassen hat, ist mir heute fast egal. Es hat stattgefunden und ich erinnere mich daran, aber es tangiert mich nicht. Was soll ich dazu sagen, außer dass mir leidtut, dass es für die Mädels so war, wie es war? Ich wüsste nichts anderes. Ich habe im besten Wissen und Gewissen gehandelt, wenngleich ich schon immer wieder gedacht habe, dass ich mehr für die Familie da sein müsste. Gleichzeitig war meine Arbeit nicht fertig, ich habe gar keine Möglichkeit gehabt. Leider war es so, aber heute ist es anders. Um 17:45 war ich daheim, hab die Suppe für die Karla zugestellt [Anm.: auf den Herd gestellt], habe mit Petra die Türdichtungen angeschaut, habe den Thermovorhang und die Karnische [Anm.: Vorhangstange] für sie bestellt. Es ist, auch wenn manchmal viel zu tun ist, meine Arbeit an dem Ausbildungsinstitut viel familienfreundlicher. Super war früher, dass ich automatisch immer die Ferien mit den Mädels gleichzeitig gehabt habe. Jössas, meine Abendtablette muss ich noch nehmen. Irgendwie vergesse ich heute ständig auf sowas. Die Mädels haben sich verändert. Ich mich auch? Ich weiß es nicht. Es ist, wie es ist. Hauptsache, wir können alle mit unseren Rucksackerln, die wir uns erworben haben oder die uns raufgehängt worden sind, halbwegs umgehen. Die Situation damals ist heute so weit weg von mir, ich hab sie nur mehr wie aus weiter Distanz oder wie durch einen Nebel vor mir. Es ist sicher nicht zielführend, das ständig aufzuwärmen. Es ist passiert, gesagt, behandelt, erledigt. Sollte mich das wieder stören oder einholen, werde ich halt wieder schreiben. ☺ So einfach ist das. ☺ Ich werde mich doch nicht da weiter reinjammern. Einfach und ich weiß nicht mehr, was ich noch sagen wollte, jetzt fällt mir wieder die Adventfeier am Institut ein, haha, komisch, mein Handy quakt, 17 Minuten sind vorbei und ich gehe jetzt schlafen. Die Mädels schlafen hoffentlich auch gut und alles läuft so weiter, wie es soll.«

2.2 Imagination, Metaphern, Vorstellungskraft und Geschichten im Hypnowriting

Im Hypnowriting verwenden wir in der einleitenden Trancereise die Vorstellungskraft und Imagination und es geht grundsätzlich nie darum, dass dann im Schreiben ein gutes Textprodukt entsteht – andere schreibtherapeutische Techniken (bzw. auch Strömungen in der Poesie- oder Bibliotherapie, die sich in den USA gut entwickelt hat) zielen durchaus darauf ab, etwa wenn Dinge poetisch in Gedichten verarbeitet werden. Einer meiner ersten Sätze, wenn ich zum Schreiben anleite, lautet: »Bitte vergessen Sie alles, was Sie jemals in der Schule oder einer Ausbildung über das Schreiben gelernt haben.« Uns geht es immer deutlich stärker um den Prozess des Schreibens und das, was währenddessen passiert, als um literarisch-künstlerische Formulierungen oder preisverdächtige Ergebnisse. Also um die Erkenntnisse, die auftauchen, um die Gefühle, die entstehen, um Lösungsideen, die neu sind, um Perspektiven, die einen Unterschied machen, um Bildhaftes, das von allein auftaucht, und so weiter. Gleichzeitig schließt das nicht aus, dass Klient:innen oder Coachees auch poetische Formulierungen verwenden, malerische Szenerien entwickeln oder schlüssige, märchenhafte Geschichten entwerfen.

Das scheint auf den ersten Blick nicht unbedingt vorstellbar, wenn wir das absichtsvolle Nachdenken etwa über den Inhalt einer Erzählung ausschließen; waren wir es aus Schulzeiten doch eher gewohnt, dass wir uns kreative Geschichten »ausgedacht« und das Nutzen unserer Fantasie wohl eher unserem bewussten Verstand zugeschrieben haben. Meine Klient:innen oder Workshop-Teilnehmer:innen sind anfangs auch manchmal kurz irritiert, wenn wir metaphorisch arbeiten, ein Format wie ein Märchen verwenden und auch hier der Durchschreibmodus gilt. Eine Erzählung in 10–15 Minuten zu schreiben, ohne dazwischen den Stift vom Papier absetzen zu dürfen und ohne aktiv nachzudenken, scheint ihnen zunächst schwer möglich – ist es aber, wie einige Beispiele zeigen und ich es schon oft erlebt, begleitet und beobachtet habe.

Das Durchschreiben erscheint zunächst eher möglich, wenn es um offene Textformate geht, es lassen sich aber auch Geschichten oder Ähnliches damit schreiben. Sogar Songtexte haben meine Klient:innen schon automatisch geschrieben.

Songtext – »Es ist vorbei« (zur Melodie von »I will survive«)

In einem Schreibworkshop haben wir mit der Anleitung »Powersong schreiben« (s. Abschn. 5.5.1.) gearbeitet. Eine Teilnehmerin hatte eine harte Zeit hinter sich, nachdem herausgekommen war, dass ihre Tochter vom Stiefgroßvater sexuell missbraucht worden war. Die Begleitung ihrer Tochter und die Beziehung zu ihrer Mutter hatten die Teilnehmerin sehr mitgenommen und erschöpft. Zum Zeitpunkt des Workshops hatte sie sich schon relativ gut erholt und die Vergangenheit für sich neu geordnet (wir hatten davor auch im Einzelsetting miteinander gearbeitet).

Als ich sie fragte, ob sie bereit wäre, mir Texte, die in unserer Zusammenarbeit entstanden waren, zu schicken und ihre Veröffentlichung zu erlauben, schrieb sie, dass im Radio gerade zufällig »I will survive« laufe und sie die Bedeutung genieße, die dieses Lied für sie bekommen habe.

Hier ihr Liedtext, den sie zur Melodie von »I will survive« verfasst hat.

»Es ist vorbei!
Es ist jetzt schon lange her,
und sie weiß, es war sehr schwer.
Viele Nächte traurig sein,
ganz verzweifelt und allein.
Böse Schatten in der Nacht
und vor Angst dann aufgewacht.
Es ist vorbei!
Es ist vorbei!

Komm jetzt, sammle diese Kraft.
Du hast doch so viel geschafft,
hast den Mut ja nicht verloren
und die Hoffnung neu geboren.
Allen hat so wehgetan,
denk doch jetzt nicht mehr daran.
Es ist vorbei!
Es ist vorbei!
Neuer Morgen, neues Licht,
und du fürchtest dich jetzt nicht.
Alles geht, nur nicht verzag!
Morgen ist ein neuer Tag.
Solang sie am Leben ist,
gibt es Hoffnung für euch zwei.
Es ist vorbei!
Es ist vorbei!
Tausend Ängste, tausend Sorgen,
Wut und Ohnmacht bis zum Morgen,
alles liegt nun hinter dir.
Und nun denke stehts daran,
was man mit Liebe schaffen kann.
Es ist vorbei!
Und du bist frei!«

In einem weiteren Schreibprozess danach reflektierte sie die Entstehung des Songs:

»Was soll ich jetzt schreiben? Das war so ein Highlight, der Songtext eben. Also ich bin schwer beeindruckt, was mir da alles eingefallen ist – und kaum Korrekturen. Der Text ist schon da gewesen, ich habe ihn nur aufschreiben müssen. Es war so leicht. Vielleicht ist es dem Texter von ›I will survive›‹ auch so gegangen? Es fließt einfach, hätte ich nie gedacht. [...] Weniger Ballast jetzt. Ich bin glücklich mit dem Liedtext. Kaum zu glauben, dass es so einfach war, so mühelos. Ich glaube aber nicht, dass ich viel darüber weiterschreibe. Das Schreiben hat gutgetan ...«

Beim Hypnowriting setzen wir aber nicht erst im Aufschreiben, in der Schreibtrance auf die Vorstellungskraft, sondern auch schon am Beginn in der Imaginationsreise. Metaphern, Geschichten und Bilder in der inneren Welt zu nutzen, ist wesentlicher Bestandteil dieser Arbeit, denn in der Vorstellung ist möglich, was real vielleicht nicht denkbar ist. In der Vorstellung kann ich an einem Ort sein, an dem ich real gerade nicht bin, und mich auch so fühlen. In der Vorstellung kann ich Erfahrungen machen, die real in der Vergangenheit oder der Zukunft liegen. Durch die Vorstellung kann ich physiologische Reaktionen auslösen, alternative Verhaltensweisen ausprobieren, mich auf die Suche nach Ressourcen machen oder mein Erleben im Hier und Jetzt verändern (Revenstorf u. Zeyer 2020, S. 69ff.). Auch das Erzählen von Geschichten ohne ausdrücklich indizierte Hypnose zeigt Wirkung, weil es imstande ist, innere Suchprozesse auslösen zu können, wie Bernhard Trenkle erklärt:

> »Ein guter Geschichten- oder Märchenerzähler schafft es auch ohne eine formale Induktion, bei vielen Zuhörern eine so hohe Fokussierung der Aufmerksamkeit zu erreichen, dass hypnotische Phänomene wie ideomotorische Bewegungen, Zeitverzerrung, Bilder von halluzinativer Intensität, Dissoziation vom aktuellen Körpererleben etc. auftreten können. [...] Die Induktion einer Hypnose erzeugt diese hohe Fokussierung der Aufmerksamkeit gezielt, und in diesem Zustand sind dann die Bilder intensiver, und man hat neue Ideen, auf die man im normalen Wachzustand nicht kommt, weil sie außerhalb der gewohnten Denkbahnen liegen« (Trenkle 1998, S. 108).

Für Milton Erickson war das Verwenden von Analogien und Metaphern die Möglichkeit einer Kommunikation auf mehreren Ebenen: »Die Logik einer Analogie kann auf das Bewußte [...] wirken und einige seiner begrenzenden Einstellungen durchbrechen« (Erickson, Rossi u. Rossi 2013, S. 259).

> »Es handelt sich im Wesentlichen um Reize, die unbewusste Suchvorgänge und Prozesse auslösen, die zur Entstehung neuer Sinneszusammenhänge und Bewusstseinsdimensionen führen« (Erickson u. Rossi 2015, S. 76).

Wenn dies das Hören von Geschichten ermöglicht, dann kann es aus meiner Sicht definitiv auch das Schreiben und eigene Entwickeln einer Geschichte oder metaphorischer Vorstellung. Dass erwünschtes Erleben oder sichere Zustände dabei entstehen können, liegt wohl auch ein Stück weit daran, dass unser menschliches Gehirn manchmal Schwierigkeiten hat, zwischen Realität und Vorstellung zu unterscheiden, bzw. sich beim Einordnen oder Differenzieren dessen, was die Augen wahrnehmen und was mentale Bilder sind, schwertut. Im

Zustand einer Trance, kurz nach dem Aufwachen oder vor dem Einschlafen gilt dies noch mehr als sonst.

Im realen Leben und im Alltag haben wir für gewöhnlich freilich keine Probleme, die Unterscheidung zwischen Realität und Vorstellung zu treffen. Nadine Dijkstra, Postdoc am University College London, verwendet für diesen Übergang den Begriff »Realitätsschwelle«. Ihre Annahme ist, dass das Gehirn Bilder nach einer Art Signalstärke beurteilt, die entweder ober- oder unterhalb dieser Realitätsschwelle liegen. Imaginierte Bilder sind in der Regel schwächer, deshalb wissen wir im Wachzustand normalerweise, dass sie nicht echt sind. Sehr lebendige imaginierte Bilder können aber realen Wahrnehmungen durchaus gleichen oder Vorstellung und Wahrnehmung können sich vermischen (Dijkstra a. Fleming 2023). Insofern lohnt es sich, bei der Arbeit mit Metaphern und Geschichten auf Lebendigkeit und sinnliches Erleben zu setzen, so wie es in der Hypno-Arbeit etwa durch den Fokus auf die Sinnesmodalitäten (VAKOG = visuell, auditiv, kinästhetisch, olfaktorisch und gustatorisch) ohnehin üblich ist (Peter 2015, S. 60). Gunther Schmidt begründet solche Vorgehensweisen folgendermaßen:

> »Generell, so könnte man sagen, werden alle Angebote als besonders günstig angesehen, die direkt oder indirekt die Sprache des limbischen Systems und anderer entwicklungsgeschichtlich älterer Gehirnbereiche sprechen, denn diese sind am meisten für unwillkürliche Prozesse zuständig, und die sprechen nun mal nicht die kognitive Sprache des Cortex« (Schmidt 2018, S. 92).

Metaphern oder einprägsame Bilder werden manchmal auch in Form lebendiger Geschichten in der Erziehung eingesetzt, im folgenden Beispiel nicht zum Vorteil meines Klienten. Im Märchenbeispiel danach verarbeitet eine Klientin Schwieriges aus der Vergangenheit, um sich selbstbewusster fühlen zu können.

Erzählungen umschreiben – Die Geschichten von Wuzelbuzel

Als ich mit einem knapp über 40 Jahre alten Klienten an der Stärkung seines Selbstwertes und der Minimierung seiner Schuldgefühle arbeitete, stießen wir auf Geschichten in seiner Lebensgeschichte, die großen Einfluss auf ihn hatten. Sein Vater hatte ihm als Kind regelmäßig Geschichten vom Schneemann Wuzelbuzel erzählt – der Schneemann erklärte dem Kind, dass es schuld daran sei, wenn es der

Mutter schlecht ginge, sie traurig sei, und es deshalb immer brav und zurückhaltend sein müsse. Mein Klient begann, die Geschichten von Wuzelbuzel, an die er sich erinnern konnte, umzuschreiben.

»Der nette Wuzelbuzel

Und dann gab es da diese Gute-Nacht-Geschichten, die dem kleinen Bernhard erzählt wurden. Er kuschelte sich in sein Bett und lauschte aufmerksam. Es ging um Wuzelbuzel, diesen überaus lieben, manchmal etwas tollpatschigen Schneemann. Wuzelbuzel kam in dieser Geschichte auf Besuch zu Bernhard und erlebte mit ihm die lustigsten Abenteuer. Die beiden bauten ein Baumhaus und freuten sich von Herzen. Bernhard dachte, er müsse zurück ins Haus, um mitzuhelfen und sich um seine Mutter zu kümmern. Da sagte Wuzelbuzel: ›Bernhard, du bist ein Kind. Deine Aufgaben sind ganz klar: Du musst spielen. Und Freude haben. Sonst nichts. Verantwortung haben die Erwachsenen. Aber nicht du. Komm, wir spielen einfach weiter.‹ Bernhard sah Wuzelbuzel noch kurz ungläubig an, ließ sich aber gerne überzeugen und genoss das Spielen mit dem Schneemann.«

Verarbeitungs-Märchen – Die drei Perlen für strahlendes Selbstbewusstsein

Eine junge Frau wollte an ihrem Selbstbewusstsein arbeiten. Sie war ernüchtert von der Dating-Szene, litt im Nachhinein noch unter Streitigkeiten in ihrer Herkunftsfamilie viele Jahre davor, unter den Erwartungen, die ihre Eltern an sie hatten, und Prophezeiungen, dass sie mit ihrer Körperstatur ohnehin keinen Partner finden würde. In einer Session einigten wir uns darauf, all das Schwierige aus der Vergangenheit als Heldinnenreise betrachten zu wollen, und ich leitete sie zu Hypnowriting an. Folgende Geschichte entstand dabei:

»Die junge Erbin Mathilda wohnt mit ihrem jungen Bruder, ihren Eltern und ihrem großen, mächtigen Beschützerwolf auf einem wunderschönen Gut am Land. Obwohl sie alles in Hülle und Fülle hat, fühlt sie sich leer und verloren. Sie weiß, dass sie geliebt wird, aber der Druck auf ihren Schultern, in die Fußstapfen ihres Vaters zu treten und das Gut zu übernehmen, ist so schwer. Oft weint sie am Brunnen des Gutes und ihr Beschützerwolf Rudi steht ihr zur Seite und tröstet sie.

Eines Tages bricht ihre Welt unerwarteterweise noch mehr zusammen – ihre Mutter verlässt das Gut – ihr Vater war ihrer Mutter untreu. Alles, was ihr noch Kraft gegeben hat und Hoffnung, ist nun ganz verloren.

Eines Nachts liegt sie wach im Bett, geplagt von dem Gedanken, keinen Platz in dieser Welt zu haben.

Plötzlich, aus dem Augenwinkel, sieht sie ein goldenes Licht aufleuchten. Zuerst geblendet, erkennt sie darin eine Zauberin.

»Du musst fort«, sagt sie. »Du bist verloren und hast hier keine Zukunft. Mach dich auf den Weg und finde drei Perlen, um dich ans Ziel zu bringen. Es wird nicht leicht und vergiss nicht – der Weg ist das Ziel.« Auf einmal wird es wieder stockdunkel, doch Mathilda ist so wach wie noch nie. Binnen weniger Minuten sind Rudi und sie am Weg durch den Wald, der an das Gut grenzt. Verwirrt sagt sie: »So verloren fühlte ich mich noch nie. Wo sollen wir überhaupt anfangen?«

Mathilda stolpert plötzlich über eine Wurzel und erschreckt dabei Rudi, dessen Beschützerinstinkt sofort aktiviert wird. »Mir geht's gut!«, sagt sie. »Wieso musst du immer so tollpatschig sein?«, fragt Rudi mit einem Lächeln. »Liegt wohl in meiner Natur«, antwortet Mathilda.

Vor Mathilda befindet sich eine Pfütze vom Regen der Nacht zuvor. Sie kann darin ihre Reflexion erkennen. »Schau mich nur an. Das reine Chaos. Keine Perfektion, so wie es sich alle immer von mir erwarten«, murmelt sie. Rudi grölt nur: »Blödsinn!«

Wütend schlägt sie auf die Pfütze ein und unter dem Wasser blitzt etwas im Mondlicht hervor – die erste Perle!

»Genauso wie du! Unter der Oberfläche versteckt sich ein Schatz!«, sagt Rudi.

Am nächsten Morgen erreichen die beiden eine Öffnung des Waldes und sie spüren die Wärme der Morgensonne.

»Hallo!«, ruft eine männliche Stimme. Ein junger Mann erscheint. »Guten Morgen!«, grüßt ihn Mathilda, beeindruckt von seiner Schönheit. »Was machst du hier?«, fragt er.

»Ich bin auf Reisen«, antwortet sie.

»Ach, komm! Junge Frauen brauchen nicht auf Reisen zu gehen. Ich gebe dir alles, was du willst. Komm mit mir auf mein Anwesen und werde dort Herrin des Hauses.«

»Du willst mich?«, fragt Mathilda überrascht. Das ist alles, was sie jemals dachte zu wollen, aber auf einmal erscheint ihr das so nutzlos und sinnlos.

»Nein«, sagt sie ganz stolz, und der Junge und Rudi sagen gleichzeitig erstaunt: »Was?« »Nein«, sagt sie erneut. »Ich bin auf Reisen.« Der Junge dreht sich mit einem Raunen um und geht davon. Als er sich wegdreht, fällt etwas aus seiner Tasche heraus. Die zweite Perle. Mathilda weiß, sie ist auf dem richtigen Weg.

Das Duo geht weiter und kommt in eine berühmt-berüchtigte Gegend. Sie kommen an eine Verzweigung, beide Wege sind jeweils mit einem Schild markiert, auf dem nur Zahlen zu erkennen sind. Einmal erkennt Mathilda eine Zahlenfolge und einmal nur die Zahlen 000.

Rudi sagt: »Wohin? Ich rieche hier irgendwie nichts.« Mathilda überlegt und fühlt sich zu der Zahlenfolge hingezogen. »Hier entlang«, sagt sie entschlossen. Nach tagelangem Marschieren nur diesen einen Weg entlang erreichen sie einen großen Spiegel. Mathilda blickt hinein und es scheint, als würde sie einfach nur sich selbst sehen. Die Mathilda im Spiegel beginnt aber auf einmal zu sprechen. »Wieso versuchst du es überhaupt? Du wirst sowieso für immer allein bleiben«, sagt diese, all das, wovor sich Mathilda immer gefürchtet hat. Immer wenn sie dem Spiegel widersprechen will, wird er lauter und lauter. Plötzlich verwandelt sich das Gesicht im Spiegel zu dem von ihren Eltern und all den anderen Personen in ihrem Leben. Alle sagen das, wovor sie Angst hat. Sie werden immer lauter, bis Mathilda endlich schreit: »Nein! Ihr liegt alle falsch!« Sie tritt gegen den Spiegel und er zerbricht in tausend Stücke. Zwischen den Scherben sieht sie die letzte Perle.

»Ich weiß es nun«, murmelt Mathilda leise und hebt die Perle vorsichtig auf. »Ich fühle es nun.«

Rudi schaut sie verwirrt an und fragt: »Was?«

»Rudi, ich kann alles tun, was ich will. Ich kann alles sein, was ich will. Ich bin nicht das, was andere über mich sagen und denken. Ich bin gut, so wie ich bin.«

Im Anschluss lud ich die junge Frau noch einmal ein, die Augen zu schließen, sich in diese Mathilda vom Ende der Geschichte hineinzuversetzen und deren Überzeugungen und Gefühle nachzuempfinden. Sie konnte dieses Erleben gut in sich verankern.

Geschichten und die Polyvagaltheorie

So wie wir in der Hypnosystemik davon ausgehen, dass mit jedem Erleben unterschiedliche Dinge verknüpft sind, also mit jedem Erleben eine bestimmte Körperhaltung oder bestimmte Bewertungen,

Benennungen etc. einhergehen, weist Deb Dana, die die Erkenntnisse aus der Polyvagaltheorie in therapeutische Interventionen übersetzt, darauf hin, dass mit bestimmten Zuständen auch bestimmte Geschichten verbunden sind:

> »Menschen sind die geborenen Geschichtenerzähler, sinnsuchende Lebewesen, die mithilfe ihres autonomen Nervensystems Narrative entwickeln, die sie dann in ihr Leben integrieren, um sich ›häuslich darin einzurichten‹« (Dana 2022, S. 185).

Nach der Polyvagaltheorie, die dazu beitragen will, unser autonomes Nervensystem besser zu verstehen und mit ihm zusammenzuarbeiten, formuliert vom Neurowissenschaftler und Psychiatrieprofessor Stephen W. Porges, unterscheidet man drei unterschiedliche Zustände: den der sozialen Verbundenheit (ventral-vagal geprägter Zustand), den der Aktivität (sympathisch geprägter Zustand) und den der Immobilisierung (dorsal-vagal geprägter Zustand) (Porges 2019, S. 71; Dana 2022, S. 22). In jedem dieser drei lauten die Geschichten über die Welt, über sich oder über die Zukunft anders. Das können Erzählungen der Hoffnungslosigkeit sein, welche, in denen es um Feind:innen und Gegner:innen geht, oder solche, die Chancen und Wahlmöglichkeiten beinhalten.

> »Wenn wir uns vor Augen halten, dass wir Zugang zu mehr als einer Geschichte haben, können wir jedem Zustand mit Neugierde und Offenheit begegnen, unser Überlebensnarrativ unterbrechen und das Sicherheitsnarrativ vertiefen« (Dana 2022, S. 186).

Auch aus Sicht der Polyvagaltheorie macht es daher Sinn, sich neue Geschichten vorzustellen oder zu entwickeln bzw. sich auf diejenigen zu konzentrieren, die mit gewünschtem Erleben verknüpft oder assoziiert sind, und mentale Bilder gezielt zu nutzen:

> »Die menschliche Vorstellung erleichtert die perzeptive Wahrnehmung – die Wahrnehmung mit allen Sinnen ohne bewusstes Erfassen – und beschwört machtvolle Botschaften herauf. Auch wenn ein Vorstellungsbild nur eine Minute andauert, wirkt es sich auf das autonome Nervensystem aus« (Dana 2022, S. 195).

Sich auf die hilfreiche Geschichte zu fokussieren und sich mit ihr zu verbinden, kann daher helfen, sich auch mit dem daran gekoppelten Zustand der Sicherheit zu verbinden (Hagenaars, Mesbah a. Cremers 2015).

2.3 Wirkfaktoren therapeutischer Schreibprozesse

Die Idee, das Schreiben als heilsamen Vorgang zu nutzen, könnte man als recht alt bezeichnen. So lassen sich etwa die *Confessiones* von Augustinus als autobiografische Tagebuchschrift verstehen oder man könnte meinen, antike Denker:innen hätten ihre philosophische oder literarische Auseinandersetzung als Möglichkeit zur Reflexion, Selbsterkenntnis und Verarbeitung genutzt. Darauf, dass Schreibprozesse einen kathartischen Effekt haben können oder Schreibtherapie dabei helfen könne, nicht erfüllte Wünsche aus der frühen Kindheit in einer Geschichte zu thematisieren, um spätere Probleme zu lösen, weisen auch Sigmund Freud oder C. G. Jung hin (Winnewieser 2010, S. 20).

Einen wichtigen Effekt des Schreibens haben wir in Bezug auf das expressive Schreiben schon kennengelernt, nämlich die Möglichkeit, im Schreiben Schwieriges zu verarbeiten. Ebenso können wir durch bestimmte Arten des Schreibens unsere Stimmung und unser Wohlbefinden beeinflussen. Wir haben Befunde, dass das Schreiben bei Trauer Entlastung bringen und bei Prüfungsangst, nach Trennungen oder generell bei Verlust hilfreich sein kann (Furnes a. Dsyvik 2010, pp. 425ff.; Boals a. Klein 2005, pp. 252ff.; Kovac a. Range 2000, pp. 50ff.; Ramirez a. Beilock 2011, pp. 211f.). Und wir wissen auch, dass es in Form von Biografiearbeit wertvolle Effekte zeigt – dabei geht es darum, das eigene Leben oder Episoden daraus, schwierige Phasen und Ereignisse zu betrachten, sie eventuell umzudeuten, ihnen dadurch einen neuen Sinn zu geben und sie in eine stimmige Lebenserzählung zu gießen. Eine Studie aus dem Jahr 2018 in China bestätigt frühere Ergebnisse aus den USA, dass so ein Vorgehen der psychischen Gesundheit sehr zuträglich sein kann: Dort konnten ältere Personen ihre depressiven Symptome jeweils abschwächen und lindern, indem sie eine schriftliche Lebensgeschichte entwickelten (Mastel-Smith et al. 2007, pp. 13ff.; Lai et al. 2018, p. 119). Auch Ergebnisse aus mehreren Altersresidenzen in New York zeigen das. Die Personen, die dort an einem Workshop unter dem Titel »Share Your Life«, also »Erzähl deine Lebensgeschichte«, teilgenommen hatten und ein achtwöchiges Schreibprogramm absolvierten, wiesen danach weniger depressive Symptome auf als davor (Chippendale a. Bear-Lehman 2012, pp. 438f.). Bei einer weiteren Studienreihe in den USA konnte dokumentiert werden, dass durch das Schreiben auch das Selbstbewusstsein und das Selbstwertgefühl gesteigert und ein klareres Selbstbild entwickelt werden konnten – und zwar im Schreiben über vier wichtige »Lebenskapitel« (Steiner, Pillemer a. Thomsen, 2019, pp. 962ff.).

Eine weitere Untersuchung aus Neuseeland konnte deutlich machen, wie wichtig das Verfassen kohärenter Lebensgeschichten für das psychische Wohlbefinden ist. Im Mittelpunkt stand dabei die sogenannte kausale Kohärenz – also die Fähigkeit, Ursache und Wirkung innerhalb der eigenen Biografie in Zusammenhang zu setzen. Insgesamt nahmen 132 Jugendliche an dieser Studie teil. Sie wurden gebeten, eine Erzählung über ein einschneidendes Lebensereignis zu verfassen, und füllten zusätzlich Fragebögen zu depressiven Symptomen, Grübeln und Lebenszufriedenheit aus. Die Ergebnisse waren deutlich: Jugendliche, denen es besser gelang, ihre Erfahrungen in einem sinnhaften Zusammenhang zu erzählen, berichteten von höherer Lebenszufriedenheit und weniger depressiven Symptomen – und das sowohl zum Zeitpunkt der ersten Erhebung als auch ein Jahr später. Da wurden die Daten noch einmal erhoben und bestätigten die nachhaltige Relevanz narrativer Selbstverarbeitung (Mitchell et al. 2020, pp. 16–25).

Sie sehen, die Effekte, die das Schreiben haben kann, sind vielfältig. Lassen Sie mich hier kurz überblicksmäßig und grob zusammenfassen, welche Wirkungen oder Funktionsweisen Schreibprozesse haben können:

- *Verarbeitung:* Während des Schreibens lässt sich Erlebtes verarbeiten.
- *Distanzierung:* Durch das Schreiben bekommt man eine (oft heilsame, hilfreiche) Distanz zum Inhalt des Geschriebenen und kann als Beobachter:in der eigenen Situation klarer sehen oder dadurch Erleichterung erleben.
- *Entlastung:* Schwieriges oder das, was einen beschäftigt, ans Papier abzugeben, kann entlastend und erholsam sein. To-do-Listen am Abend zu schreiben, kann z. B. dabei helfen, leichter einzuschlafen, weil wir es gesichert am Papier haben und nicht weiter darüber nachdenken müssen (Scullin et al. 2018, S. 139ff.). Oder es kann auch als Ventil genutzt werden, etwa wenn es um Angst geht (Sandbäck Forsell, Nyholm a. Koskinen 2020, pp. 156ff.).
- *Reflexion und Selbsterkenntnis:* Im Schreiben kann man Perspektiven wechseln, sich selbst besser kennenlernen oder Situationen neu bewerten.

- *Entspannung:* Im Schreiben kann man die Zeit dehnen oder sich in einer Fantasiewelt erholen.
- *Bearbeitbarkeit:* Indem man im Schreiben und Geschichtenentwickeln auf eine metaphorische Ebene wechselt, kann man sich Themen widmen, ohne sie inhaltlich benennen zu müssen.
- *Verringerung depressiver Symptome* durch biografisches Schreiben.
- *Selbstwirksamkeit:* Schreibende erhöhen ihre Selbstwirksamkeit und gewinnen Vertrauen in ihre Ressourcen und Kompetenzen.
- *Aufmerksamkeitsfokussierung:* Verschiedene Schreibtechniken können dabei unterstützen, die Aufmerksamkeit auf Hilfreiches oder Gewünschtes zu richten.
- *Klarheit, Gedankenordnung:* Schreibprozesse können dazu beitragen, die eigenen Gedanken zu sortieren und sie greifen zu können.
- *Ausdruck:* Schreiben bedeutet für viele eine angenehme Möglichkeit des Sichausdrückens, bei der sie gleichzeitig das Geschriebene für sich behalten können.
- *Verlässlichkeit:* Vor allem, wenn es um Selbstmanagement geht, bringt das Wissen, jederzeit zu Papier und Stift greifen zu können, oft Entspannung, und auch das erhöht die Selbstwirksamkeit.
- *Nachhaltiges Stärken:* Wenn im Schreiben stärkende Sätze oder Texte entstehen, so können diese immer wieder und schnell im Alltag verwendet und als Anker genutzt werden, um sich zu erinnern. Bernhard Trenkle hat, als er mir einmal beim Arbeiten zugesehen hat, die schöne Formulierung gebraucht: »Das ist ein Anker mit Depotwirkung.«
- *Storytelling für die Psyche:* Unser Gehirn liebt Geschichten. Wenn wir im Schreiben in Erzählungen und bildhafte Beschreibungen eintauchen oder welche auf zieldienliche Art auftauchen lassen, können auch neue Ideen leichter angenommen werden bzw. Schwieriges leichter integriert werden[5].

An dieser Stelle nun ein Beispiel, wie es klingen kann, wenn jemand seinen Frust ans Papier abgibt:

5 Vgl. für einen weiteren Überblick über Wirksamkeitsnachweise auch Heimes (2012).

Entlastung – Ich werde es nie ganz rausschaffen

Eine junge Klientin äußerte ihre Zweifel und ihren Frust, ob sie es wohl jemals aus ihrem ungewünschten Zustand, in dem sie seit einiger Zeit war, herauskommen würde. Wir gaben dieser Frustration im Hypnowriting Raum, und sie ließ sie aus sich herausfließen:

»Ich werde es nie ganz rausschaffen. Nein. Wobei, phu, ich weiß nicht, ob es wahr ist, weil ich ja noch nicht dort bin oder war, also ich hab keine Erfahrungswerte. Aber ich weiß auch nicht, woher der Gedanke kommt. Die Frage ist, wenn nicht, was dann? Ich denke, ich muss es herausfinden, um es zu wissen, aber dafür muss ich es positiv sehen und natürlich glauben, dass das Blödsinn ist. Wenn ich zweifle, dann kann ich nichts mehr tun, außer mich damit abfinden. Das wäre jedoch traurig. Daher ist die Alternative, es zu probieren. Meine innere Stimme sagt nur: ›Du wirst scheitern‹, ›Du wirst es nicht schaffen‹. Aber mah, ich weiß halt nicht, wie. Vielleicht ist es halt grad einfacher. Aber nein. Es ist nicht mit Sicherheit so. Was bedeutet, dass Raum dafür existiert, dass es anders sein könnte. Hm. Was mache ich jetzt damit? Es ist nicht zu 100 % so und es sind auch eigentlich nur meine Gedanken. Daher, ah, es fühlt sich so falsch an, dieses ›Meine Gedanken, die kann ich verändern …‹ *The same old* … Aber vielleicht will mich mein Mind kleinhalten? Aber warum? Warum wollen meine Gedanken mich drücken? Und ah, ich lasse diesen self-reflexiven Shit manchmal. Aber warum will ich in meiner kleinen traurigen Wolke bleiben? Ich bin dann in meiner kleinen traurigen Wolke. Es ist *comfort*. Ich muss nichts ändern, es ist meine Ausrede und Antwort auf alles. Ob ich jetzt z. B. Sport machen möchte – scheitern und es wird bestätigt … Ich bin nicht ich selbst. Es macht mich anfälliger für alle Tiefen, weil ich natürlich das sehe, was meine Glaubenssätze bestätigt … Und sonst? Ich wäre einfach nur ein Mensch, der ohne Grenzen lebt, mit den Gedanken, alles sein zu können. Ich wäre glücklich, mehr *social*, ich würde das machen, wonach mir ist, und das anstreben, was ich verdiene und auch erreichen möchte. Ich wäre Ruhe, Leichtigkeit, Liebe und Glück. Nichts hätte mehr eine solche Schwere, wie es jetzt manchmal hat, und wenn, dann wäre es menschlich & normal. Es wäre kein Teil von mir mehr, mich selbst zu unterdrücken, und ich würde z. B. auch Luki nicht mehr die Kraft geben, mich so zu beeinflussen. Ich hätte grenzenloses Wachsen und würde mein volles Potenzial ausschöpfen.«

Vorteile (und Grenzen) von Hypnowriting-Techniken in der Praxis

Ergänzend zu den Punkten, die schon in die vorangegangenen Abschnitte eingeflossen sind, – wie etwa die Tatsache, dass ich beim

Schreiben in der Lage bin, mich auszudrücken und gleichzeitig etwas für mich behalten zu können, – möchte ich hier einige weitere Beobachtungen aus meiner Praxis teilen, die mir beim Einsatz von Hypnowriting aufgefallen sind. Und zwar sowohl welche, die ich als Vorteile bezeichnen würde, als auch solche, bei denen aus meiner Sicht Achtsamkeit geboten ist:

- *Das Vertrauen in sich selbst und die Annehmbarkeit der Lösungsideen:* Wenn ich mit Hypnowriting-Prozessen arbeite, sehe ich immer wieder, dass meine Klient:innen als stärkend erleben, selbst die Entwickler:innen dessen zu sein, was hilfreich ist oder sein könnte. Dadurch, dass sie es sind, die (nachweislich – weil wir haben es schwarz auf weiß auf Papier) die Ideen, Alternativszenarien oder Antworten aufschreiben, trauen sie diesen in der Regel eine hohe Wirksamkeit oder viel Potenzial zu. Das macht die Ideen in einem starken Maße annehmbar nach dem Motto: »Na, wenn es aus mir kommt und ich das aufschreibe, wird schon etwas dran sein.«

  Auch wenn Ideen genauso gut in reinen Trancereisen oder Gesprächen, in denen die Vorstellungskraft miteinbezogen wird, auftauchen können, beobachte ich, dass sich eine Vielzahl der Menschen, mit denen ich bisher gearbeitet habe, leichter tut, das Hilfreiche sich selbst zuzuschreiben, wenn sie das Geschriebene als Nachweis in der Hand haben, dass es ihre eigene Lösung war.

  Sonst werden Ansätze oder Ideen oft schneller oder leichter wieder diffus bzw. es wird weniger greifbar, wer etwas beigetragen hat oder gesagt haben könnte. Es gibt Menschen, für die diese Unterscheidung keine Rolle spielt, aber eben auch viele, denen es guttut, ihr Vertrauen in die eigene Problemlösungskompetenz zu stärken.
- *Anker mit Depotwirkung:* Durch das Setzen von Ankern versucht man dabei zu unterstützen, im Alltag immer wieder aufrufen zu können, was in der hypnotherapeutischen Arbeit als erwünscht und in der Hypnose als Gefühl oder Zustand erlebbar war. Geschriebenes kann dabei helfen: wenn etwa eine Klient:in ihrem 80-jährigen Ich begegnet und von ihm eine Mut machende, zuversichtlich stimmende Nachricht erhält. Dann wird es für

diese Person immer wieder schön und stärkend sein, diesen Text zu lesen. Oder jemand erschreibt sich ein ideales Szenario über eine künftige Herausforderung, dann kann die Person durch das Lesen des Textes schnell wieder in dieses Erleben eintauchen.

- *Sich in die Metaposition schreiben:* Eine wichtige Aufgabe für uns Begleiter:innen in der hypnosystemischen Arbeit ist es, unsere Klient:innen dabei zu unterstützen, eine Metaposition, eine Position der Stärke, des Kompetenzerlebens, aufzubauen, aus der heraus sie sich ihren Anliegen oder inneren Konflikten widmen können (s. Kapitel 4). Meiner Ansicht nach kann das Schreiben bzw. das Hypnowriting dieses Ziel enorm unterstützen oder beschleunigen, weil es im Schreiben automatisch passiert, dass sich eine Unterscheidung zwischen einem Ich, das mitten in der Sache steckt und mit dem Problem assoziiert ist, und einer Beobachter:in, die aus etwas Distanz darauf schauen kann, einstellen kann. Während ich schreibe, höre ich mir gleichzeitig zu. Während ich schreibe, bin ich gleichzeitig auf eine gewisse Art vom Problem (falls es um ein solches geht) entfernt und eröffne mir dadurch neue Möglichkeiten aus einer sicheren, kraftvollen Position, aus der sich mein Handlungsspielraum leichter erweitern lässt.
- *Selbstorganisation bzw. Selbstregulation während des Schreibens:* Ob sich meine Klient:innen mehr aus dem Problem heraus und in die schon genannte Distanz zum Inhalt schreiben oder sich so richtig in ein erwünschtes neues Erleben hineinschreiben, ergibt sich aus meiner Beobachtung so gut wie immer von selbst. Beziehungsweise passiert das oft gleichzeitig. Sie erzählen nach dem Schreiben häufig, dass es dazwischen unangenehm war, weil sie sich dem Problem wieder kurz näher gefühlt hätten, aber ihre Hände sie dann schnell aus diesem Zustand hinausgeführt hätten.
- *Hohes Tempo:* Ich sehe immer wieder in Begleitungsprozessen, dass der Einsatz von Hypnowriting (wie auch der von Trancen) wie eine Art Turbo wirken kann und das Tempo der gemeinsamen Arbeit zum Auffinden hilfreicher Hebel deutlich höher ist, als würden wir das reine Gespräch nutzen. Diese Momente, in denen Klient:innen auf aus ihrer Sicht spannende Ahas

stoßen, nehmen sie als besonders wertvoll wahr und können die Geschwindigkeit, in der sie sie entdecken, als Indiz dafür deuten, dass sie kompetent sind, ihre Situation zu bewältigen, zu verändern oder ihr Ziel zu erreichen.
- *Maßgenaue Kreativität:* Ich erlebe oft erstaunt, in welche kreativen Welten meine Klient:innen abtauchen. Sie erschreiben sich Bilder, Metaphern und Geschichten, auf die ich wahrscheinlich gar nicht kommen würde, und können natürlich mit diesen passgenauen Ideen und Analogien viel anfangen.
- *Nutzen der Herkunftssprache:* Klient:innen mit anderer Erstsprache als der, in der wir arbeiten, haben im Schreiben die Möglichkeit zu wählen, in welcher Sprache sie sich artikulieren möchten.
- *Körperlichkeit:* Wenn wir davon überzeugt sind, dass es wichtige Wechselwirkungen zwischen Psyche und Körper gibt, dann muss aus meiner Sicht auch dieser Aspekt am Schreiben geschätzt werden: Es ist ein körperlicher Vorgang, bei dem es möglich ist, verschiedene Gehirnareale zu aktivieren. In einer Studie aus dem Jahr 2024 konnte gezeigt werden, dass vom Schreiben mit der Hand ausgelöste Konnektivitätsmuster sehr komplex sind, deutlich komplexer als etwa beim Tippen (Van der Weel a. van der Meer 2024), auch eine neurowissenschaftliche Studie aus dem Jahr 2025 bestätigt das (Marano et al. 2025).

Einen dieser Vorteile beschreibt ein Klient folgendermaßen:

Etwas ausdrücken, ohne es zu teilen – Scham als Druck im Kopf

Ein junger Mann, mit dem ich schon seit einiger Zeit arbeitete, wollte eine Einheit dafür nutzen, ein Thema zu bearbeiten, über das er nicht reden wollte. Es sei schon länger her und in letzter Zeit hätte er vermehrt Albträume deswegen. Darüber zu sprechen, konnte er sich auf gar keinen Fall vorstellen. Also leitete ich ihn zu einem Schreibprozess an.

Es ist ihm nach wie vor unangenehm, den Inhalt zu teilen, aber er hat seine Erfahrung mit dem Schreiben darüber in einer Art Bericht zusammengefasst, den ich mit seiner Erlaubnis hier gerne teilen möchte:

»Meine erste Erfahrung mit dem Thema Hypnowriting hatte ich etwa bei meiner vierten Sitzung mit Ursula Neubauer. Ich war etwas skeptisch. Unter Schreibtherapie konnte ich mir nicht viel vorstellen, dann noch mit Hypnose kombiniert, naja. Aber ich ließ mich drauf ein und sollte es nicht bereuen. Es ging um das Thema Scham. Scham, in der Vergangenheit eine falsche Entscheidung getroffen zu haben, die ich nicht mehr ändern konnte. Obwohl es schon Jahre her war, kam diese Entscheidung mit der daraus resultierenden Konsequenz immer wieder hoch und blockierte mich, da ich mich eben schämte. Für manche ist die Scham so extrem, dass sie mit niemandem darüber reden wollen oder können. Nicht mal mit den engsten Freunden oder sogar einem zu Verschwiegenheit verpflichteten Therapeuten. Und genau dort liegt wohl eine Stärke beim Hypnowriting: Man kann alle Geheimnisse für sich behalten, wenn man das will, und trotzdem setzt eine hilfreiche Wirkung ein.

Als konkretes Beispiel: Wir starteten den Hypnowriting-Prozess, indem mich Ursula in einen leichten Zustand von Trance versetzte, dann war ich dran. Ich sollte schreiben. Schreiben ohne Unterbrechung, ohne Punkt und Komma. Ich schrieb über meinen Fehler, die Konsequenzen und die Scham, die ich danach erlebte. Während ich schrieb, hatte ich das Gefühl, es würde sich ein Druck in meinem Kopf aufbauen. Ich schrieb immer schneller und schneller. Es wurde immer intensiver. Plötzlich etwas Unerwartetes. Ich wusste nicht mehr, was ich schreiben sollte, und trotzdem schrieb ich weiter. Es war, als hätte meine Hand für mich übernommen. Ich schrieb Sätze wie: ›Es ist in Ordnung, Fehler zu machen‹, ›Ich kann es jetzt nicht mehr ändern‹, ›Ich verzeihe mir‹. Während ich mir selbst verzieh, indem ich das zu Papier brachte, wurde dieser Druck in meinem Kopf mit jedem Wort, das ich schrieb, leichter und leichter. Mir fiel die Last, die ich in mir trug, Stück für Stück ab, und mit ihr verschwand auch die Scham. Ich habe einen Fehler gemacht. Ist so. Das kann ich jetzt nicht mehr ändern. Das ist okay so. Es wäre nicht okay, wenn ich den Fehler immer und immer wieder machen würde. Aber das tue ich ja nicht. Ich habe daraus gelernt und handle nun anders. Das ist gut so. Das war der Moment, in dem meine Scham sich zu Stolz umwandelte. Stolz, etwas überwunden zu haben, was mich jahrelang blockierte.

Schreiben ist für mich bis heute ein stärkender Prozess, der mir auch immer wieder neue Wege aufgezeigt hat. Manchmal kommt etwas ganz anderes heraus, als man sich erwartet hat, aber das ist auch gut so. Ich vertraue inzwischen dem Prozess, denn mein Körper und mein Unbewusstes wissen am besten, was mir guttut. Ich vertraue mir nun, denn ich bin am richtigen Weg.«

Trotz aller Vorteile eignet sich der Einsatz von Hypnowriting nicht immer und nicht bei jeder Person – aber ich denke, das gilt ohnehin für jede Technik. Es steht außer Frage, dass man sich in hilfreiches Erleben schreiben und im Schreiben Belastendes verarbeiten kann – dennoch kann nicht gänzlich ausgeschlossen werden, dass es Menschen gibt, die sich zunächst tiefer in einen unerwünschten Zustand schreiben, sodass unangenehme Reaktionen oder Empfindungen ausgelöst werden.

Als ich für die Abschlussarbeit meines Hypnosystemik-Studiums mit 31 Personen eine Studie durchführte, wie man durch Hypnowriting-Prozesse erholsamen Schlaf stärken und die Einschlafzeit verkürzen könnte (s. Anleitungen in Abschn. 5.6.5.), brach eine Teilnehmerin die Arbeit mit den Audios, die sie für die Untersuchung nutzen sollte, ab. Es stellte sich heraus, dass sie an einer bis dahin nicht diagnostizierten Angststörung litt, und sie begab sich in eine entsprechende Behandlung.

Ein anderes Mal lehnte eine Klientin Schreibprozesse ab, weil sie das Schreiben in der Phase ihrer Scheidung einige Jahre davor intensiv genutzt hatte, und sie meinte, es würde sie zu sehr in diese Zeit zurückversetzen.

Insofern gilt natürlich auch beim Schreiben, dass es generell wichtig ist, durch entsprechende Feedbackschleifen die Klient:innen um Rückmeldung zu bitten, ob ihnen eine vorgeschlagene Übung stimmig erscheint oder nicht. So wie es die Teilnehmerin aus der Studie durch den Abbruch auch getan hatte.

In meiner Studie – die übrigens in keinem wissenschaftlichen Journal publiziert wurde – wollte ich wie gesagt herausfinden, ob Hypnowriting-Prozesse die Schlafqualität erhöhen und die Einschlafzeit verkürzen können. Dafür sollten meine Teilnehmenden über einen Zeitraum von sechs Wochen selbstständig mit drei verschiedenen Hypnowriting-Audios arbeiten. Die Personen waren im Alter zwischen 20 und 69 und gaben zu Beginn der Untersuchung an, an Ein- oder Durchschlafstörungen zu leiden, aber sonst gesund zu sein. Über ein Mixed-Methods-Verfahren im Longitudinaldesign mit Schwerpunkt auf der quantitativen Erhebung konnte gezeigt werden, dass sich die Einschlafzeit durch die regelmäßige Arbeit mit den Audios signifikant verkürzen ließ und die Mehrheit der Teilnehmer:innen ihren Schlaf am Ende der Untersuchung als erholsamer erlebte als zu Beginn. Diejenigen Teilnehmer:innen, die öfter mit den Audios gearbeitet hatten (die Empfehlung lag bei zweimal pro Woche), berichteten von stärkeren positiven Effekten, einige bemerkten außerdem eine positive Auswirkung auf ihre Stimmung, ihre Zufriedenheit und ihre Gelassenheit.

2.3.1 Wesentliche Textsorten

Wichtige Textformate aus der Schreibtherapie

In der Schreibtherapie oder beim kreativen Schreiben[6] kennen wir unterschiedliche Schreibformate oder Textgattungen, die sich dazu eignen, im Coaching oder der Therapie eingesetzt zu werden. Ich möchte hier einen kurzen Überblick geben, welche Schreibformate das sein können, um dann auf diejenigen, die ich im Hypnowriting vorrangig verwende, und die Art, wie ich das tue, näher einzugehen.

Wir kennen zum Beispiel:

- *Listen* – Listen eignen sich gut, um die Aufmerksamkeit zu fokussieren. Dankbarkeitstagebücher etwa nutzen das Prinzip der Liste. Eine Liste lege ich zu einem bestimmten Thema an und suche viele Punkte dafür. Listen werden im Journaling oft eingesetzt zu Themen wie beispielsweise »Dinge, die mir guttun«, »Dinge, die ich geschafft habe« …
- *Briefe* – Briefe sind ein Format, das mir am häufigsten begegnet, wenn Kolleg:innen erzählen, dass sie ab und zu das Schreiben für ihre Arbeit nutzen. Klassischerweise geben sie ihren Klient:innen die Aufgabe mit, einen Brief zu schreiben. Briefe sind ein gutes Mittel, um Dinge, die einen beschäftigen, zu artikulieren. Von Kathleen Adams, einer amerikanischen Autorin, wurde der Begriff des *unsent letters* geprägt, des »unversendeten Briefes«, der oft nach Trennungen angewendet wird. Briefe kann man aber auch zum Beispiel an sich selbst schreiben (Adams 2021, S. 172).
- *Gedichte* – Haikus[7], Elfchen[8], Limericks[9] oder andere Gedichtformen werden gerne verwendet, um einen Zustand, einen Umstand oder eine Gefühlslage poetisch auszudrücken. Sie eignen sich außerdem, um die Essenz von etwas zusammenzu-

---

6 Vgl. auch weiterführend: von Werder (2016); Unterholzer (2017; 2021); Adams (2021); Gräßer, Martinschledde u. Hovermann jun. (2020); Peischer (2023).

7 Japanisches Kurzgedicht, das sich aus drei Zeilen und einer bestimmten Silbenanzahl zusammensetzt.

8 Gedicht, das nur aus 11 Wörtern besteht, die sich auf 5 Zeilen verteilen.

9 Humorvolles Kurzgedicht, das einem fixen Reimschema folgt.

fassen beziehungsweise ein Thema zu verdichten (s. Abschn. 5.8.4).

- *Akrosticha* – bei einem Akrostichon suche ich für jeden Buchstaben eines festgelegten Wortes einen Begriff, der mit diesem Buchstaben anfängt. Es eignet sich gut, um sich über bestimmte Themen oder Werte klarzuwerden (s. Abschn. 5.8.3.).
- *Geschichten und Erzählungen* – es gibt eine Reihe von Erzähltechniken, die ihren Einsatz nicht nur in der Biografiearbeit finden, sondern auch zur Bearbeitung einzelner Erfahrungen oder erlebter Situationen verwendet werden können.
- *Dialoge* – auch das geschriebene Zwiegespräch kann spannende Texte liefern und zu Einsichten oder Erkenntnissen führen.
- *Reden* – oft ist es spannend, eine Rede zu einem bestimmten Anlass zu verfassen und dabei zu erkennen, was oder wer wichtig oder unwichtig ist.
- *Zertifikate, Verträge, Beschlüsse* – Schriftlichkeit ist ein hohes Gut, und sie ist uns sehr vertraut, wenn es um Beschlüsse oder Vereinbarungen geht. Dass wir dem eine gewisse Bedeutung zumessen, kann man in unserer Arbeit zieldienlich nutzen.
- *Anleitungen, Rezepte* – Formate wie Anleitungen oder Rezepte eignen sich vor allem, um eine klare Analyse z. B. eines Verhaltens betreiben und einzelne Faktoren daraus verstehen oder fassen zu können, sprich, ein Verhalten in seine Einzelteile zu zerlegen.
- *Schilderungen und Beschreibungen* – ob es um einen Zustand, eine Situation oder einen Wunsch geht, etwas detailreich und kleinteilig zu skizzieren, kann besonders dann interessant sein, wenn mir das Beschriebene entweder sehr oder gar nicht vertraut ist.
- *Märchen und utopisches Schreiben* – der Fantasie scheinen keine Grenzen gesetzt, wenn man in märchenhafte oder utopische Welten eintaucht. Sie können dazu dienen, in hilfreiche Parallelwelten abzugleiten oder etwas Erlebtem neue Bedeutung zu verleihen.

Hier nun Beispiele, die diese Vielfalt der Formate zeigen sollen:

Königinnen-Haiku

Eine Klientin schrieb, nachdem sie den Weg zu mehr Selbstbewusstsein in eine Geschichte gegossen hatte, für den Push zwischendurch noch ein Haiku, um sich auf die Schnelle immer wieder an diesen Zustand zu erinnern und ihn zu aktivieren:

»Ich bin Königin

Leicht verankert im Boden

Ich steh für mich ein«

Motivations-Haiku

Ein Klient, der mit mir an seiner Karriereplanung arbeitete, fasste den Inhalt einer Nachricht seines 80-jährigen Ichs in ein Haiku zusammen:

»Lebe deinen Traum.

Angst lehrt dich ständig Neues.

Versuche es jetzt.«

Dialog als Vorarbeit zu einer Schlafhypnose

Eine junge Ärztin, die in einem Spital ihre Dienste mit unregelmäßigen Zeiten machte, suchte mich wegen Schlafproblemen auf. Ich bot an, eine individuelle Schlafhypnose gemeinsam zu entwickeln. Sie wollte das gerne in Anspruch nehmen (wegen anderer Themen war sie bei einem Verhaltenstherapeuten in Behandlung).

In der ersten und zweiten Einheit nutzten wir das Hypnowriting, um herauszufinden, welche Bilder, Gerüche oder Ähnliches hilfreich für ihren guten Schlaf wären, um dann eine passende Hypnose daraus formulieren zu können. Körperlich hatte sie alles abgeklärt, was eine Rolle spielen könnte, und war der Ansicht, dass vor allem ihre Fähigkeit, in Gedankenspiralen einzusteigen, hinderlich war, schnell ein- und dann gut durchzuschlafen.

In der ersten dieser Sitzungen leitete ich sie dazu an, den guten Schlaf zu personifizieren. Die Figur, die recht schnell auftauchte, war ein Bär, sie nannte ihn Bernd. Bernd war groß und schwer und ein bisschen behäbig. Demgegenüber sollte sie sich auch das, was sie vom Schlaf abhalten würde, ausgestalten. Dieses Wesen war eine Eidechse, klein, wendig und wahnsinnig lästig (wie wir in Wien sagen), mit Namen Gerald. In der Anleitung ging es darum, sich vorzustellen, mit beiden an einem Tisch zu sitzen, um einmal zu erkunden, was denn los sei, sodass sie Schlafprobleme habe. Der Text, der dabei entstand, ist folgender:

> »Hallo, ihr beiden! Bernd, wo bist du eigentlich und warum kannst du mir nicht öfter begegnen und meinen Schlaf besser machen?
>
> Ich würde ja gern, aber du machst mich nervös, da halte ich lieber Abstand. Bzw., um genau zu sein, Gerald ist schuld.
>
> Warum ist Gerald da? Ein unliebsamer Begleiter, der Unruhe, Nervosität und Anspannung bringt. Wie Papa auch.
>
> Bernds Anwesenheit strahlt Ruhe aus und trägt zur Entspannung bei.
>
> Blau, blau, blau …
>
> Was fehlt, Bernd?
>
> Nicht mehr auf der Suche sein, weniger Alertheit und mehr Runterkommen. Dann gäbe es mehr Bärenschlaf.
>
> Finden wir einen Weg, Gerald zu beruhigen? Ihm seine Ängste und das Overthinking zu nehmen?
>
> Hey, ich denke nachts an gar nicht so viel. Wobei, unbewusst vielleicht schon.
>
> Könnt ihr nicht irgendwie gemeinsam schlafen, sodass ich es auch kann?
>
> Wir brauchen sicher alle Ruhe ohne Lärm, ein kühles Schlafzimmer, Einkuscheln sowie Dunkelheit. Und am besten körperliche Nähe.
>
> Schlaf, Schlaf, Schlaf, Schlaf, Schlaf, Schlaf, Schlaf, Schlaf,
>
> Schlaf, Schlaf, Schlaf, Schlaf, Schlaf, Schlaf, Schlaf, Schlaf,
>
> schlafen, schlafen, schlafen, schlafen, schlafen, schlafen …
>
> Gerald, du bist gerne unterwegs und machst was mit Freunden, Bernd, du kommst lieber zuhause runter und beruhigst dein Ner-

vensystem. Kopfzerbrechen gibt es bei dir nicht so viel. Die meisten Dinge kann man eh nicht ändern.

Gerald: Aber wie stellt man seinen Kopf ab, wie machst du das? Man muss ja immer aufpassen, dass nichts passiert, und dann fallen einem wieder Dinge ein aus der Arbeit, die man nicht erledigt hat, oder stellt sich Sinnfragen, Lebensfragen, Zukunftsfragen.

Bernd: Das kann man alles beiseiteschieben.«

Wir besprachen, dass es am Abend hilfreich sein kann, sich eine To-do-Liste zu schreiben, damit der Kopf nicht mehr über das, was am nächsten Tag zu tun ist, nachdenken muss, und arbeiteten in dieser Stunde noch mit kleinen Körperübungen, um zur Ruhe zu kommen. Dass Gerald in gewisser Weise ihrem Vater ähneln würde, hatten wir besprochen und entschieden, dass dieses Thema in ihrer Therapie Platz finden sollte, und wir uns hier aber lösungsorientiert darauf konzentrieren wollten, Gerald zugunsten ihres Schlafes aus dem Zimmer zu kriegen.

In der Einheit darauf, zirka 10 Tage später, erzählte sie, sie habe am freien Wochenende 11 Stunden durchgeschlafen. Wir werteten das als Zeichen, dass ihr Körper das Selbstverständlichste auf der Welt, nämlich zu schlafen, noch immer richtig gut konnte. Und wir wollten weiter herausfinden, welche Bilder etc. für sie wertvoll sind, um daraus eine zielgerichtete Hypnose zu entwickeln.

Diesmal leitete ich sie zu einzelnen Dialogen an – einmal mit Bernd und einmal mit Gerald. Wir wollten von ihnen wissen, was dazu beitragen könnte, dass Bernd näher- und Gerald weiter wegrücken könnte.

Hier der Hypnowriting-Dialog mit Bernd:

»Lieber Bernd, was brauchst du eigentlich, dass du dich neben mir wieder wohlfühlen kannst?

Ich brauche, dass der Gerald mich nicht so aus der Ruhe bringt. Der macht mich ganz wahnsinnig, wenn er da die ganze Zeit so unter der Decke herumwuselt und mir noch 1000 Dinge erzählt vor dem Einschlafen und mich 1000 Dinge fragt. Die beschäftigen mich dann. Ich möchte nur ruhige und gute Gedanken haben, mir schöne Orte vorstellen, wie einen Wald, durch den der Wind weht, wo es gut nach Fichte oder anderem Holz duftet. Nach Erde und Tannen. Oder das Meer, wie es so friedlich rauscht und nach

Salzwasser riecht. Die Gedanken einfach ablegen, die Unruhe bringen.«

Hier der Dialog mit Gerald:

»Lieber Gerald, was bringt uns das eigentlich, dass du die ganze Zeit so aufgeregt bist?

Na, das ist ja klar: Damit ich schnell reagieren kann. Ich bin immer auf der Hut. Und sollte etwas passieren, ein Notfall, ein Eindringling, sonst etwas, wo es volle Aufmerksamkeit braucht, dann bin ich blitzschnell da, um dich aufzuwecken und in Sicherheit zu bringen. Glücklicherweise erinnere ich dich ständig an die Dinge, die noch zu erledigen sind, und nehme dir Arbeit ab. Vielleicht, damit du nicht vergisst, dass du noch an dir arbeiten solltest.

Okay, aber man kann nicht immer so produktiv sein und an sich arbeiten, vor allem nachts bringt das niemandem etwas. Was brauchst du, dass du nicht ständig in Alarmbereitschaft bist?

Zuneigung bitte und Ablenkung vielleicht. Jemanden, der mir Ruhe gibt, und ich muss was Gutes für dich tun dürfen. Ich muss auf dich aufpassen dürfen, Verantwortung übernehmen dürfen. Vielleicht sollte ich mir die Ruhe auch selbst geben können.

In Ordnung! Lass uns daran arbeiten.«

Im Gespräch nach den Schreibprozessen haben wir das Bild bzw. die Ordnung im Schlafzimmer noch ein bisschen näher besprochen. Wir wollten Geralds Wunsch, dass er seinen Job weiterhin machen dürfe, gerne folgen, waren uns aber einig, dass er es nicht unter der Decke, sondern an der Tür machen solle. Bei meiner Klientin tauchte dann noch ein weiteres Bild auf, nämlich, dass hochkommende Gedanken von Gerald ja wie in einer Vase aufgefangen werden könnten und er sie über Nacht schon einmal für sie sortieren könnte. Dann könnte er Verantwortung übernehmen und sie in Ruhe schlafen.

2.3.2 Schreibformate im Hypnowriting

Die Hypnowriting-Nachricht

»Die Hypnowriting-Nachricht« ist ein Format, das ich häufig verwende. Im Grunde geht es darum, dass eine Figur A an B schreibt. Ich gebrauche lieber den Begriff »Nachricht« als »Brief«, obwohl es technisch betrachtet keinen großen Unterschied gibt. Ich mache das aus dem Grund, weil wir mit einer Nachricht eher etwas Unmittelbares verbinden – bei einem Brief denken wir aus meiner Sicht eher an einen größeren zeitlichen Abstand zwischen dem Entstehen und dem Lesen; im Coaching oder der Therapie schätzen wir die Unmittelbarkeit, daher habe ich mir angewöhnt, den Begriff Nachricht zu verwenden.

Durch eine geführte Imaginationsreise am Anfang und den Durchschreibmodus unterscheiden sich diese Nachrichten von anderen Nachrichten (oder Briefen), die man vielleicht schon einmal geschrieben hat. Inhalt dieser Imaginationsreisen ist häufig das Ausgestalten der Figur, des Wesens, der Person, des inneren Anteils, der Verdinglichung oder der Personifizierung, die schreibt oder an die geschrieben wird. Ebenso auch der Ort und die Zeit, an dem oder in der dieser Text verfasst wird. Im Einzelsetting mache ich es oft so, dass meine Klient:innen einen anderen Stuhl oder Platz angeboten bekommen, an dem sie in diese Figur, aus deren Perspektive sie schreiben, eintauchen können. Oft mit Blick auf das Sofa, auf dem gerade noch die reale Person saß, an die die Nachricht geht.

Manchmal beinhalten diese Imaginationsreisen auch eine konkrete Situation, etwa eine ideale aus der Zukunft. Durch die Nachricht der Person, die das Erwünschte bereits erlebt (hat), passiert eine tiefe Auseinandersetzung auf vielen verschiedenen Ebenen. Oft genug geht es in der Vorstellung aber auch zurück in die Vergangenheit, um im Nachhinein alternative Szenarien zu entwickeln und Zustände oder Erfahrungen, die nicht wirklich stattgefunden haben, nachholen zu können.

Bei der Frage, wer an wen schreibt, gibt es eigentlich keine Grenzen:

- Das aktuelle Ich kann an ein jüngeres oder ein älteres Ich schreiben.
- Das ältere Ich kann an ein jüngeres oder das aktuelle Ich schreiben.
- Das aktuelle Ich kann an eine konkrete Person schreiben.
- Eine innere Seite oder Instanz kann an das aktuelle Ich schreiben (z. B. eine innere Ministerin für ein bestimmtes Thema).
- Der Körper oder ein Körperteil kann ans aktuelle Ich schreiben.
- Das aktuelle Ich kann an den Körper oder ein Körperteil schreiben.

- Eine wohlwollende Figur (beste Freund:in, Ratgeber:in, innere Coach:in ...) kann an das aktuelle Ich schreiben.
- Eine Personifizierung kann an das aktuelle Ich schreiben (z. B. eine Blockade, das Problem, die Angst ...).
- Das aktuelle Ich kann an die Personifizierung schreiben.
- Stellvertreter:innen wie Tiere können an das aktuelle Ich schreiben.
- Ressourcen können an das aktuelle Ich schreiben.
- Die Zukunft oder die Vergangenheit können an das aktuelle Ich schreiben.
- Das aktuelle Ich kann an die Zukunft oder die Vergangenheit schreiben.
- Ein Gegenstand kann an das aktuelle Ich schreiben.

Sie sehen, hier bietet sich ein immenser Spielraum für unsere jeweilige Klient:in, zu ihrem individuellen Thema kreativ zu werden.

Für gewöhnlich erkläre ich meinen Coachees, wenn ich solche Nachrichten anbiete, wofür ich glaube, dass es sinnvoll sein könnte, diese Arbeit zu tun. Ich frage immer auch dezidiert nach Bezeichnungen für die Adressat:in oder Verfasser:in, die der jeweiligen Person stimmig erscheinen. Wenn ich es beispielsweise aus meiner Sicht interessant finde, eine innere Minister:in für das Wohlbefinden zu Wort kommen zu lassen, dann nie ohne Abklärung dessen, ob »Wohlbefinden« der richtige Begriff sein könnte oder ob das Ressort, für das diese Minister:in zuständig ist, vielleicht einen anderen Namen haben soll.

Apropos Namen – ich biete auch immer an, der gewählten oder aufgetauchten Figur einen eigenen Namen zu geben. Manchmal taucht blitzschnell und intuitiv einer auf, manchmal bleibt man bei der Bezeichnung, die man zuvor besprochen hat. Hier einige Beispiele solcher Nachrichten:

Nachricht vom Vertrauen

Im folgenden Beispiel geht es um eine Frau, die mit ihrer Familie eine sehr belastende Zeit erlebt und große Sorgen um ihre Tochter gehabt hatte. Zum Zeitpunkt unserer Zusammenarbeit war die heftigste Krise überwunden. Sie merkte aber, dass sie noch sehr wütend, zornig und aufgewühlt war. In einer Einheit arbeiteten wir daran, ihr Vertrauen wieder zu stärken. Als Figur bzw. Symbol dafür tauchte ein Stock auf, der dann im Hypnowriting schrieb:

»Liebe Karin, ich bin da, aber du hast mich in letzter Zeit gar nicht beachtet. Ich bin da ganz tief drinnen, du weißt eigentlich genau, wo. Wenn du mich nicht sehen willst, dann, weil dein Kopf wieder die Überhand hat oder du glaubst, es allen recht machen zu müssen. Aber wenn du mehr auf mich hörst, kannst du den anderen noch mehr Vorbild und Hilfe sein, weil es dir dann besser geht. Weil du dann du bist, und deine Vorstellung von dir lässt mich lauter sein! Verdränge mich nicht, ich bin für dich da und ich bin wertvoll, und das bist du auch! Wenn du auf mich gehört hast, ist noch nie etwas passiert, oder? Ich meine es gut mit dir. Dein Kopf hat andere Interessen. Er will Anerkennung, Erfolg und solche Dinge … Ich will dein Bestes. Immer. Und ich bitte dich, lass mich. Sei du du, so wie du hier du bist, viel mehr, als du es in letzter Zeit warst. Gelöst, heiter und auch stark. Das ist auch die Karin, die die anderen lieben. Nicht die Kopf-Karin und auch nicht die Angst- oder Zorn-Karin. Woher kommt das? Manchmal aus dem Kopf. Aber manchmal ist es auch nur eine Reaktion. Du hörst dann nicht auf mich. Taumelst in deinem Leben herum, hast Angst und Zweifel, und wenn es zu viel wird, Zorn und Wut und Traurigkeit. Aber du musst mir nur zuhören. Ich bin der Stock, der dich führt, auf den du dich stützen kannst. Die Stärke von Oma und die Liebe. Sei du selbst. Wenn du rausgehst, denk an die Momente, wo du dich wohlgefühlt hast. Und ich war immer da. Ich habe dir auch gesagt, nimm sie dir – die Zeit, die du brauchst. Ich bin da.«

Ins Reine kommen mit den jüngeren Ichs

Folgender Text ist entstanden in der Zusammenarbeit mit einer jungen Frau, die gegen Ende ihres Studiums an ihrer Beziehungsoffenheit arbeiten wollte. Sie war frustriert von Zurückweisungen und ihrem Gewicht und wir arbeiteten an ihrem Selbstwert. In einer Einheit ging es darum, jüngeren Ichs, die entweder angestrengt mit ihrem Körper gekämpft hatten oder in die Scheidung der Eltern verstrickt waren, einfühlsame Hypnowriting-Nachrichten zu schreiben:

»Liebe jugendliche Maria, ich sehe den Schmerz und Kampf, den du mit dir selbst führst und dir selber zugefügt hast. Man sieht es in deinen Augen, deiner Körperhaltung, dass du so verunsichert bist. Ich weiß, alles, was du willst, ist Liebe. Und du wirst sie spüren. Du bekommst noch alles, wonach du dich sehnst, auch wenn noch unerwartete Wendungen folgen. Du handelst oft irrational und aus Verzweiflung, aber das ist okay, und ich bewundere deinen ewigen Optimismus. Deine Zeit kommt noch, du wirst gerade erst erwachsen. Glaube mir, sei froh um deine Geduld, dir bleiben schmerzhafte Erfahrungen erspart. Du findest deinen Weg und bist wunderschön, so wie du bist.«

Nachrichten vom Future Self und einer hilfreichen Instanz

Die künftigen Ichs sind oft sehr würdigend und geben manchmal auch konkrete Hinweise. Hier beispielhaft eine Hypnowriting-Nachricht eines 80-jährigen Ichs:

»Liebe Sabine!

Es wird alles gut, vertrau deiner Intuition! Du hast in diesem Jahr und in denen davor so viel über dich gelernt, dass du dir vertrauen darfst. Fühl deine Gefühle, sie zeigen dir den Weg und führen dich in die richtige Richtung. Kümmere dich um dich selbst und mach den Urlaub, den du dir schon so lange wünschst. Es ist Balsam für die Seele, den du brauchst, und das weißt du auch. Also, fahr los!

Keine Gedanken, kein schlechtes Gewissen, du weißt, was für dich gut ist. Lass mich dein Fels in der Brandung sein.

Du bist noch immer zu gut und willst immer noch, dass es allen anderen gut geht. Das ist total okay, aber vergiss dich selbst nicht. Du bist nicht für alles verantwortlich. Ich weiß, dass wir gerne alles unter Kontrolle haben, aber glaub mir, du musst auch Vertrauen haben, dass nix passiert, wenn andere übernehmen. Gib Sachen ab – lass deinen Mann nicht aus seiner Verantwortung. Er ist der Vater und muss seine Rolle übernehmen. Das ist sein Job!«

Was ich dir sagen wollte, du aber vor lauter Herumscheißen nicht hören konntest

Eine junge Frau, mit der ich längere Zeit arbeitete, hatte immer wieder Phasen, in denen sie sich selbst verurteilte und abwertete. Diese Seite schrie sie gewissermaßen von rechts oben an. Wir erforschten, wo denn die Stimme sei, die ihr gut zuredete. Sie nahm sie als flatternde Fee »Tinkerbell« wahr, die herumschwirrte und deshalb nicht zu greifen war. Sie wies Tinkerbell einen Platz zu und ließ sie von dort aus schreiben:

»Du bist so eine Süße, danke, dass es dich gibt! Du bist so fürsorglich und machst dir so viele Gedanken um andere Leute, dass es denen gut geht. Das finde ich bemerkenswert.

Außerdem kann man mit dir so gut Party machen, du hilfst so oft Leuten dabei, die sich nicht tanzen trauen, auf die Tanzfläche. Und du bist so gescheit. Du scherst dich um deine Umwelt und darum, was in der Welt so vor sich geht. Das ist nicht selbstverständlich. Und du willst Dinge begreifen. Das mag ich an dir, du nimmst Sachen nicht einfach so hin, sondern willst sie verstehen und verändern, wenn sie nicht gut sind. Du hast so eine Energie, lass dir die nicht nehmen, nur weil sie für manche Leute vielleicht zu viel ist. Man muss sich nicht von allen lieben lassen. Ein riesen Oida[10], du Starke! Wie du es geschafft hast, deine Psyche und deinen Körper in Angriff zu nehmen. Coaching und Training – schau dich mal an, du nimmst deine Gesundheit so wichtig, dass du Zeit und Geld in die Hand nimmst, um das zu machen. Bestens! Macht nämlich kaum jemand. Und was du schon geschafft hast! Dass es zwischen deinem Freund und dir so gut läuft, ist zu 100 % dein Verdienst! He, da hätte ich ja gern Stadionapplaus dafür, das wär' das Mindeste.

So, und dann will ich dir noch sagen, wie arg schön es in deinem Kopf ist. Schau mal alle diese Ideen an, klar, das muss fast so sein, wenn man so viele gute Ideen hat, es frustrierend werden kann, weil's die Zeit einfach nicht hergibt, all das umzusetzen. Du bist erfinderisch und geschickt. Du hast so viele Lösungen parat, das ist echt wunderschön zu sehen, wie du an einer Basteleinheit feilst. Und es schaut einfach immer geil aus. Denk mal nur an die Werke von X und Y. Macht zum 1. Mal eine Kerze und dann kommt sowas Geniales raus. Ich könnte da noch ganz lang weitermachen. Also, wie schön du ausschaust, wie du tanzt, wie vielseitig du sein kannst, ich könnte stundenlang so fortfahren. Das sag' ich noch: Du bist einfach großartig!«

Der Hypnowriting-Dialog

Mit all diesen Figuren, Wesen, Instanzen oder Personifizierungen lassen sich auch Dialoge auf zieldienliche Art einsetzen bzw. anleiten. Dabei gehen wir auf ähnliche Weise vor wie bei der Nachricht, wir gestalten in der Imaginationsreise, Ort, Zeit, Situation oder Wesen und die Begegnung mit ihm aus. Die Figur kann auch bereits in einem vorangegangenen Prozess entstanden sein. Anschließend leiten wir in einen schriftlichen Dialog mit ihr weiter, der wie immer im Durchschreiben passiert.

Einen Monolog im Durchschreiben zu verfassen, scheint meinen Klient:innen im ersten Moment oft plausibler, als aus der Sicht von zwei unterschiedlichen Figuren zu schreiben. Erfahrungsgemäß kommen sie aber schnell hinein und schaffen es gut, die Fragen oder Antworten den zwei, drei oder mehreren Figuren zuzuordnen. Ich zähle am Anfang oder beim Anleiten des Tranceteils häufig beispielhafte Fragen auf, die im Dialog aufgegriffen werden könnten. Manchmal

10 Österreichischer Ausdruck für einen Ausruf der starken Genervtheit.

kommen sie dann alle im Geschriebenen vor, häufig eine davon, die eine Art Impuls gibt für das weitere Gespräch und manchmal nimmt das Gespräch auch eine ganz andere Richtung, als wir im Vorfeld gedacht hatten. Vielfach ist zu beobachten, dass sich, je nachdem, wer gerade spricht bzw. schreibt, sogar das Schriftbild ändert.

Bei einer Klientin wurde aus dem Dialog dann doch wieder ein Monolog: Sie sollte mit ihrer inneren Strenge kommunizieren. Im Dialog demonstrierte diese noch einmal ihre ganze Macht und ließ meine Klientin nicht zu Wort kommen. Sie konnte die Strenge nicht unterbrechen oder sie stoppen. Auch das war für uns eine sehr hilfreiche Erkenntnis für die gemeinsame Weiterarbeit.

Alle Möglichkeiten, die oben bei der Nachricht aufgezählt wurden, gelten entsprechend auch für die Dialoge. Ich frage meine Klient:innen oft, welches Format ihnen gerade interessanter vorkommt, eine Nachricht, in der eine Perspektive viel Raum bekommt, oder ein Dialog, in dem sie verschiedene innere Seiten so richtig ausfragen können.

Solche Dialoge eignen sich nicht nur zum Erkenntnisgewinn, sondern auch dafür, das Verständnis für gewisse Schwierigkeiten oder Konflikte in einer Beziehung zu erhöhen. Sie können dazu genutzt werden, neue Deals mit sich selbst einzugehen oder z. B. alte Strategien, die man nicht mehr braucht, zu verabschieden.

Bei der Frage, wer mit wem einen schriftlichen Dialog führt, gibt es mindestens so viele Möglichkeiten wie bei der Frage, wer eine Nachricht an wen schreibt. Zu den bereits dort angeführten Optionen hier noch einige weitere Möglichkeiten:

- Zwei innere Seiten, die diametral entgegengesetzte Positionen einnehmen, können miteinander diskutieren.
- Das aktuelle Ich kann im Dialog mit einer Art inneren Präsident:in neue Beschlüsse fassen.
- Das aktuelle Ich kann mit inneren Seiten, die für innere Konflikte sorgen, zu dritt verhandeln und vermitteln (siehe nächstes Textbeispiel).
- Das aktuelle Ich kann im Gespräch mit einem Future Self wertvolle Inputs zu Entscheidungen erhalten.
- Das aktuelle Ich kann mit einer Figur aus einer Erzählung oder aus einem in einem vorangegangenen Hypnowriting-Prozess entstandenen Märchen die eigene Situation diskutieren.
- Das aktuelle Ich kann ein jüngeres Ich trösten.
- Das aktuelle Ich kann mit einer realen Person diskutieren.

Häschen gegen Wand

Eine Klientin meinte irgendwann, dass etwas sie noch immer davon abhalten würde, in Bezug auf ihr Gewicht wirklich ins Tun zu kommen – also Sport zu machen, mehr auf ihre Ernährung zu achten. Wir gestalteten diese inneren Seiten aus – die antreibende, veränderungswillige Seite stellte ein Häschen dar, die blockierende eine Wand. Im Folgenden ist das Gespräch zwischen »за'йка/Zayka« (= Häschen) und »der Wand«, moderiert durch das Selbst, angeführt.

Selbst Danke für euer Kommen! Wie geht's euch?

Wand Ich frage mich, wie ich hierher komme und wieso ich hier bin, um ehrlich zu sein. Aber es ist, glaube ich, eine gute Idee. Mir war eh langweilig.

Zayka Mir geht's auch so! Ich bin so aufgeregt und glücklich – endlich tut sich etwas!

Selbst Wand, wieso bist du so überrascht?

Wand Ich dachte, es will keiner mit mir reden.

Zayka Das stimmt nicht! Ich wollte schon lange reden!

Wand Ach ja?

Zayka Ja, ich habe immer so laut geschrien, aber wurde nicht gehört.

Wand Das tut mir leid. Hier oben ist es manchmal so laut. Was hast du immer so geschrien?

Zayka Ich wollte doch nur gehört werden, und manchmal hat das meine Vorfreude fast etwas beeinträchtigt und ich wurde frustriert, aber jetzt fühle ich mich stärker und lauter und habe weniger Angst vor dir, Wand.

Wand Du hattest Angst? Wieso?

Zayka Du bist so alt, stark und gefestigt – da habe ich wenig Chance ...

Wand Warum sagen das immer alle? Ich bin nur alt und groß – eigentlich harmlos.

Selbst Schon? Inwiefern?

Wand Naja, wenn ihr schaut – ich bewege mich ja nicht – ich tue in Wahrheit rein gar nichts. Zayka könnte ganz einfach vorbei und nach vorne.

Zayka Puh, da hast du recht, ... wieso habe ich das nie getan? Wir haben auch noch nie so gesprochen – du bist eigentlich sehr nett.

Wand Ich werde oft missverstanden und bin auch oft einsam deswegen.

Selbst Das tut mir leid für dich, Wand.

Zayka Mir auch!

Wand Danke, das tut gut. Es ist schön, nicht nur als unüberwältigbares Hindernis angesehen zu werden.

Zayka Ja, das macht mir meinen Job leichter. Ich habe vieles vor.

Selbst Danke euch beiden und viel Glück!

Mit Freude statt Angst in die Zahnklinik

Ich arbeitete über mehrere Monate mit meiner Klientin Laura. Sie kam, weil sie ihre Ausbildung zur Ärztin abschließen wollte. Als wir unsere Zusammenarbeit begannen, war sie in einem Architektur-Büro angestellt. Laura hatte einige Jahre zuvor ihre Praxis an einer Universitätsklinik abgebrochen, weil sie mit Angstzuständen zu kämpfen hatte. In der Abteilung, in der sie den praktischen Teil nach dem Studium absolvieren sollte, herrschte ein harscher, abwertender, zynischer Umgangston und sie wurde zunehmend unsicherer und ängstlicher, bis sie sich schließlich nicht mehr imstande fühlte, ihre Ausbildung abzuschließen, sie diese abbrach und daran dachte, ihren Beruf aufzugeben.

Wir verwendeten einige Sitzungen für ihre Entscheidungsfindung. Sie wollte es noch einmal probieren und sich der Angst, die sie davor abgehalten hatte, stellen. Uns blieben ein paar Monate, bis sie dieselbe Klinik wieder betreten musste bzw. wollte. Sowohl das schriftliche Verarbeiten alter, schwieriger Situationen, das Probehandeln (sie hatte sich ein Notizbuch angelegt, in dem sie regelmäßig aufschrieb, wie sie sich den nächsten Tag im Idealfall vorstellte) als auch das Ausquetschen der Angst halfen dabei, schließlich relativ entspannt die Kliniktage absolvieren zu können.

Gegen Ende entstand in einer Sitzung ein Hypnowriting-Dialog mit Josef. Sie war damals schon wieder im Klinikalltag und berichtete, dass vieles gut funktionierte, sie sich manchmal aber noch immer bedroht fühlte. Aus der Bedrohung wurde die Figur Josef, die sie folgendermaßen befragte:

»Lieber Josef, warum bist du eigentlich noch immer da?

Liebe Laura, ich bin da, damit du deine Zeit auf dieser Erde wertschätzt und die Menschen in deinem Leben.

Warum bist du die letzten paar Tage vermehrt da?

Warum glaubst du denn, dass ich vermehrt da bin?

Ich glaube, weil ich mich zu diesem Jahreswechsel darauf besinnen wollte, was in mir immer noch eine Bedrohung bzw. Ängste auslöst, und mein Fokus ging daher vermehrt auf dich.

Ja, siehst du, da, wo dein Fokus hingeht, das wird dann auch öfter in deinem Leben erscheinen.

Worauf soll ich denn dann meinen Fokus lenken, damit du nicht so oft da bist?

Auf deine Gegenwart.

Und soll ich gar nicht mehr an die Vergangenheit oder Zukunft denken?

Wenn du mich weniger sehen möchtest, dann nur, damit die alten Ereignisse, Träume oder Vorstellungen in dir ein gutes, wohlwollendes Gefühl auslösen.

Was passiert, wenn ich trotzdem Gedanken habe über negative Ereignisse aus der Vergangenheit oder Zukunft?

Dann werde ich als dein Josef wieder zu dir kommen und dich daran erinnern und dich aufmerksam machen, dass das grade wenig hilfreich für dich ist.

Dann hilfst du mir eigentlich, obwohl du eine Bedrohung bist?

Ja, und das ist das wahre Gute an mir. ☺ «

Wir besprachen das Geschriebene, überlegten, wie sie sich auf das Gute und die Dankbarkeit fokussieren könnte, obwohl sie gegen das Wort eine gewisse Abneigung hatte (es war oft von ihrer Mutter verwendet worden), und wie es gelingen könnte, auf hilfreiche Art an Vergangenheit und Zukunft zu denken. Sie hatte einige Ideen.

Als ich in der nächsten Einheit fragte, wie es ihr mit Josef gehe, meinte sie: »Ich würde ihn am liebsten erwürgen.« Sie war darüber informiert worden, dass sie innerhalb der Klinik die Abteilung wechseln musste und schon wieder vieles ungewiss war. Ein gefundenes Fressen für

Josef. Diesmal brauchte es aber nicht viel, um die erlebte Sicherheit wieder zu erhöhen und sich mit Josef auszusöhnen.

Ein paar Wochen später schrieb sie, dass sie unseren Prozess gerne abschließen würde, weil sie inzwischen mit Freude statt in Angst in die Klinik gehe. Wir taten das gemeinsam in einer abschließenden Einheit, um ihre Schritte entsprechend zu würdigen. Wir arbeiteten dabei mit der Märchenanleitung »Happy Beginning« (s. Abschn. 5.3.5.). So sollte sie noch einmal metaphorisch Revue passieren lassen, wie sie ihren Prozess bzw. die Zeit, in der wir zusammengearbeitet hatten, erlebt hatte. Auf diese Weise kann noch einmal greifbar gemacht und anerkannt werden, was alles in der Zwischenzeit passiert ist. Oft nehmen sich Klient:innen aus diesem Märchen noch zusätzlich stärkende Bilder oder Sätze für die Zukunft mit.

Lauras »Happy Beginning«-Märchen klingt folgendermaßen:

Reh gegen Straße, 1:0

»Es war ein kleines Reh und es hatte sehr viel Angst. Es wurde ihm von den anderen Rehen oft erzählt, wie gefährlich diese asphaltierten Wege namens Straßen sind.

Eines Tages traute sich das kleine Reh zu so einer Straße und schaute sich um – alles schien ruhig und war eigentlich in Ordnung. Ein Huftritt nach dem anderen sollte es auf die andere Straßenseite zum Wald führen. Doch auf einmal befand sich das kleine Reh inmitten der vierspurigen Schnellstraße. Und es hupte und heftige quietschende, bedrohliche Geräusche versammelten sich um das erschrockene und vor Angst zitternde Reh. Scheinwerfer blendeten es und es fand sich nicht mehr zurecht. Es wusste nicht mehr, wo oben und unten war, wo links und wo rechts. Da fuhr ein riesiger LKW aus der Ferne auf das kleine Reh zu und es wusste nur – entweder ich bleibe hier stehen und ich weiß, wie mein Schicksal endet, oder ich muss laufen. Laufen konnte es, das hatte ihm seine Mutter mit den langen, schmalen Beinen beigebracht. Wie von Geisterhand getragen, befand es sich nach einer Zeit am ursprünglichen Waldesrand und blinzelte in kleine wunderschöne, vertrauensvolle, braune, mandelförmige Augen. Es wurde von der Hündin Kata ganz aufmerksam beobachtet.

Das Reh raffte sich nach diesem Schock nach einiger Zeit wieder auf, und so lernte es die Hündin näher kennen. Kata kannte keine Angst und verstand nicht, wovor das kleine Reh sich denn so fürchtete. So begann eine ganz innige und tiefe Freundschaft. Kata und das kleine

Reh wagten tolle Abenteuer zusammen. Einmal haben sie einen ganzen Kuchen aus einem kleinen Gartenhäuschen gestohlen und ihn genussvoll gemeinsam verschlungen. Dann haben sie eine kleine Feldmaus aus dem Bau eines bösen Fuchses befreit und auf einmal waren sie wieder vor dieser besagten Straße. Es rauschte wie wild, als ein großer LKW vorbeiraste, sodass Kata und dem kleinen Reh die Ohren flatterten. Das kleine Reh sprang sofort hinter Kata und zitterte vor Angst. Es wusste nicht, wie es das jemals schaffen sollte, eines Tages diese Straße zu überwinden. Aber es wollte unbedingt wissen, wie es da drüben so sein würde.

Kata bellte auf einmal wie verrückt, und plötzlich kreiste ein riesiger Schatten über ihnen. Die Ereignisse überschlugen sich. Vor ihnen landete der große Adler Alexander, ein guter Freund von Kata. Die beiden tuschelten miteinander und Alexander erhob sich wieder in die Luft. Er kreiste noch immer über ihnen und das Reh verstand nicht, wieso. Kata und Alexander verwendeten eine Art Zeichensprache und Kata sagte zum kleinen Reh: ›So, jetzt hast du Alexander, der von oben aufpasst, dass nicht einmal aus der weiten Ferne ein böser LKW kommt, während du hier über die Straße gehen wirst. Und mich hast du auf dem Weg ganz fest an deiner Seite.‹

Voller Neugierde einerseits, aber noch immer in irrsinniger Angst bewegten sich jetzt die Beine des Rehs wie von selbst. Vorsichtig und langsam. Einen Huf vor den anderen. Daneben eine Pfote vor die andere. Und Kata und das Reh hatten auf einmal keinen Asphalt mehr unter Hufen und Pfoten, sondern das wunderschönste, grünste, saftigste Gras. Als sie in die Weite blickten, war hier nur ein Meer aus Wiesenblumen und das kleine Reh schaute Kata glücklich in die Augen. Da sagte Kata zum kleinen Reh: ›Du hast es geschafft! Alles ist machbar, wenn du dir die Unterstützung suchst, die du brauchst. Gemeinsam ist es leichter als allein!‹ Das kleine Reh war so unfassbar stolz auf sich und wann immer es ab da eine Straße und LKWs sah, hörte es mit großen Ohren hin oder rief Kata und Alexander und rannte mit großem Selbstbewusstsein auf die andere Seite.«

Susanne, die Stressministerin, diskutiert mit Eleonore, der Entspannungsministerin

Eine Klientin war völlig überlastet und kam auch in ihrer freien Zeit nicht zur Ruhe. Wir begannen zu forschen und verwendeten dafür einen Schreibprozess, bei dem wir ihre beiden Ministerinnen für Stress und für Entspannung miteinander diskutieren lassen wollten.

Sie selbst leitete das Hypnowriting-Gespräch. Es zeigte sich, dass die Stressministerin überall dabei sein wollte:

»Schön, dass ihr beide Zeit gefunden habt, mit mir zu reden. Susanne, ich habe den Eindruck, dass du nie die Klappe halten kannst und immer am Reden bist, auch wenn ich mich entspannen will. So höre ich Eleonore gar nicht. Gibt es etwas, was du mir sagen möchtest?

Ich weiß nicht, was du hast. Ich bin doch immer da für dich! Ich schaue, dass du deine Arbeit machst und immer neue Ideen hast. Dass es weitergeht. Was stört dich denn daran?

Oft fühle ich mich schon so ausgelaugt und habe Angst, dass ich dir nicht gerecht werden kann. Ich hätte gerne Zeit für *mein* Tempo. Kannst du das annehmen?

Mhm ..., vielleicht. Es soll dir ja auch was bringen. Aber hörst du mich dann auch oder hörst du dann nur noch auf Eleonore?

Nein, natürlich nicht. Es wäre einfach nur schön, wenn Eleonore auch mal zu hören wäre und ich sie und ihre Entspannung fühlen könnte. Dann würde ich Kraft haben, mich auch dir wieder zu widmen.

Ich, Eleonore, habe ja auch kein Interesse, immer da zu sein. Ich möchte auch Entspannung und Zeit für mich haben. Aber oft habe ich nichts zu tun, und das fühlt sich doof an. Ich möchte mich mit Helga entspannen und nicht immer so laut werden, bis sie einschläft. Es gibt so viel Schönes, was wir machen könnten – wandern, lesen, Serien schauen, mit Freundinnen treffen, über Blumenwiesen tollen! Dann hätte sie auch wieder mehr Zeit für dich und könnte dir auch weiter zuhören.

Du hast ja recht, das klingt alles voll schön. Da wäre ich auch gerne dabei.

Kannst du da dabei sein und auch einmal Ruhe geben?

Wahrscheinlich schon. Aber das müsste ich üben, und vielleicht wäre es doch auch schön, endlich Ruhe zu haben.

Danke euch beiden, ich freue mich schon drauf.«

Die Klientin versuchte nach diesem Dialog verstärkt darauf zu achten, auch »Eleonore« wahrzunehmen und in Entspannungszeiten wirklich ruhig zu werden.

Variation – Dialog mit uns Begleiter:innen

Eine mögliche Variation dieser Form des Dialogs, bei dem die Klient:in beide oder alle Seiten übernimmt, ist, dass wir als Begleiter:innen den Part der Fragesteller:in einnehmen. Dabei führen wir unsere Klient:in in einen angenehmem Zustand des Nach-innen-gerichtet-Seins und in eine zieldienliche Situation oder an einen passenden Ort. Vielleicht einen Raum der Erkenntnis. Sie hat dabei Stift und Papier griffbereit liegen oder den Stift schon in der Hand. Wir fangen dann an, Fragen zu stellen, und fordern die angesprochene Person auf, blitzschnell und intuitiv aufzuschreiben, was dazu auftaucht. So entspinnt sich ein Dialog, der sehr aufschlussreich sein kann und höchst spannende Antworten zutage bringen kann.

Im Gegensatz zum klassischen automatischen Schreiben in der Hypnotherapie ist es, wie schon erwähnt, durchaus in Ordnung, dass der Stift von der Hand absichtlich geführt wird, wir warten nicht auf ideomotorische Bewegungen.

Diese Vorgehensweise eignet sich aus meiner Sicht vor allem auch am Anfang einer Zusammenarbeit, wenn die Coachees, die wir begleiten, von den Konzepten und Herangehensweisen, mit denen wir arbeiten, erst wenig wissen. Oder auch, wenn sie in einem sehr unsicheren Zustand sind und diese Art der Stütze momentan hilfreich sein kann.

An dieser Stelle ist mir wichtig zu erwähnen, dass wir zu keinem Zeitpunkt davon ausgehen, die, wie es Gunther Schmidt oft so schön sagt, »echt, echt wirkliche Wahrheit« auf dem Papier zu haben oder dass die Antworten einer anderen Person mit Sicherheit in der realen Welt so stimmen. Unsere Haltung, von der wir ausgehen, beinhaltet lediglich, dass wir mehr wahrnehmen, als unser bewusster Verstand registriert, und wir demzufolge auch mehr wissen, als unserem bewussten Verstand im normalen Alltag und Wachbewusstsein zugänglich ist. Daher ist es in einem solchen geschriebenen Dialog, auch wenn es um das Gespräch mit einer realen Person geht, möglich, auf Elemente zu stoßen, die weiterbringen können.

Ich betone das hier deshalb, weil ich zwar sehr selten, aber doch ab und zu darauf angesprochen werde, dass man im Channeling ähnlich vorgehen würde. Hypnowriting-Dialoge haben damit aber nichts zu tun! Wir gehen nicht davon aus, dass wir z. B. mit Verstorbenen wirklich schriftlich kommunizieren könnten, sondern dass wir durch solche Formate den Zugriff auf unser eigenes inneres Wissen aktivieren. Das ist ein großer Unterschied, den ich berücksichtigt wissen möchte.

Serielles Schreiben im Hypnowriting

Unter seriellem Schreiben verstehen wir eine Vorgehensweise, bei der man viele Sätze mit immer demselben Satzanfang beginnt und vervollständigt. Auch hier gestalten wir zunächst eine dem Thema entsprechende Imaginationsreise aus und leiten dann zu einem bestimmten Satzbeginn, einer manchmal vorher gemeinsam definierten Formulierung dazu an, diese Sätze weiterzuführen. Wieder im Durchschreiben. Ohne nachzudenken. Meistens ist es so, dass die ersten Sätze solche sind, die der schreibenden Person bewusst und klar waren, aber ab Satz 12 oder 15, ... neue Gründe oder Elemente auftauchen, die für ein Thema wichtig sind und von denen die meisten Schreibenden sagen, sie seien ihnen neu.

Diese Technik eignet sich hervorragend dafür, blockierenden Mechanismen, Funktionen oder scheinbar guten Gründen, die z. B. gegen eine Lösung sprechen, auf den Grund zu gehen und sie verstehbar zu machen (siehe nächstes Textbeispiel). Etwa beim Thema »Grenzen setzen/Nein sagen«. Hier haben Listen im seriellen Schreiben zu Anfängen wie »Wenn ich Nein sage, ...« hilfreiche Ahas an die Oberfläche geholt, wenn z. B. aufgetaucht ist: »Wenn ich Nein sage, bin ich ein schlechter Mensch« oder »Wenn ich Nein sage, schöpfe ich mein Potenzial, zu helfen, nicht aus«.

»Es ist gut, dass es mir nicht gut geht, weil ...

Ich arbeitete mit einer Studentin an ihrem Selbstbewusstsein und daran, dass sie Präsentationen souveräner halten kann und sich in Gruppen mehr sagen traut. Das funktionierte zunächst gut, bis es irgendwann wieder schwieriger wurde. Also versuchten wir mithilfe des seriellen Hypnowritings herauszufinden, welchen Wert es hatte, dass es ihr nicht so gut ging, um Anhaltspunkte für die Weiterarbeit zu haben.

»Es ist gut, dass es mir nicht gut geht, weil ich dann etwas zum Denken habe.

Es ist gut, dass es mir nicht gut geht, weil ich mir dann eine Lösung überlegen kann.

Es ist gut, dass es mir nicht gut geht, weil ich mich dann nicht mit der Realität beschäftigen muss.

Es ist gut, dass es mir nicht gut geht, weil es ja eh allen anderen gut geht.

Es ist gut, dass es mir nicht gut geht, weil ich dann weiß, wie ich mich fühle.

Es ist gut, dass es mir nicht gut geht, weil ich dann darüber reden kann.

Es ist gut, dass es mir nicht gut geht, weil ich dann eine Ausrede für mein Verhalten habe.

Es ist gut, dass es mir nicht gut geht, weil das Dunkle interessant ist.

Es ist gut, dass es mir nicht gut geht, weil mich dann alle anderen nicht verstehen.

Es ist gut, dass es mir nicht gut geht, weil ich dann immer grübeln kann.

Es ist gut, dass es mir nicht gut geht, weil ich dann meine Tiefsinnigkeit spüren kann.

Es ist gut, dass es mir nicht gut geht, weil ich meine Ambivalenz liebe.

Es ist gut, dass es mir nicht gut geht, weil ich dann mein wahres Ich verbergen kann.

Es ist gut, dass es mir nicht gut geht, weil dann niemand etwas von mir erwartet.

Es ist gut, dass es mir nicht gut geht, weil ich mich selbst dann nicht akzeptieren muss.

Es ist gut, dass es mir nicht gut geht, weil ich von Glück keine Ahnung habe.

Es ist gut, dass es mir nicht gut geht, weil ich nicht stolz auf mich sein kann.

Es ist gut, dass es mir nicht gut geht, weil traurige Menschen kluge Menschen sind.

Es ist gut, dass es mir nicht gut geht, weil Glücklichsein das Ende ist.

Es ist gut, dass es mir nicht gut geht, weil Unglücklichsein mich in Bewegung hält.«

Wir würdigten, dass es wohl viele gute Gründe gab, beim »schwierigen Erleben« zu bleiben, und nahmen uns vor, eine Funktion nach der anderen zu überprüfen und zu ersetzen.

Die Hypnowriting-Erzählung

An anderer Stelle wurde schon darauf eingegangen, wie hilfreich Geschichten und Erzählungen für unser Gehirn sind. Im Hypnowriting nutzen wir das sehr gezielt und versuchen, durch eine Art »Storytelling für die Psyche« Vergangenes, Aktuelles, Künftiges oder Abstraktes in Erzählungen zu gießen, um sie entweder in unsere große Lebensgeschichte integrieren zu können, uns auszurichten auf Erwünschtes oder unser Erleben im Hier und Jetzt dadurch zu beeinflussen. Unter den Begriff »Erzählung« fallen im Hypnowriting alle Formate, die auf erzählerische Weise verfasst sind – das können Texte über die Vergangenheit oder Zukunft sein, Geschichten auf metaphorischer, fantastischer Ebene sowie klar definierte Formate wie Märchen. Dabei müssen aber nie alle formalen Kriterien erfüllt sein, so wie sie in einem Schulaufsatz vorgegeben wären. Ich erkläre zwar, wenn ich etwa die Arbeit mit einem Märchen anbiete, dass es normalerweise eine Hauptfigur, eine Antagonist:in, ein helfendes Wesen oder typische Formulierungen wie »Es war einmal …« gibt und Abenteuer zu bestehen sind; gleichzeitig bleibt aber offen, ob dann im Schreiben wirklich eine formal komplett richtige Märchenerzählung entsteht (das ist uns im Hypnowriting nicht so wichtig, wie Sie auch an den Textbeispielen zum Teil erkennen können).

Die Anleitung folgt wieder dem üblichen Vorgehen: Wir besprechen mit unseren Klient:innen, wofür wir die Erzählung oder das Märchen nutzen wollen, erläutern beispielsweise, welche Elemente für gewöhnlich darin vorkommen, leiten in eine Imaginationsreise, die an einen idyllischen Schreibort oder direkt in die Geschichte führt, und dann ins Schreiben, in dem sich die Erzählung ganz von allein entfalten darf.

So entstehen etwa:

- Verarbeitungs-Märchen zum Bearbeiten von Schwierigem, Überlebensmärchen
- Abschluss-Märchen zum Abrunden eines Lebensabschnitts/einer Phase/des gemeinsamen Prozesses
- Erzählungen über eine einzelne Situation in der Vergangenheit
- Ideal-Erzählungen über Künftiges
- Erzählungen über Beziehungen
- Held:innen-Geschichten über Geschafftes
- Zukunftsgeschichten über das ideale Ich

- Geschichten über den Herzenswunsch
- Verabschiedungs-Erzählungen
- Versionen unterschiedlicher Geschichten bei der Entscheidungsfindung.

Rapfelzapfel und der Nebel

In der Supervision mit einer klinischen Psychologin aus Wien ging es um den Umgang mit einem Zweifel, der ihr das Arbeiten schwer machte. So entstand folgende Hypnowriting-Geschichte.

»Es war einmal vor vielen Jahren ein ganz garstiger Nebel. Keiner wusste, woher er kam und ob er je wieder weggehen würde. Die meiste Zeit hing er schwer in der Luft, verklebte ganze Täler mit seinem feuchten, kalten Grau, und es schien, als wolle er sich nicht und nicht verziehen. Und nicht nur das, er breitete sich immer mehr aus und floss in jedes Haus, in jede Ritze und jeden Stall.

Er machte es allen Bewohnern dieses Landes sehr schwer und mit der Zeit vergaßen sie, wie ein Leben ohne Nebel sein könnte. Die jüngeren unter ihnen hatte noch nie in ihrem Leben die Sonne gesehen. Der Nebel machte alles gleich, jeder Tag war feucht und stickig, und er setzte sich in den Seelen der Menschen fest. Mit der Zeit wollten die Menschen auch nicht mehr miteinander reden, denn der Nebel erstickte ihre Worte, kaum dass sie den Mund verlassen hatten.

Menschen und Tiere taumelten in der Gegend herum und stießen zusammen, weil sie einander nicht sehen konnten. Dann tönte meist ein dumpfes ›Entschuldigung‹ oder gedämpfte Beschimpfungen aus dem dichten Grau heraus.

An einem dieser Tage schwadronierte ein kleines Rapfelzapfel durch die dicken Nebelschwaden und suchte nach dem Weg. Wohin wusste es nicht, weil die Bewohner des Landes sich längst nicht mehr die Mühe machten, Ortsschilder aufzustellen, da sie sowieso im Nebel nicht sichtbar waren.

Rapfelzapfel ging also hin und her, schaute rauf und runter, alles sah irgendwie gleich aus. Darum beschloss es für eine Weile, geradeaus zu gehen, und damit es nicht irrtümlich im Kreis lief, wollte es alle paar Meter ein Steinmandl [Anm.: Steinmännchen] bauen.

So ging es eine Weile, bis es plötzlich in etwas Weiches stieß. Verdutzt hielt es inne und versuchte herauszufinden, was es so unmittelbar gestoppt hatte. Nach einigem Tasten und Lauschen bemerkte es, dass es in den Bauch eines Zweifels gelaufen war. Dieser begann sogleich zu jammern und fragte in weinerlichem Ton, was denn das Rapfelzapfel mit den Steinen zu schaffen habe und warum es solche Türme damit baute. Das Rapfelzapfel erklärte und erklärte und der Zweifel zweifelte und zweifelte und wurde dabei immer größer und größer. Bald war er so groß, dass sich Rapfelzapfel kaum noch bewegen konnte. Da nahm es allen Mut zusammen und flutschte so schnell es konnte durch die Beine des Zweifels hindurch und lief in den Nebel hinein. Als es nach einiger Zeit ohne Puste mit wild klopfendem Herz stehen blieb, bemerkte es, dass es vor lauter Angst vergessen hatte, weiter Steinmandln zu bauen. Jetzt wusste es nicht mehr, wo es war. Der gute Plan war durch die schnelle Flucht verdorben.

Rapfelzapfel beschloss, einfach ohne Plan weiterzugehen. Langsam beruhigten sich der Atem und das Herz. Während es sich im Nebel vorsichtig Schritt für Schritt vorantastete, stieß es auf eine Melodie. Sie saß einsam auf einem umgefallenen Baumstamm und war traurig, weil sie schon lange nicht mehr erklungen war. Rapfelzapfel wollte helfen, wusste jedoch auch keinen Rat, denn es konnte kein Instrument spielen. Weil die Melodie so arm dreinschaute und Rapfelzapfel Mitleid hatte, lud es sie ein, es auf seinem Weg zu begleiten. ›Wo geht denn die Reise hin?‹, wollte die Melodie wissen. ›Ich suche den Weg‹, sagte Rapfelzapfel entschlossen. Die Melodie war etwas verwundert, vibrierte ein bisschen und sagte dann, dass sie aber darauf bestehe, dass sie beim Gehen singen. So gingen sie und sangen. Sie sangen laut und es klang schrecklich falsch, denn Rapfelzapfel sang zwar mit Begeisterung, aber leider ohne Talent.

Und es dauerte nicht lange, da meldeten sich die ersten Stimmen aus dem Nebel, die sich deswegen beklagten.

Eine schimpfte besonders wild. Deshalb beschlossen Rapfelzapfel und die Melodie, mal nachzusehen, wer da so miesepetrig herumnörgelte. Es war ein Frosch, der klatschnass auf einem Stein saß. Im Nebel konnte er die Fliegen nicht sehen und war schon ganz hungrig und grantig. Rapfelzapfel überredete ihn mitzukommen, denn da, wo er war, würde es sicher nicht besser werden.

Die drei zogen los und sangen dabei laut lachend und schrecklich falsch die Melodie. So ging es eine Weile und immer wieder sammelten sie neue Weggefährten auf. Bald waren sie ein riesiger Chor, dessen Mitglieder vielleicht, vielleicht aber auch nicht zur gleichen Zeit dasselbe Lied sangen. Manches klang nicht so schlecht, manches sogar gut, das meiste jedoch war zum Gotterbarmen fürchterlich. Und auch wenn die Melodien nicht immer ganz zusammenpassten, der Takt und der Rhythmus passte und so kam es, dass alle gemeinsam Luft holten und lossangen und der Klangteppich wie Farben aus dem Nebel sprudelte. Mit jeder Strophe rissen die Töne ein Stück des Graus heraus und trugen es fort. Bald hatten sie den Nebel weggesungen, und als sie es bemerkten, blieben ihre Münder offen vor Staunen. Viele sahen die Sonne, den Himmel und die Berge zum ersten Mal. Rapfelzapfel blickte auf seine Weggefährten – was war das doch für eine bunte, wunderliche Schar. Es war glücklich und konnte nun seine Reise sehenden Auges fortsetzen.«

In der darauffolgenden Einheit ließen wir Rapfelzapfel aus seiner Sicht beschreiben, wie es ihm nun ginge und was es brauche. Es merkte an, dass es auf keinen Fall weiterhin Chorleiter sein wollte und ein bisschen Verantwortung gerne abgeben würde. Dann versetzte sich die Klientin in das glückliche Rapfelzapfel hinein und erkundete, wie es saß, ging oder sich bewegte, um sich diesen Zustand völlig zu eigen zu machen.

Die kleine Elefantendame

Eine Klientin verarbeitete ihren Prozess, in dem sie lernen wollte, sich besser von anderen abzugrenzen und sich nicht immer für deren Gelegenheiten zuständig zu fühlen, in einer Geschichte rund um einen Elefanten bzw. eine Elefantendame (beides ist dieselbe Figur).

»Die kleine Elefantendame war nachdenklich, so vieles hatte sich schon gebessert, so vieles war früher schlechter gewesen, aber die Gefühle von Wut und Verbitterung konnte sie nicht ausblenden, nicht unterdrücken oder schönreden, eher im Gegenteil, die wurden dadurch nur verstärkt. Dann entschied sie sich für eine Reise, nur für sich selbst, für ihr Wohlergehen, für ihr zukünftiges, selbstbewusstes ICH.

Immer an ihrer Seite bei dieser Reise war ihr Äffchen, es unterstützte sie bedingungslos und hatte schon immer gesehen, was alles Wundervolles in der kleinen Elefantendame steckte. Mit etwas Furcht, aber auch Vorfreude beschloss sie, sich einfach einzulassen auf die Reise und nicht nachzudenken.

Auf ihren Etappen begegnete sie vielen alten einsamen Kreaturen, und die wollten ihr nichts Gutes. Zwei Trampeltiere versuchten immer wieder, ihr den Weg zu versperren, sie zurückzudrängen und ihr einzureden, dass vieles ihre Schuld war. Auf der Reise gab es auch einige Erkenntnisse. Viele verletzte Tiere, die dem Elefanten leidtaten, obwohl sie ihm Schlechtes getan hatten. Der kleine Affe hatte den Elefanten immer beraten, aber nie bevormundet, sondern bedingungslos unterstützt und geliebt. Es kamen auch eine Gazelle und Hexen von früher, es gab missbilligende Blicke, der Elefant sei nicht schön, nicht dünn und nicht so viel wert. Der Affe flüsterte ins Ohr: ›Lass dich nicht unterkriegen, geh deinen Weg weiter und du wirst das alles hinter dir lassen können.‹ So machte die kleine Elefantendame weiter und merkte mit der Zeit: Sie ist viel größer und stärker als die anderen Tiere und sie braucht sich nicht einschüchtern zu lassen, sondern kann sich selbst vertrauen und auf ihr Herz hören.

Der Elefant tat sich schwer die eigene Richtung zu finden, immer wieder gab es Hindernisse, die andere erledigen müssten, aber der Elefant hat es einfach gemacht. Als die Elefantendame dann anfing daran vorbeizugehen, waren alle Tiere, die Trampeltiere und die Hexen unglaublich aufgebracht. Sie gaben ihr das Gefühl, alles falsch zu machen und nie gut genug zu sein, aber der Elefant hörte dann nicht mehr auf sie. Die Worte gingen bei seinen großen Ohren natürlich rein, aber nicht mehr zu seinem Herzen! Der Elefant blieb nur mehr dort stehen, wo er wollte, und er ging die Wege, die er gehen wollte. Immer mit dem Affen an der Seite. Obwohl beide auch vieles allein unternahmen, verbrachten sie am liebsten Zeit miteinander. Der Elefant weiß jetzt, dass er wundervoll ist und nicht die Hindernisse der anderen bewältigen muss, dafür sind sie selbst verantwortlich. Obwohl es die anderen wütend macht, ist es richtig. Und das Beste für den kleinen Elefanten ist, dass er jetzt leichter, unbeschwerter, fröhlicher und unabhängiger seine Reise fortsetzen konnte.«

Hypnowriting-Prozesse als Ritual nutzen

Wofür wir welches Format einsetzen, hängt natürlich davon ab, an welchem Auftrag wir mit unseren Klient:innen gemeinsam arbeiten. Immer wieder zeigt sich, dass Geschriebenes sich auch gut als oder für Rituale verwenden lässt. Auch hier einige Beispiele, wann das passend sein kann:

- *Als Abschluss:* Märchen können dazu dienen, eine schwierige Phase abzurunden; oder am Ende der Zusammenarbeit, um sie als Held:innenreise zu würdigen.

- *Als starke Endpunkte:* Nachrichten an jemanden oder eine innere Seite können Verabschiedungen enthalten und einen Endpunkt markieren.
- *Als Vereinbarung für einen Neubeginn:* Nachrichten, Dialoge oder Beschlüsse können starke und verbindliche Kriterien für Künftiges definieren.

3 Anleiten und (aus)halten – unsere Rollen und Aufgaben als Hypnowriting-Begleiter:innen

Schon in der Einleitung habe ich darauf hingewiesen, dass es sich zunächst eigenartig anfühlen kann, Schreib- oder Hypnowriting-Prozesse direkt in einer Sitzung zu nutzen. Das bringt uns zu einigen Fragen rund um unsere Haltung als Begleiter:innen, die nun beantwortet werden sollen.

3.1 Müssen alle schreiben (wollen)?

Erfreulicherweise gibt es immer wieder Wellen, in denen das Tagebuchschreiben oder das *Journaling* im Trend sind. In solchen Phasen sind mehr Menschen dem Schreiben gegenüber offen, als wenn es gerade nicht im medialen Fokus ist. Der Launch einer Journaling-App von Apple im Jahr 2024 etwa hat aus meiner Sicht zum guten Ruf des Journalings beigetragen, auch wenn es bestimmt Anleitungen und Vorgehensweisen gibt, die eine stärkere Wirkung haben als die, die man in der App erledigen kann. Darin, dass der Einsatz von KI-Tools uns immer mehr Schreibarbeit abzunehmen scheint, sehe ich optimistischerweise eine Chance für das analoge Schreiben zur persönlichen Entwicklung. Es gibt viele Menschen, die beruflich täglich viel schreiben müssen, davon genervt sind und sich nur schlecht vorstellen können, es darüber hinaus zu verwenden (abseits von digitaler privater Kommunikation). Nimmt ihnen dieses sachliche Verfassen von längeren Texten für den Job eine KI künftig mehr und mehr ab, halte ich für möglich, dass sie dem persönlichen Schreiben gegenüber wieder offener werden. Außerdem beobachte ich an jungen Klient:innen in meiner Praxis, dass – je digitaler unsere Welt wird – es gleichzeitig wieder mehr Sehnsucht nach dem Analogen gibt. Insofern denke ich, dass es eine gute Zeit ist für diese Art des Schreibens, die ich hier vorschlage.

Viele Menschen, mit denen ich gearbeitet habe, berichten ohnehin, dass sie schon viel Gutes über das Schreiben gehört hätten, dass es auch Therapeut:innen empfohlen hätten, sie aber nie gewusst hätten, wie sie beginnen sollen. Was in diesem Buch vorgeschlagen wird, ist, das Schreiben – und im Konkreten das Hypnowriting – direkt in unseren Sitzungen oder Trainings einzusetzen und Schreibanleitungen oder Impulse nicht als eine Art Hausaufgabe mitzugeben. Auch wenn alle Schreibtechniken und -formate, die unsere Coachees in unserer gemeinsamen Arbeit kennenlernen, natürlich danach in adaptierter Form zu Hause angewendet werden können. Aus meiner Sicht profitieren unsere Klient:innen enorm, wenn sie sich im Schreiben im sicheren Rahmen unserer Sitzung ausprobieren können und dabei Mut schöpfen, bei Bedarf auch zu Hause für sich zu schreiben. Manche Menschen haben leider schlechte Erinnerungen an das Schreiben aus Schulzeiten, an rot markierte Aufsätze und Ähnliches – das ist zu würdigen und natürlich sollte niemand zum Schreiben gezwungen werden. Ich werbe meistens aber dafür, es irgendwann im Laufe unseres gemeinsamen Prozesses auszuprobieren, kläre dann darüber auf, dass diese Art des Schreibens keine Ähnlichkeit mit dem in der Schule hat, und biete, wenn gewünscht oder als sinnvoll erachtet, einleitende, vorgelagerte Schreibprozesse an, bei denen man sich ohne Rücksicht auf Rechtschreibung, Grammatik oder Ergebnis austoben kann. Das hat vor allem ein Klient mit Legasthenie einmal sehr begeistert aufgenommen und genossen. Er meinte, es wäre seine erste angenehme Schreiberfahrung gewesen.

Sind Schreiben und Formulieren Elemente der beruflichen Tätigkeit meiner Coachees, kann das zwei Dinge bedeuten – entweder sie erleben einen starken Druck, im Schreiben genial zu sein, und es fällt ihnen schwer, den Anspruch, den sie sonst an ihr Geschriebenes haben, in unserer Zusammenarbeit aufzugeben; oder sie sind grundsätzlich sehr schreibaffin und mögen es, diese für sie oft neue Art des Schreibens auszuprobieren und ihr Repertoire zu erweitern.

Eine Frage, die mir häufig gestellt wird, betrifft übrigens genau diesen Punkt: Muss man schreibaffin sein und es von vornherein mögen, um davon profitieren zu können? Darauf antworte ich immer mit einem sehr klaren Nein. Ich habe in vielen Jahren der Beschäftigung und praktischen Arbeit damit in Sachen Wirkung noch keinerlei Unterschiede feststellen können zwischen den Personen, die dem Schreiben gegenüber von Haus aus eine gewisse Affinität hatten, und denen, die anfangs eher zurückhaltend waren.

3.1.1 Die Stille während des Schreibens

Mich als Begleiter:in zurückzunehmen, gehört zu jedem Schreib- oder Hypnowriting-Prozess, der in der gemeinsamen Stunde durchgeführt wird, dazu. Nachdem wir unsere Coachees aus der Trancereise heraus ins Tranceschreiben begleitet haben, besteht unsere Aufgabe darin, den Rahmen in der Stille zu halten. Beziehungsweise in einer Stille, die begleitet ist von dem (mir sehr angenehmen) Geräusch, wenn der Stift übers Papier fährt. Beginnt man, diese Technik einzusetzen, und war noch keine andere Methode gewohnt, in der mit Stille gearbeitet wird, kann einem das zunächst ungewohnt vorkommen. Als ich vor einigen Jahren begonnen hatte, mit einer Firma für Organisationsentwicklung zusammenzuarbeiten, und in Team-Settings solche Prozesse anleitete, wurde mein Kollege spätestens nach eineinhalb Minuten nervös und fragte immer wieder durch ein Deuten auf seine Armbanduhr danach, wie lange ich noch vorhätte, die Leute schreiben und damit in der Stille zu lassen. Er war es so gewohnt, dass im Seminar immer viel Action stattfand, dass er sich schwertat mit diesem Schweigen. Ich möchte hier gerne dazu aufrufen, sich der Stille zu öffnen, weil es oft erstaunlich ist, wohin es unsere Klient:innen führen kann, wenn wir nicht eingreifen.

Es ist wichtig und macht Sinn, auch während der Schreibstille in einer offenen, neugierigen Haltung zu bleiben. In einer, die den Schreibenden Sicherheit vermittelt und Verbundenheit signalisiert. Es ist gut, dabei körperlich zugewandt und aufmerksam beobachtend zu sein. Diese Stille und dass wir uns als Personen zurücknehmen, nehmen viele meiner Klient:innen als Zutrauen in ihre Lösungskompetenz wahr, und es kann ihre Selbstwirksamkeit erhöhen. Das ist ein schöner Effekt – wir unterstellen dabei unseren Klient:innen voller Vertrauen in deren Organismus, in deren Unbewusstes, in deren inneres System, dass während dieser Arbeit selbstregulierende, selbstorganisierende Such- und Findeprozesse auf zieldienliche Weise stattfinden. Dies fördert durchaus ihre Erwartungshaltung dem eigenen Tun gegenüber.

Konkret heißt das: Wir beobachten sie aufmerksam-neugierig beim Schreiben (es sei denn, sie wünschen sich ausdrücklich, dabei nicht angeschaut zu werden), aber nicht, was sie schreiben, sind wie bei einer Trance eigentlich mittendrin und bei ihnen, auch wenn es still ist. Wir erleben diesen Schreibprozess gemeinsam, auch wenn nur eine Person schreibt und wir maximal im Nachhinein, wenn überhaupt, erfahren, worum es inhaltlich ging. Ich empfehle, auf Körperreaktionen oder die Bewegungen der Hände zu achten. Manchmal verändert sich ein Gesichtsausdruck an einer bestimmten Stelle.

Manchmal beschleunigt sich das Schreibtempo. Manchmal wird ein einzelner tiefer Atemzug genommen oder die Atmung wird schneller. Manchmal kann man auch aus der Distanz sehen, dass die Schrift sich vergrößert oder verkleinert, die Hand fester aufdrückt oder lockerer wird. All diese Beobachtungen können interessante Aspekte für ein Gespräch über das Schreiben nach dem Schreiben sein. Denn allzu oft korrelieren natürlich diese beobachtbaren Phänomene mit inhaltlichen Elementen oder erlebten Zuständen und Gefühlen unserer Klient:innen.

Die Einheiten, in denen ich arbeite, dauern 50 Minuten – dafür haben sich 10-minütige Schreibphasen bewährt. Diese Schreiblänge erlaubt einerseits ein ausführliches Vor- und Nachbesprechen des Schreibens und andererseits sind 10 Minuten eine gute Zeitspanne, in der man richtig tief ins intuitive Wissen eintauchen kann. Wenn es um Anleitungen mit wiederholten Schreibrunden geht, können es auch verkürzte Schreibzeiten sein.

3.1.2 Über das Geschriebene sprechen? Oder auch nicht?

Schon vor dem eigentlichen Schreibprozess stelle ich klar, dass es in unserem Rahmen keinerlei Verpflichtung gibt, Entstandenes vorzulesen. Nie. Viele meiner Klient:innen wollen aber natürlich gerne teilen, was sie aufgeschrieben haben. Einige lesen dann wortwörtlich vor, andere fassen zusammen. Manche nutzen die Möglichkeit, zuerst den Text für sich noch einmal leise zu lesen, denn es ist keine Seltenheit, dass sie, kurz nachdem sie mit dem Schreibprozess fertig sind, nicht wirklich wissen, was sie geschrieben haben. Das Schriftbild kann sich, nicht nur wegen des Schreibtempos und des Durchschreibens, sondern auch aufgrund der inhaltlichen Aspekte oder der Gefühle, um die es an einer Stelle geht, verändern und manchen fällt es dann schwer, die eigene Schrift zu lesen. Ich frage gerne danach, ob während des Schreibens etwas Interessantes passiert ist, ob sie etwas Überraschendes festgestellt haben und ob ihnen das, was nun am Papier steht, stimmig und sinnvoll vorkommt. Und wenn ja, inwiefern. In den meisten Fällen fordere ich sie dazu auf, den Text nach der Stunde mitzunehmen, darüber zu schlafen und ihn eine Woche später noch einmal zu lesen. Fast immer entdecken meine Klient:innen beim wiederholten Lesen etwas Neues in ihren Texten. Eine Ausnahme bilden Texte, in denen es um Entlastung geht oder das Loswerden von Belastendem – in solchen Fällen besprechen wir, was die Person mit dem Geschriebenen machen möchte und ob sie das Papier wie in einer Art Ritual beseitigen will. Eine Studie aus Japan aus dem Jahr 2024 konnte den Nachweis erbringen, dass das Schreiben über Wut oder Ärgernisse und das darauffolgende Entsorgen – in der Untersuchung waren es Schreddern oder Wegwerfen – negative Emotionen deutlich reduzieren konnten. Die Teilnehmer:innen, die ihre Notizen entsorgt hatten, kehrten schnell zu einem ruhigen Zustand zurück, während diejenigen, die ihre Aufzeichnungen behielten, nur eine geringe Reduktion ihrer Wut erfuhren (Kanaya a. Nobuyuki 2024). Es geht also immer auch um das Wofür im Umgang mit dem entstandenen Text. Wofür wollten wir ihn nutzen? Zur Entlastung – dann kann er gerne weg – und wenn wir zu viel nachbesprechen, würden wir unsere Klient:innen möglicherweise wieder zurück in ihr unerwünschtes Erleben führen. Zur Stärkung – dann wird er in Zukunft noch wertvoll sein können.

Die Freiwilligkeit des Vorlesens in der Stunde praktiziere ich in allen Settings – auch in Gruppen und Teams oder Zweierkonstellationen. Manchmal ziele ich in Paarsettings mit Schreibprozessen darauf ab, das Verständnis füreinander zu erhöhen. Ich bleibe zwar auch in diesem Fall bei der Möglichkeit, Geschriebenes für sich behalten zu dürfen, versuche aber vor dem Prozess zu erklären, was wir durch das Teilen erreichen könnten. Damit können die meisten gut umgehen. Wichtig ist nur, dass wir wirklich bei unserem Angebot bleiben und sie nachher nicht zu überzeugen versuchen, doch vorzulesen. Jede Entscheidung, auch die des Nichtvorlesens, sollte gewürdigt und respektiert werden.

Manchmal habe ich das Gefühl, dass Klient:innen (die ganz neu bei mir sind) denken, solche Angebote wären nicht ernst gemeint und nur so dahingesagt, dann gilt es umso mehr, auszudrücken und deutlich zu machen, dass die Entscheidungshoheit bei der Klient:in liegt und angebotene Nein-Optionen auch wirklich, ohne bewertet zu werden, in Anspruch genommen werden können. Wenig überraschend macht es für Schreibende einen Unterschied, ob sie diese ehrlich gemeinte Freiheit des Nichtvorlesens vorher angeboten bekommen haben oder nicht, und es scheint logisch, dass sie sich offener und unzensierter dem Schreiben hingeben können, wenn diese Möglichkeit besteht, als wenn sie erwarten, vorlesen zu müssen. Für uns als Begleiter:innen kommt da eine weitere Herausforderung dazu – nämlich das Aushalten dessen, dass ich vielleicht nicht im Detail, gar nicht oder nicht gleich erfahre, was im Schreiben entstanden oder aufgetaucht ist. Das heißt nicht, dass wir nicht über das Geschriebene sprechen, aber es kann sein, dass wir eher darüber sprechen, ob etwas Interessantes aufgetaucht ist etc., als dass wir über inhaltliche Details reden. Seien Sie sich außerdem bewusst, dass es eine ziemliche Bandbreite dessen gibt, was im Schreiben auftauchen kann – da gibt es faszinierende Bilder und Geschichten, Erkenntnisse, die unsere Klient:innen dazu bringen, mit großen Augen überrascht vor uns zu sitzen, genauso wie ganz pragmatische Sätze – etwa den einer für Schutz zuständigen inneren Seite, die einer Klientin in einem Dialog vorwurfsvoll gesagt hat, sie solle doch endlich die Rechtsschutzversicherung abschließen, deren Angebot sie schon seit einem halben Jahr auf dem Schreibtisch hatte.

3.1.3 Nach dem Schreiben ist mitten im Erleben

Entstehen Beschreibungen von idealen Zuständen, Held:innenfiguren oder idealen Ichs, werden erwünschte Szenarien für die Zukunft oder positiv veränderte aus der Vergangenheit entwickelt, kann es lohnend sein, diese Zustände oder stärkenden Situationen ein weiteres Mal intensiv zu erleben. Dies ist möglich, indem wir die Klient:innen zu einer weiteren Vorstellungsreise im Anschluss an das Schreiben einladen. Sprich, noch einmal nach innen zu gehen und aufmerksam zu erleben, was ihr Ich im Geschriebenen gefühlt und erfahren hat. Oder wir können die Person, mit der wir arbeiten, anregen, einen gewünschten Zustand, der im Schreiben aufgetaucht ist, körperlich auszugestalten. Sie kann zum Beispiel ausprobieren, wie es wäre, in diese Version der Held:in am Ende des Märchens hineinzuschlüpfen und zu schauen, welche Körperhaltung in stimmiger Art dazu passen würde. Wie würde sie sitzen? Wie würde sie stehen? Wie würde sie gehen? So können wir das Erwünschte als erlebtes Jetzt verstärken und für die Zukunft zugänglicher machen. Entwicklungs- oder Veränderungsschritte lassen sich nicht ohne den Körper vollziehen, der Körper ist immer dabei und an Prozessen, die in uns laufen, oder natürlich an unseren Handlungen maßgeblich beteiligt. Wie Gunther Schmidt in seinen Seminaren oder Vorträgen oft gerne humorvoll sagt: »Und wenn wir ihn [Anm.: den Körper] schon dabeihaben, dann nutzen wir ihn doch am besten auch.« Maja Storch liefert in ihren Ausführungen zum Embodiment (der »Verkörperung«) gute Argumente, warum es wichtig ist, die starken Wechselwirkungen zwischen

Körper und Psyche zu berücksichtigen (Storch et al. 2010). Oder auch wenn wir die Neurozeption betrachten, wie sie Stephen Porges in der Polyvagaltheorie beschreibt, die ein »Erkennen ohne bewusste Wahrnehmung« meint (Porges 2019, S. 104), sehen wir die Relevanz des Einbezugs des Körpers:

> »Bei der Neurozeption nimmt das ANS [Anm.: das autonome Nervensystem] Informationen auf, ohne für die Kognition wichtige Teile des Gehirns einzubeziehen. Die Neurozeption reagiert auf Signale für Sicherheit und Gefahr im Körper, in der äußeren Umgebung und im Kontakt zwischen Menschen« (Dana 2023).

Der Körper kann als unser unmittelbares System verstanden werden, das sofort reagiert, wenn eine Inkongruenz zwischen dem, wie sich uns die äußere Welt zeigt, und dem Inneren besteht. Diese Reaktionen sind immer schneller als das, was der bewusste Verstand registriert. Als »somatische Marker« bezeichnet Antonio Damasio (1997, S. 227–276) solche Signale; Psychologin Maja Storch schlägt dafür die Bezeichnung »somato-emotionale Marker« vor, weil diese Hinweise aus unserem Organismus manchmal körperlich spürbar, manchmal auch emotional wahrnehmbar sind (Storch u. Krause 2016, S. 48). Indem wir die in den Texten beschriebenen Zustände nach dem Schreiben körperlich ausgestalten, können wir diese Wechselwirkungen nutzbar machen.

3.1.4 Damit die Hand von allein schreiben kann, muss die Hand schreiben

Egal, an welcher Stelle in den vorangegangenen Abschnitten, Sie werden schon bemerkt haben, dass immer, wenn vom Schreiben die Rede ist, die Sprache auch schnell auf Stift und Papier oder die Hand kommt. Das liegt daran, dass im Hypnowriting explizit das Schreiben mit der Hand gemeint ist und praktiziert wird. Das bedeutet auch, dass ich natürlich immer Stifte und Papier vor Ort habe und sie in jeder Einheit bereitliegen[11].

---

11 Ich habe mich für Blöcke mit gepunktetem Raster in einem DIN-A5-Format entschieden, weil sie sich in der Praxis als handlich genug erweisen und trotzdem auf einer Seite relativ viel Platz bieten. Es gibt viele individuelle Vorlieben – die Punkte empfinde ich als eine Art kleinsten gemeinsamen Nenner, der für alle funktioniert, bei dem niemand irritiert ist und sich eingeschränkt fühlt von vorgegebenen Linien oder Druck empfindet durch die große Leere eines weißen Blattes. Einige Klient:innen machen sich für unsere Zusammenarbeit auf die Suche nach einem Notizbuch, das sie liebevoll auswählen und dann in unsere Einheiten mitbringen.

Zusätzlich zum Papier lohnt es sich, sich gute Stifte zuzulegen, jedenfalls solche, die den Schreibfluss unterstützen und nicht am Papier hängen bleiben und kratzen. Diejenigen Teilnehmer:innen in Seminaren, die trotz meiner Empfehlung für das Papier probieren wollten, mit der Hand auf ihrem Tablet zu schreiben, wechselten bisher immer wieder rasch auf Papier, weil es mit der Zeit unangenehm wurde, die Handaußenkante ständig am Display weiterrutschen zu lassen. Es kommen aber immer hochwertigere Geräte auf den Markt, deren Oberfläche sich besser anfühlt – insofern wird zunehmend gelten, dass mit dem Schreiben mit der Hand auch eines mit einem digitalen Stift gemeint sein kann. (Wir haben dann nur nicht unmittelbar die Möglichkeit, Geschriebenes zu zerknüllen etc. [s. Abschn. 3.1.2.]). Auch wenn es um das Schreiben zu Hause geht, lautet meine klare Empfehlung, mit der Hand zu schreiben und Stift und Papier zu nutzen. Auch in Journaling-Workshops, die ich manchmal halte, lege ich den Teilnehmer:innen das nahe. Es gibt einfach viele gute Gründe, die fürs Schreiben mit der Hand sprechen, und Befunde, die nahelegen, dass damit verschiedene positive Effekte ausgelöst werden können. Beim Handschreiben sind mehr als 30 Muskeln und 17 Gelenke involviert, wir sprechen also von einem motorisch relativ komplexen Vorgang, bei dem

> »im Gehirn neben einer Gedächtnisspur im Sehsystem auch eine im Bewegungssystem abgespeichert wird. […] Erlernen Kinder Buchstaben per Handschrift, profitieren beiläufig auch ihre visuell-räumlichen Fähigkeiten« (Wilhelm 2024, S. 68).

Es gibt eine Untersuchung aus Japan, die die höhere Merkfähigkeit von Handgeschriebenem bestätigt: Als man verglich, welche Gruppe – die eine tippte in ein Gerät, die andere schrieb mit der Hand – sich Dinge besser merken bzw. sie leichter wieder abrufen konnte, zeigten sich beim Abfragen danach Unterschiede in der Gehirnaktivität. Die Aktivierung derjenigen Regionen, die für verbales Gedächtnis und imaginäre Visualisierung zuständig sind, war bei der Papier-Gruppe um einiges stärker. Möglicherweise spielt auch das Papier an sich dabei eine Rolle, weil sein begrenzter Raum dabei hilft, sich auch an Größe oder Form erinnern zu können (Umejima et al. 2021). Das allein wäre für unseren Einsatz noch nicht ausreichend interessant, geht es doch nicht darum, sich inhaltliche Notizen merken zu wollen. Viel spannender ist, dass dieser motorische Vorgang des Handschreibens viele verschiedene Gehirnareale aktiviert, die unsere Kreativität fördern (Heimes 2020, S. 58; Marano et al. 2025), was uns für unsere Arbeit nur willkommen sein kann. Eine Studie in England hat etwa gezeigt, dass Kinder deutlich fantasievollere und längere Aufsätze schreiben, wenn sie es mit der Hand tun, als wenn sie tippen (Connelly, Gee a. Walsh 2007, pp. 479ff.). Und auch eine umfassende neurowissenschaftliche Metaanalyse italienischer Forscher:innen aus dem Jahr 2025 beschäftigt sich genau mit dieser Frage: Welchen Unterschied macht es, ob man mit der Hand schreibt oder tippt? Dazu wurden Daten, die durch bildgebende Verfahren entstanden waren, analysiert und es gibt ein klares Ergebnis: Beim Handschreiben wird ein deutlich breiteres Netzwerk an Gehirnregionen aktiviert als beim Tippen – vor allem solche, die für motorische, sensorische und kognitive Prozesse zuständig sind. Das Schreiben mit der Hand spricht mehr Areale im Gehirn an, die mit kritischem Denken, Kreativität und aktiver Verarbeitung verbunden sind. Auf einer Tastatur zu tippen hingegen, engagiert weniger neuronale Schaltkreise – es ist zwar schneller und bequemer, wenn es um Textproduktion geht, führt aber zu einer eher passiven kognitiven Beteiligung. Die Studienautor:innen weisen deshalb auf die Bedeutung der Handschrift als ein wichtiges Werkzeug für Lernen und Gedächtnisbildung hin und das Potenzial, das im Bildungsbereich und für psychologische Methoden darin läge (Marano et al. 2025).

Ein Aspekt, den die Wissenschaftler:innen auch nennen und der mir ehrlicherweise nicht von Anfang an aufgefallen war, ist: Das Handschreiben erlaubt einen ganz anderen emotionalen Ausdruck als das Tippen. Sprich, beim Handschreiben verändern sich Schriftgrößen im Schreiben, Menschen drücken mal fester oder mal lockerer auf, sie schreiben mal ganz bis zum Rand, dann wieder schräger oder sehr gerade. Sie schreiben schneller oder langsam. Das Schriftbild kann je nach Thema, zu dem wir schreiben, komplett unterschiedlich aussehen. Oder je nachdem, wer oder welche innere Seite gerade zu Wort kommt. Werden Hypnowriting-Dialoge mit anderen vorgestellten Personen oder inneren Instanzen verfasst, dann kommt es häufig vor, dass diese Personifizierungen ihre eigene Schrift haben, die sich von der der eigentlich schreibenden Person unterscheidet.

Außerdem beobachte ich immer wieder, dass sich die Schrift ändert, wenn sich bei einem Thema etwas zu lösen oder zu verändern beginnt. All diese Möglichkeiten habe ich nicht, wenn ich tippe, oder erst im Nachhinein könnte ich eine Schriftgröße verändern, aber nicht, während ich versuche, in einem Schreibfluss zu bleiben. Bei getippten Texten ist das Schriftbild im Entstehen komplett gleichförmig und von sich aus erst einmal nichtssagend. Bei handgeschriebenen Texten steckt aus meiner Sicht auch vieles im Schriftbild oder der Art und Weise, wie dieses entstanden ist.

3.1.5 Adaptieren für zu Hause

Viele meiner Klient:innen lernen das Schreiben und das Hypnowriting in unserer gemeinsamen Arbeit schätzen und einige finden darin eine Technik, die sie in ihrer Selbstmanagement- oder Selbstfürsorge-Praxis fortsetzen möchten. Dafür gebe ich ihnen gerne einige Hinweise zu den Techniken, die wir gemeinsam genutzt haben, mit, manchmal auch Audios aus unseren Sitzungen. Die meisten von ihnen entwickeln schnell eine bevorzugte Art, den Fokus nach innen zu richten, und ich ermutige sie, das beizubehalten, ihrer Kompetenz zu vertrauen und in ebendiesem Vertrauen die Führung beim Schreiben an die Hand abzugeben. Ich empfehle ihnen, einen Wecker oder Alarm zu stellen für die Zeit, in der sie schreiben wollen (die meisten nehmen sich rund 10 bis 20 Minuten Zeit pro Schreibprozess). Im Schreiben versunken verlieren wir für gewöhnlich das Gefühl für die äußere Zeit, daher ist es hilfreich, das zu tun, weil es mich davor bewahrt, währenddessen nachdenken zu müssen, wie viel Zeit vielleicht vergangen sein könnte. Habe ich zum Beispiel an einem Abend viel Zeit zur Verfügung, kann ich natürlich auch meine Hand entscheiden lassen, wie lange sie schreiben will – oder mir eine gewisse Zeit vornehmen, zu der ich aufhören möchte. Unser Organismus versteht diesen Auftrag für gewöhnlich und umso besser, je geübter ich darin bin, solche Dinge zu tun.

Für den Umgang mit dem Geschriebenen gelten dann ähnliche Hinweise wie in unserem Setting in der Praxis – niemand soll sich gezwungen fühlen, etwas noch einmal zu lesen, oder umgekehrt, es nie wieder zu lesen. Ich versuche meine Klient:innen zu ermutigen, ein gutes Gespür zu entwickeln, wonach ihnen im Moment ist, und diesem Impuls vertrauensvoll zu folgen.

In manchen Fällen inspiriere ich sie zu Variationen unserer Schreibprozesse. Wenn wir beispielsweise Nachrichten an ein bestimmtes jüngeres Ich verfasst haben, gebe ich ihnen die Frage mit nach Hause, ob ein weiteres jüngeres oder älteres Ich so eine Nachricht brauchen könnte, und bin dann gespannt, ob sie diese Arbeit fortsetzen in der Zeit, in der wir einander nicht sehen.

Vor allem Schreibtechniken, bei denen es um Entlastung geht, eignen sich hervorragend, um sie im Alltag für ein gesundes Stressmanagement zu nutzen – damit können wir die Schreib-Werkzeugkoffer unserer Klient:innen gut füllen bzw. erweitern. Ich höre oft Jahre später noch, dass ehemalige Coachees Methoden, die sie in unserer gemeinsamen Arbeit kennengelernt haben, immer wieder anwenden.

4 Einbettung von Hypnowriting im hypnosystemischen Rahmen

4.1 Hypnowriting zwischen Hypnotherapie und Hypnosystemik – woraus sich viele Anleitungen ableiten

Viele der ausformulierten Hypnowriting-Anleitungen im praktischen Teil dieses Buches sind aus hypnosystemischen Konzepten oder bewährten Vorgehensweisen der Hypnoselehre Milton Ericksons abgeleitet. Einige Aspekte sind bereits früher eingeflossen. Im folgenden Abschnitt möchte ich transparent machen, auf welchen Denkmodellen und Haltungen meine Vorschläge beruhen. Ich hoffe, Sie können sie dadurch besser nachvollziehen und leichter in Ihre Arbeit integrieren.

Neben dem schon beschriebenen Einsatz von Trancezustand sowie Metaphern oder Bildern als zentrale Bausteine im Hypnowriting werden weitere Herangehensweisen genutzt, die sowohl in der Hypnotherapie als auch der Hypnosystemik praktiziert werden. Dazu gehören etwa Regressionen oder Progressionen – auch im Tranceschreiben bewegen wir uns also auf einer Zeitachse und unternehmen manchmal eine Art Zeitreise, um Ressourcen zu (re)aktivieren, belastende Erinnerungen abzuschwächen, Hinderliches nachzubearbeiten oder Erwünschtes für die Zukunft zu bahnen:

> »Der Zustand der hypnotischen Trance ist hilfreich, um via Altersregression neue Wirklichkeiten in der Vergangenheit erfahrbar zu machen und damit die Gegenwart und Zukunft zu ändern« (Peter 2015, S. 77). »Ähnliche Zwecke erfüllt die so genannte Zukunftsprojektion, das imaginative Vorwegnehmen eines psychophysiologischen Zustandes, in welchem die Probleme gelöst sein werden« (Peter 2015, S. 88).

Auch in die einzelnen Phasen eines hypnosystemischen Prozesses, so wie Gunther Schmidt[12] ihn in der *Einführung in die hypnosystemische Therapie und Beratung* beschreibt (Schmidt 2018, S. 100ff.), lassen sich Hypnowriting-Übungen verwenden. Zum Beispiel, wenn es darum geht: den Auftrag zu klären (Klarheit im Schreiben finden), eine »imaginationsfähige Zielvision« zu etablieren (Schmidt 2018, S. 102)

12 Weiterführend auch Schmidt (2021, 2018) oder Gross u. Popper (2020).

(in Form einer verschriftlichten Zukunftsprojektion) oder dabei zu unterstützen eine hilfreiche Metaposition aufzubauen (sich in die Distanz oder eine hilfreiche Position schreiben), die Aufmerksamkeit zu fokussieren (Schmidt 2018, S. 34ff.) (schreibend Gedanken ordnen) oder intuitives Wissen zugänglich zu machen (Schmidt 2018, S. 113) (im Schreibfluss auftauchen lassen, was von selbst auftaucht). Genauso gut ist es möglich, die Arbeit mit seinem Seitenmodell, das von einer inneren Pluralität ausgeht (Schmidt 2021, S. 195f.), auf schriftliche Art zu unterstützen. So können wir Ambivalenzen greifbar machen und unterschiedlichen inneren Anteilen eine Stimme geben, damit sie artikulieren können, was sie bewegt und was sie brauchen, damit Veränderung passieren kann.

All das kann aus hypnosystemischer Sicht dabei helfen, dieses schon mehrfach genannte erwünschte Erleben im Hier und Jetzt besser beeinflussen zu können – und zwar, indem auch das, was unwillkürlich abläuft, berücksichtigt wird. Unwillkürliches und Diffuses wird dadurch gewissermaßen »adressierbar und kommunizierbar« und eine Kooperation zwischen diesen inneren automatischen Abläufen und dem willkürlichen Denken und Verhalten kann entstehen. Laut Schmidt kann das durch das Einführen von Unterschieden in Muster gelingen, wenn sie wirklich einen Unterschied machen (Schmidt 2018, S. 20ff.). Denn:

> »Jedes wahrgenommene Phänomen löst bei Menschen die (blitzschnell [sic] hauptsächlich auf unbewusster Ebene) Bildung von Netzwerken aus, mit denen viele Erlebniselemente auf den unterschiedlichen Sinnesebenen verknüpft werden« (Schmidt, Dollinger u. Müller-Kalthoff 2022, S. 44).

Dazu gehören die Art der Beschreibung des wahrgenommenen Phänomens, seine Benennung, die Erklärung, wie es dazu gekommen ist, seine Bewertung, eine Schlussfolgerung dazu, bisherige Lösungsversuche, Zielvorstellungen und die Beziehung zum Phänomen oder zum Erleben. Zu diesen Elementen zählen auch die emotionale Reaktion, damit verbundene körperliche Reaktionen, das Wahrnehmen von Raum, Größe, Stärke, Alter oder Kompetenz oder die Art von inneren Dialogen, die währenddessen ablaufen (Schmidt, Dollinger u. Müller-Kalthoff 2022, S. 44f.). Nachdem alle diese Elemente wechselseitig wirken, können wir für Veränderungsprozesse an unterschiedlichen Stellen ansetzen, auch bei den Aspekten, die willkürlich gesteuert werden können. Laut Schmidt ergeben sich für unsere Arbeit dadurch klare Aufgaben, worauf eine hilfreiche zielführende Unterschiedsbildung fokussieren soll – in der folgenden Liste führe ich diese Interventionsziele an, so wie Gunther Schmidt sie für das Bearbeiten von Krisenerleben (Schmidt, Dollinger u. Müller-Kalthoff 2022, S. 52f.) formuliert. Rechts daneben kommentiere ich, welche Hypnowriting-Vorgehensweise sich daraus ableitet beziehungsweise sich aus meiner Sicht dafür eignen kann:

- *Wiedererleben eigener Gestaltungsfähigkeit.* Aus meiner Sicht passiert das oft allein durch die Wahl der Technik des Schreibens. Klient:innen erleben unser Zutrauen in ihre Problemlösungskompetenz und eröffnen sich ganz von selbst im Schreiben Wege oder Ideen, die sie bis dahin nicht sehen konnten. Außerdem zielen diejenigen Hypnowriting-Anleitungen darauf ab, die sich mit Ressourcenaktivierung und Stärkung beschäftigen.
- *Perspektiven von Hoffnung aufbauen.* Ob Nachrichten aus der Zukunft oder vorgestelltes Idealszenario – schreibende Hände sind gut darin, hoffnungsvolle Ausblicke zu entwickeln und zu skizzieren.
- *Ziele entwickeln, die selbst erreichbar sind, auch unter den aktuell relevanten Bedingungen.* Um das zu erreichen, kann man Hypnowriting-Dialoge mit wissenden Instanzen gut einsetzen oder serielle Vorgehensweisen, die schnell Klarheit bringen können.
- *Bewertung von Lebensereignissen (kompetenz-aktivierend) verändern.* Im Schreiben kann sich die Bedeutung von Ereignissen ändern und sich positiv auf die Psyche auswirken (Mitchell et al. 2020), vor allem Hypnowriting-Erzählungen wollen bei diesem Ziel unterstützen, indem wir Umschreibarbeit leisten.
- *Selbstwert verbessernde Perspektiven entwickeln.* Wir können im Hypnowriting z. B. ein verändertes Größenerleben simulieren und/oder im Schreiben Ideales in der Zukunft probeerleben, um solche stärkenden Effekte in Bezug auf den Selbstwert anzustoßen.
- *Das Krisenerleben verstehen lernen als wertvolle Informationsquelle über wichtige Bedürfnisse, für die bisher nicht genug getan werden konnte.* Meiner Erfahrung nach passen dafür Hypnowriting-

Dialoge gut – z. B. mit dem belastenden Phänomen, das wir personifizieren oder externalisieren.

- *Wertschätzende Haltung gegenüber eigenen Rückmeldungen des Organismus – der Organismus als Vertragspartner und Supervisor mittels Impuls-Feedback (somatische Marker).* Für diesen Zweck können wir im Hypnowriting etwa mit unserem Körper schriftlich sprechen und so dazu beitragen, eine wohlwollende respektvolle Beziehung mit ihm aufzubauen, die Kooperation ermöglicht (siehe nächstes Textbeispiel).
- *Unterstützung konstruktiver Kommunikationsprozesse im sozialen Raum.* Durch (auch erzählerische) Beschreibungen lassen sich Situationen aus neuen Blickwinkeln betrachten; im Schreiben von vorgestellten Dialogen mit realen Personen können Ideen oder Erkenntnisse auftauchen, die dem bewussten Verstand bisher nicht zur Verfügung standen.
- *Unterstützung hilfreicher Interaktionen im Beziehungssystem und Beachtung auch der Bedürfnisse anderer (bezogen auf Individuation für alle).* Dafür gibt es Hypnowriting-Übungen, die einen Wechsel in eine Beobachter:innenperspektive ermöglichen, damit Zusammenhänge in Beziehungen von außen leichter erkannt werden können. Nachrichten aus der Sicht anderer Personen oder metaphorische Erzählungen können außerdem erkennen lassen, wie sich z. B. ein bestimmtes Verhalten auswirken kann.
- *Loyalitätsleistungen würdigen.* In der schriftlichen Auseinandersetzung mit inneren Anteilen, Instanzen oder jüngeren Ichs kann man Leistungen aus der Vergangenheit oder Gegenwart reflektieren und anerkennen.
- *Unterstützung optimaler Balance zwischen eigenen Bedürfnissen und Loyalitätsverpflichtungen (vom »Entweder-oder« zum »Sowohl-als-auch«: bezogene Individuation). Damit verbunden: Leistungserwartung an sich selbst auf »menschliches Maß« relativieren, statt sich perfektionistisch zu überfordern.* Dafür eignen sich aus meiner Sicht schriftliche Verhandlungen mit unterschiedlichen inneren Anteilen oder fantasievolle Erzählungen über neue und alternative Wege.

(Schmidt, Dollinger u. Müller-Kalthoff 2022, S. 52f.; vgl. auch Schmidt 2021 S. 268f.).

Dialog mit dem schmerzenden Arm

Das folgende Beispiel zeigt, wie sich eine Klientin in einem schriftlichen Dialog Signalen ihres Körpers annäherte. Kurz vor unserer ersten Sitzung war sie 50 geworden. Sie war unzufrieden mit ihrer Jobsituation und haderte damit, eher fremdbestimmt zu leben. Nach einiger Zeit erzählte sie, dass ihr Arm schmerzte – und zwar schon seit vielen Jahren, medizinisch alles abgeklärt sei, aber aktuell würden die Schmerzen nicht mehr aufhören. Sie wollte dem im Schreiben nachgehen und schrieb einen Hypnowriting-Dialog mit ihm. Sie rechnete damit, dass er ihr bestimmte ärztliche Konsultationen oder Schonung empfehlen würde, und war dann sehr überrascht:

»Mein lieber Arm, was ist da eigentlich los?

Arm Ich ärgere mich wahnsinnig über dich, weil du mich nicht nutzt. Seit ich ein kleiner Kinderarm war, habe ich mich bemüht, gehört zu werden. Nutz mich doch. Ich will frei sein, weil ich dein Diener bin. Ich will malen und du lässt mich nicht, weil es so wenig Prestige für dich hat. Worte, immer nur Worte, aber ich brauche das nicht. Ich möchte und kann einen Pinsel führen und dich reich und glücklich machen. Ich liebe schnelle Autos und Sonne, und wo schickst du mich ständig hin? In die Berge und in fade Büros. Das ödet mich so an. Was ist nur los? Du bist so gemein zu mir. Prestige, Prestige, warum siehst du meine Ausdruckskraft nicht? Immer den anderen gefallen wollen mit niedlichen Lebensläufen, braver Schrift und Zierleisten. Immer das gute Mädchen sein. Ich aber bin für dein Glück da. Dann sollen sie sich alle schleichen [Anm.: verschwinden], die putze ich weg [Anm.: ich setze mich durch].

Ich Aber du kannst doch gar nicht malen, bist gar nicht ausgebildet.

Arm Das ist egal, außerdem hast du mich nie ausgebildet, weil du mir misstraust. Nur einmal durfte ich ein Bild malen und dann wurde ich gleich wieder versteckt.

Ich Das kannst du doch jetzt wirklich nicht sagen. Ich habe dich immer beschützt. Ein Dach über dem Kopf für uns. Ach, du bist so undankbar.

Arm Du bist undankbar! Da bekommst du so einen tollen flinken, frechen, freien Arm und dann verleugnest du ihn, also mich. Weil alles intellektuell sein muss. Abendländisch. Höflich. Nicht sexuell, nicht anzüglich. Immer nur Zurückhaltung und Unfreiheit. Ich bin deshalb schon ganz rot vor Wut und Zorn. Du musst dich gar nicht ins Büro schleppen, weil ich eh für dich sorgen kann. Aber du lässt mich nicht und findest immer Ausreden, weil es dir zu wichtig erscheint. Du genierst dich für mich und das tut weh und darum tu ich weh. Ich hör aber jetzt nicht mehr auf, bleibe lästig, weil ich auch älter werde und bald sterbe. Und nicht ewig Zeit habe. Ich will jetzt mal an die Sonne! Ans Licht! Mich zeigen! Zeigen, was ich kann. Ist das zu viel verlangt? Jetzt hast du eh lange genug brav für uns gesorgt. Davon hab ich aber genug. Will nicht mehr. Muss ins Freie.«

Sie war sehr erstaunt vom Geschriebenen und brauchte Zeit, um diese Hinweise sickern zu lassen. In der Einheit darauf erzählte sie, dass sie sich mit einer Staffelei und neuen Farben ausgestattet hätte und noch einige Zeit in ihrem Alltag beobachten wollte, ob sich die Informationen vom Arm als plausibel erweisen würden.

Dreidimensionalität im inneren und äußeren Raum – Hypnowriting in der Aufstellungsarbeit

Unsere Wahrnehmung im inneren Raum scheint ebenso dreidimensional zu funktionieren wie im äußeren (Schmidt, Dollinger u. Müller-Kalthoff 2022, S. 92; Peter 2015, S. 62). Diese räumliche Struktur wird in Veränderungsprozessen gezielt genutzt – etwa um erfahrbar zu machen, welche inneren Anteile aus welcher »Position« heraus auf eine Person wirken, oder bei systemischen Aufstellungen, in denen das innere Erleben in den realen Raum externalisiert wird[13].

Gerade im Einzelsetting und besonders bei der Arbeit mit Bodenankern bietet es sich an, diese systemchoreografische Herangehensweise mit Hypnowriting zu kombinieren. Hypnowriting kann dabei als Methode eingesetzt werden, um die Selbstwahrnehmung zu vertiefen, innere Perspektiven noch weiter zu öffnen und Veränderungsimpulse zu ermöglichen.

Konkret kann das Folgendes bedeuten: Eine Klient:in wird eingeladen, in einer Systemchoreografie ihr aktuelles, als herausfordernd erlebtes inneres räumliches Empfinden mithilfe von Bodenankern zu externalisieren. Dabei können Personen, Anteile, Gefühle etc. als Elemente im Raum positioniert werden. Anschließend wird die Klient:in dazu angeleitet, sich nacheinander auf diese einzelnen Positionen

13 Ich habe Aufstellungsfortbildungen bei Insa Sparrer und Matthias Varga von Kibéd sowie bei Gunther Schmidt gemacht und die hypnosystemische Aufstellungsarbeit unter dem Begriff »Systemchoreografie« kennengelernt, darauf beziehe ich mich in meinen Beispielen und Anleitungen; vgl. weiterführend Weber, Schmidt u. Simon (2016); Sparrer (2016).

zu begeben, sich in das aufgestellte Element einzufühlen und dann aus dessen Sicht zu schreiben (es kann auch sein, dass eine einzelne Position besonders interessant wirkt, dann können wir uns auch darauf beschränken).

Auch in der zweiten Phase der Systemchoreografie – wenn die Klient:in beginnt, ein stimmigeres Lösungsbild zu gestalten, und Bodenanker dafür umpositioniert – kann Hypnowriting gezielt eingebunden werden. Schriftliche Rituale wie Verabschiedungstexte, Vereinbarungen, Absichtserklärungen oder Aufträge können helfen, diese Veränderung zu verankern. Solche Texte können dann an den Platz des jeweiligen Bodenankers gelegt oder dem symbolisierten Anteil »übergeben« werden. Für beide Möglichkeiten nun Beispiele:

Systemchoreografie – Hypnowriting-Nachricht vom Vertrauen

Eine Frau war unzufrieden mit ihrem Aussehen und kam nach einer längeren Urlaubsreise verunsichert in unsere Sitzung. Im Ausland hatte sich verstärkt gezeigt, wie skeptisch sie ihrem Körper gegenüber war – egal, ob es darum ging, bei einer kurzen Radtour durchzuhalten, oder darum, eine etwas andere Ernährungsweise zu verkraften, sie traute ihm nichts zu.

Für eine Systemchoreografie beschriftete sie Zettel, die wir als Bodenanker verwenden wollten, mit »Ich«, »Körper« und »Gegenseitiges Vertrauen«. Diese Blätter verteilte sie intuitiv im Raum. Jeder Zettel war in einer anderen Ecke des Zimmers gelandet. Dann wollte sie gerne wissen, was das Vertrauen zu dieser Konstellation »zu sagen« hätte. Wir stellten einen Stuhl an diese Position, sie versetzte sich in das Vertrauen und schrieb:

»Ich kann gar nicht mehr als nur noch seufzen. Und beobachten von meinem Eck aus. Ich bin allein und einsam, aber hab immerhin eine super Beobachterperspektive. Was ich brauche? Sehr gute Frage. Stabilität! Routine! Mehr Fokus auf den Körper. Niemand schaut hier in die Richtung der anderen. Mehr Gleichgewicht bitte, mehr Balance, mehr Freiheit – weniger eingezwängt sein und in die Ecke getrieben. Richtig verbannt von den anderen zwei. Das Ich schaut mich nur schmollend an, ich weiß, es will es anders. Im Großen und Ganzen weiß ich, dass es mich braucht. Da bin ich selbstbewusst. Aber ohne Grund und Motivation und Antrieb komm ich sicher nicht aus meiner Ecke. Nicht weil ich trotzig bin, sondern weil ich keinen Grund sehe.«

Sie zeigte sich von diesen Sätzen betroffen und wir überlegten, wie es möglich wäre, dass alle drei Elemente wieder besser miteinander kooperieren könnten. Die Klientin meinte, am besten könne sie das »Ich« beeinflussen, und wollte ab sofort wohlwollender auf ihren Körper schauen. Durch diese Entscheidung konnten die beiden anderen Elemente in unserer Einheit wieder etwas zueinanderrücken, d. h., es war ihr ein Bedürfnis, die Bodenanker näher aneinander anzuordnen.

Systemchoreografie – Gargamel gegen Super Mario

Eine Klientin wollte mit mir daran arbeiten, ihren Schlaf zu verbessern und ihren Stress (vor allem beruflichen) besser in den Griff zu bekommen. In einer Einheit nutzten wir dafür eine Systemchoreografie, bei der wir innere Seiten von ihr im Raum platzierten, die wir aus einigen anderen Einheiten schon kannten. Das waren *Gargamel,* den sie als starken inneren Druck beschrieb, eine *Gouvernante,* eine strenge innere Instanz, die keinen Verhandlungsspielraum für Veränderung sah und sie sehr einengte, *Super Mario,* den absoluten Antreiber, der dafür sorgte, dass sie keine Sekunde aufhörte, etwas Produktives zu machen, und *Schlaumi,* der für Ruhe und eine Art Bremse stand.

Sie ordnete für ein Lösungsbild im zweiten Schritt die Figuren neu, sodass es sich stimmig anfühlte, und ich fragte, ob sie das Schreiben dafür nutzen wolle, den Figuren neue Aufträge zu erteilen oder ihnen mitzuteilen, was sie sich wünschte. Sie blieb dafür an der Position, die sie im Lösungsbild für sich gewählt hatte, richtete ihren Fokus zunächst nach innen, versuchte, mit der jeweiligen Figur in der Vorstellung in Kontakt zu kommen, und schrieb ihr wie in einer Art Ritual jeweils einen kurzen Text.

Nachricht an Gargamel:

»Lieber Gargamel!

Unsere Beziehung ist Gott sei Dank ziemlich abgekühlt. Ich brauche dich nicht mehr. Ich schaffe meine Arbeit sehr gut, bin im Unternehmen anerkannt und mittlerweile dort auch tief verwurzelt. Innerer Druck ist nicht mehr notwendig – OHNE dich geht es leichter!«

Nachricht an die Gouvernante:

»Sehr geehrte Gouvernante!

Danke, dass ich von dir gelernt habe, genau und professionell zu arbeiten. Sodass ich dazu in der Lage bin, zu leisten, was von mir erwartet wird. Wir müssen gemeinsam nicht in Richtung Fach-Expertentum. Aber mit Maß und Ziel, peu à peu, immer ein Stückchen weiter.«

Nachricht an Super Mario:

»Lieber Super Mario,

danke für den täglichen Antrieb → damit stellst du sicher, dass ich jeden Tag aufs Neue meine Energie finde, um meine Aufgaben gut zu erledigen. Lethargie ist damit kein Thema für mich.«

Nachricht an Schlaumi:

»Lieber Schlaumi,

ich bitte dich, Super Mario im richtigen Moment einzubremsen und auf mich zu achten → dafür, dass ich mich nicht zu sehr im Job verausgabe, dafür, dass ich nicht ausbrenne. Bitte umsorge mich!«

Sie brachte die Texte an die Positionen der Figuren und erzählte von einer angenehmen Erleichterung, die sie empfand.

5 Praktische Hypnowriting-Anleitungen

In diesem Kapitel biete ich praktische Anleitungen an, so wie ich immer wieder mit ihnen arbeite – bestehend aus einer einleitenden Trancereise und dem Hinführen in einen Schreibprozess. Vor der ausformulierten Anleitung wird erklärt, wofür man sie einsetzen kann, und knapp das ungefähre Vorgehen beschrieben. Die Anleitungen verfolgen unterschiedliche Ziele, es geht um Erkenntnisgewinn und Klärung, Zielerreichung und Ressourcenaktivierung, Entlastung und Stressmanagement, Entscheidungsfindung und Verarbeitung genauso wie Supervision und Stärkung. Die meisten Formulierungsvorschläge sind so konzipiert, dass sie in einer 50-minütigen Einheit durchführbar sind und einen 10-minütigen Schreibprozess beinhalten. Bei manchen Übungen wird zu mehreren Schreibprozessen hintereinander angeleitet, dann sind es entweder kürzere Schreibzeiten oder man verwendet mehrere Arbeitseinheiten.

Gibt es spezielle Dinge zu beachten, bevor man eine bestimmte Übung verwendet, mache ich an einigen Stellen unter der Überschrift »Vorarbeit« darauf aufmerksam.

5.1 Abtauchen ins Selbst – Anleitungen für Klarheit und Erkenntnisse

5.1.1 Eine Autobahn für die Antwort

Wofür? Um auf intuitives, inneres Wissen zugreifen zu können, um Antworten und Informationen auftauchen zu lassen

Vorgehensweise: In der Trancereise entdecken wir den Bereich im Körper, in dem wir die Antwort(en) auf eine bestimmte Frage spüren, und bauen eine innere Autobahn, über die sie durch den Körper aufs Papier fließen kann.

Vorarbeit: Genaue Besprechung und Formulierung der Frage, zu der geschrieben werden soll

Formulierungsvorschlag:

> Schließen Sie jetzt die Augen. Kommen Sie gut an, an dem Ort, an dem Sie gerade sind. Auf dem Platz, an dem Sie gerade sitzen. Spüren Sie,

wie der Atem kommt und geht. Ein und aus. In verlässlichem Rhythmus. Genauso wie Wellen oft kommen und gehen und es so beständig rauscht. Vielleicht merken Sie, wie diese Regelmäßigkeit, dieses beständige Hin und Her der Wellen, die Sie vielleicht auch gleichzeitig sehen …, dieses Beständige vom Rhythmus Ihres Atems …, wie einen das so angenehm nach innen schaukeln kann. Ein, aus, Wellen kommen. Wellen gehen. Ganz von allein. Genau. Und genauso, ganz von allein, wird jetzt oder gleich oder später im Schreibprozess Hilfreiches auftauchen. Eine Antwort auftauchen, ein, aus. Ganz automatisch atmet Ihr Körper. Er weiß, was er tut. Er weiß auch jetzt schon, was die Antwort sein wird auf Ihre Frage, die Sie zurzeit beschäftigt. Erleben Sie Ihren Körper noch einmal. Alle Körperteile, wie Sie jetzt da sitzen oder lehnen. Die Stellen, mit denen Sie sich anlehnen. Aufsitzen. Nehmen Sie sich gut wahr. Ihren Körper. Und dann, wann immer Sie das Gefühl haben, gut bei sich angekommen zu sein, lenken Sie Ihre Aufmerksamkeit auf diese Frage, auf das Thema, auf Ihr Anliegen. Sie möchten gerne etwas Konkretes wissen. Manche Fragen sind nicht sofort zu beantworten. Manche sehr wohl. Und bei vielen ist es großartig, das eigene innere Wissen noch einmal zurate zu ziehen. Ganz oft ist die Antwort auf eine bestimmte Frage schon tief in Ihnen. Dann braucht's manchmal eine Art Brücke, vielleicht eine Autobahn, damit aus dem tiefen Inneren die Antwort auftauchen kann, rausfahren kann, sichtbar und greifbar wird auch für unsere äußeren Augen.

Deshalb würde ich Sie jetzt bitten, nachzuspüren: wo in Ihrem Körper diese Antwort oder wertvolle Hinweise zu Ihrem Anliegen denn gerade sitzen. Spüren Sie nach, lassen Sie sich ruhig ein bisschen Zeit dabei.

Erforschen Sie: Wo am ehesten, in welchem Körperbereich, an welcher Körperstelle ist die Antwort? Das sind hilfreiche Hinweise. Und von dort ausgehend stellen Sie sich vor, da verläuft eine Autobahn oder etwas Ähnliches durch Ihren Körper. Schafft eine Verbindung zwischen dem Bereich des Wissens und der Hand. Vielleicht gibt es auch ein Transportmittel, in das Sie jetzt diese Antwort oder die Informationen setzen können. Vielleicht sind es viele Sätze und Gedanken. Vielleicht sind es wenige Sätze und Worte. Laden Sie das, was Sie da jetzt wahrnehmen, einfach auf dieses Transportfahrzeug auf, wenn es ein Fahrzeug ist. Lassen Sie dann zu, dass sich dieses Fahrzeug oder die Antworten ganz von allein in Bewegung setzen, sich über diese Autobahn, oder was auch immer da ist, durch Ihren Körper bewegen. Um die Antwort oder die Hinweise zu Ihrer Hand zu bringen und durch die Hilfe Ihrer Hand abzuladen. Auf dem Papier abzuladen, und Ihre Hand unterstützt das. Sie hilft, diese Antwort, diese Sätze, diese Worte, diese Hinweise lesbar zu machen. Wann immer es dann in Ordnung ist und Sie den Impuls haben anzufangen, setzen Sie den Stift aufs Papier, lassen einfach aufs Papier fließen, was da aus diesem Fahrzeug kommt. Es fließt ganz von allein. Seien Sie offen und neugierig, was genau da transportiert wurde und jetzt durch Ihre Hand aufs Papier gleitet. Wenn Sie jetzt schreiben, achten Sie darauf, dass Sie gut im Schreibfluss bleiben. Bis die Zeit des Schreibens vorüber ist. Bis alles Wichtige am Papier gesichert ist. Einfach schreiben, immer weiterschreiben. Ihre Hand bewegt sich nahezu von allein, während Sie in diesem angenehmen Zustand bleiben, es fließt und fließt aufs Papier …

(Ca. 10 Minuten schreiben)

Kommen Sie dann langsam zum Ende.

5.1.2 Der Brillenwechsel

Wofür? Klarheit gewinnen, eine Sache oder Situation anders betrachten können, den Fokus weiten bzw. verändern

Vorgehensweise: Wir erforschen in der Imaginationsreise, auf welche Art wir die Welt und uns selbst sehen, wenn wir die Brille aufhaben, mit der wir unterwegs sind, und können uns für eine neue entscheiden oder dafür, ohne weiterzugehen.

Formulierungsvorschlag:

Den eigenen Fokus weiten, die Aufmerksamkeit verändern, Dinge sehen, die man bisher nicht gesehen oder die vielleicht nur ein innerer Teil gesehen hat. Für dieses schöne Ziel, in Zukunft auch andere Dinge wahrzunehmen, mehr zu erkennen, mehr zu sehen, die eigene Aufmerksamkeit vielleicht ein bisschen anders ausrichten zu können, schließen Sie jetzt die äußeren Augen. Um zu erkunden, was die inneren vielleicht schon länger sehen … Dafür lade ich Sie jetzt ein, es sich bequem zu machen, da, wo Sie jetzt gerade sind, genau, und sich zu erlauben, einfach zu sein. Ich würde Sie einladen: Schauen Sie mal hin. Da, irgendwo in Ihrer Nähe, da ist ein Lift für Sie bereit. Dieser Lift, der hat witzigerweise lauter Minustasten. Die führen in die Tiefe, ins tiefe Innere. An einen Ort des tiefen Wohlbefindens. Und drücken Sie dort jetzt –10. Beobachten Sie, wie es auf jeder Stufe kurz leuchtet bei –1, bei –2, –3, –4, –5, –6, –7, –8, –9, –10. Und dann ertönt dieses kleine Geräusch, das signalisiert, dass der Lift angekommen ist. Es geht auch schon die Tür auf und Sie treten hinaus. In dieses tiefe Wohlbefinden und genießen es einfach einige Momente. Orientieren Sie sich auf dieser Ebene, schauen Sie einmal: Irgendwo hier, da könnte ein Spiegel sein oder etwas Ähnliches. Und Sie können jetzt klar erkennen, mit welcher Brille Sie unterwegs sind. Wie die aussieht vom Design her und der Funktion. Vielleicht erkennt man auch, wofür man sie aufgesetzt hat, wer sie mitgestaltet hat oder welche Ereignisse dazu beigetragen haben, dass unser inneres System diese Brille gewählt hat. Vielleicht könnte es interessant sein, diese Brille abzunehmen, einfach zur Probe. Schauen Sie sie in Ihrer Hand noch einmal an. Erkunden Sie hier noch einmal die Brille, die Sie seit einiger Zeit tragen. Durch diese Brille haben Sie bisher Ihr Außen betrachtet, Ihren Arbeitsplatz gesehen, Begegnungen erlebt. Durch diese Brille. Sie erkennen jetzt, dass sie ein Filter gewesen sein könnte, dafür, wie Sie bestimmte Dinge betrachten konnten oder nicht. Da würde es uns allen gleich gehen, Brillen beeinflussen unser Sehen, unser Erkennen. Was sehen Sie, wenn Sie mit dieser Brille, mit Ihrer aktuellen Brille an diesem Ort unterwegs sind. Genau. Spazieren Sie da vielleicht ein bisschen herum, probieren Sie aus, betrachten Sie sich von außen, schlüpfen Sie wieder in sich selbst hinein. Wer sind Sie mit dieser Brille? Welche Gefühle und Gedanken haben Sie? Experimentieren Sie gerne ein bisschen mit dieser Brille. Wie ist Ihr Blick auf das, was Sie an diesem Ort sehen? Vielleicht gibt es schon einen Teil in Ihnen, der sich freut, sie abzunehmen und die Welt auf andere Weise zu betrachten. Vielleicht nur einmal als Experiment. Irgendwann, aus gutem Grund, hatten Sie diese Brille gewählt. Aber manchmal kann es sein, dass Brillen nicht mehr passen. Auch wenn sie einmal genau richtig waren. Irgendwo in Ihrer Nähe, da ist ein wunderschönes Regal aufgebaut, mit anderen Brillen. Mit neuen Brillen. Und bedienen Sie sich dort ruhig so, wie wenn man im Brillengeschäft schaut, was einem jetzt steht. Womit man sich wohlfühlt. Ein neues Modell vielleicht? Genau. Vertrauen Sie jetzt Ihrem Gefühl, Ihrem Gespür, Ihrem Unbewussten. Dass es jetzt die richtige neue Brille für Sie auswählt. Oder sich entscheidet, keine neue zu nehmen. Probieren Sie herum, bevor Sie diese Wahl treffen oder Ihr Innerstes diese Wahl trifft. Wenn Sie sich entschieden haben, dann setzen Sie diese neue Brille auf. Oder vielleicht gehen Sie ohne Brille weiter. Und betrachten jetzt die Welt, diesen Ort, an dem Sie gerade sind, durch diese Brille. Oder ohne die alte. Nehmen Sie wahr, wie das jetzt anders ist. Nehmen Sie alles wahr, alle Gedanken, die Sie vielleicht jetzt durch die neue Brille haben, oder Gefühle, die Sie jetzt haben. Oder Körperempfindungen, die da jetzt dazugehören. Vielleicht möchten Sie eine konkrete Situation aus der Vergangenheit auf diese Weise betrachten oder eine aus der Zukunft. Dann tun Sie das jetzt …

[ein bisschen Zeit lassen] Und während Sie das alles noch erkunden, würde ich Sie dann einladen, aufzuschreiben, wie das ist, dieses Neue. Beschreiben Sie es genau, wie die Welt aussieht, während Sie durch diese neue Brille sehen oder sie ohne Brille betrachten. Und auch wie möglicherweise Ihre Zukunft aussieht. Dazu würde ich Sie ermutigen wollen, einfach drauflosszuschreiben in dieser Art des Durchschreibens, die Sie schon kennen, bei der man den Stift einmal aufs Papier setzt und dann einfach weiter und weiter und weiter schreibt. Bis ich ein Signal gebe. Bis die Zeit vorüber ist. Weiter und weiter und weiter. Sich ins Erleben schreiben, wie es denn mit dieser neuen Brille ist. Oder ohne. Erzählen Sie mal! Vielleicht auch, woran Sie merken, dass etwas anders ist. Bleiben Sie neugierig, wo das Schreiben Sie jetzt hinführt. Schreiben Sie einfach drauflos, ohne jetzt schon wissen zu müssen, was Sie schreiben werden. Schreiben Sie weiter und weiter, ich achte auf die äußere Zeit und Sie erkunden Ihre innere Welt mit neuer Brille ...

(Ca. 10 Minuten schreiben)

Lassen Sie den Stift dann wieder zur Ruhe kommen und schließen Sie noch einmal die Augen. Nehmen einen tiefen Atemzug und Sie können sich jetzt entscheiden, frei entscheiden, ob Sie mit einer Brille heute wieder in diesen Lift steigen wollen. Mit der alten? Mit einer neuen? Oder ohne? Wissend, dass Sie jederzeit wiederkommen können, nehmen Sie jetzt den Lift, drücken auf null. Schauen Sie der Anzeige wieder zu, es leuchtet kurz auf, und zählen Sie innerlich bei diesem Aufleuchten mit von –10 bis 0, um wach und frisch und klar mit interessierter Neugierde ins Hier und Jetzt zurückzukommen und gespannt zu sein, wie Sie die Welt um sich herum ab jetzt wahrnehmen können oder wollen.

Variations- oder Ergänzungsmöglichkeiten: Einen Dialog mit der alten oder der neuen Brille führen

5.1.3 Verkehrte Welt ... oder verkehrte Hand (ein Schauspieler:innenporträt)

Wofür? Klarheit über sich selbst gewinnen, Stärken erkennen, das Selbstbild entwickeln oder stärken – kann gut eingesetzt werden, wenn Menschen (zu) hohe Anpassungsleistungen erbracht haben

Vorgehensweise: Wir begeben uns vor unserem inneren Auge in eine Art Theater und schauen auf die Person, die wir sind, wenn wir unsere Rollen ablegen.

Vorbereitung: Gutes Besprechen des Wofürs, Würdigen der Anpassungsleistung, die bisher erbracht wurde; wenn die nicht dominante Hand verwendet wird (s. Variationen), großflächiges Papier benutzen[14]

Formulierungsvorschlag:

> Es geht jetzt um ein Porträt, ein Porträt über Sie. Genau. Wofür? Um sich besser kennenzulernen, um mehr vom eigenen Wesen zu erkennen, den eigenen Bedürfnissen. Manchmal werden wir unsicher, wer wir sind, oder wir hatten nicht die Gelegenheit, es herauszufinden. Vielleicht waren wir aus guten Gründen oder weil es sein musste sehr damit beschäftigt, uns anzupassen. Dann ist es gut, herauszufinden: Was gehört zu mir und was nicht? Welche Qualitäten sind da? Weil es für Ihre aktuelle Situation gut ist, mehr über sich selbst zu wissen, um besser erkennen zu können, was Sie brauchen, nehmen Sie jetzt bitte ein paar tiefe Atemzüge und, wann immer es passt, schließen Sie die Augen. Genau. Kommen Sie richtig gut bei sich an. Wählen Sie jetzt einfach die Art, nach innen zu gehen, die für Sie stimmig ist, und wählen Sie genau die Tiefe der Trance, von der Ihr Unbewusstes der Meinung ist, dass sie genau richtig ist für heute, für diese Art der Arbeit. Wann immer Sie dann gut bei sich im tiefen Inneren angekommen sind, stellen Sie sich vielleicht etwas wie ein Theater vor. Ein Opernhaus möglicherweise, das eine wunderbare Bühne mit Scheinwerfern hat und einen wunderschönen, feinen Publikumsraum. Vielleicht sind die Stühle mit rotem Samt bezogen, vielleicht hängt an der Mitte der Decke hoch oben ein luxuriöser Luster[15]. Dieses Theater ist jetzt ganz leer. Und auf diese Bühne kann man jetzt gehen. Sie ist frei für Sie. Ihr Ich geht jetzt auf diese Bühne, stellt sich da hin und lässt sich betrachten. Die Vorstellung ist vorbei. Die echte Person steht jetzt auf dieser Bühne, hat Masken und Kostüme abgelegt, um sich bereitzumachen für dieses Interview. Ich würde Sie bitten, sich gleichzeitig ins Publikum zu setzen, sodass Sie einen guten Blick auf die Person auf der Bühne haben. Wie eine Journalistin, ein Journalist, der ein Porträt schreiben soll, warten Sie jetzt hier. Sie wissen, welche Rollen diese Person auf der Bühne normalerweise verkörpert, und jetzt begegnen Sie ihr ohne Maske. Sie können zu ihr auf die Bühne gehen, oder Sie setzen sich miteinander

14 Ich habe in meiner schreibtherapeutischen Ausbildung das Schreiben mit der nicht dominanten Hand vor allem in Bezug auf Identitäts- oder Selbstbildthemen kennengelernt. Da die Aktivierung im Gehirn dann noch größer ist, kann das zusätzlich spannende Erkenntnisse bringen (Kirby et al. 2019, pp. 3109ff.).

15 Anm.: mehrarmige Deckenlampe (österr.).

in den Zuschauerraum. Sie sprechen miteinander. So, als würde man über einen Schauspieler oder eine Schauspielerin ein Porträt schreiben, so würde ich Sie dann gleich auch bitten, alles aufzuschreiben, was Sie über diese Person wahrnehmen können. Wer ist das eigentlich? Was ist ihr wirklich wichtig? Welche Rollen hat sie bisher gespielt? Sie sind die, die jetzt so viel entdecken kann. Sie schreiben über diese Person, über ihre Persönlichkeit. Und Sie erkennen sie jetzt wirklich. Sie sehen, wer da dahintersteckt, welche Qualitäten und welche Sehnsüchte, welche Bedürfnisse und vielleicht Verletzlichkeiten, welche Stärken und welche Verunsicherungen. Da ist eine Person, die gerade keine Rolle spielt, sondern eine so, wie sie wirklich ist. Schauen Sie genau hin, was Sie alles wahrnehmen, wenn Sie diese Person jetzt betrachten, sich mit ihr unterhalten. Was Sie alles erkennen über sie. Was ist wichtig? Was wünscht sie sich? Was braucht sie? Was sind ihre größten Herausforderungen? Dann würde ich Sie bitten, diese Person zu beschreiben, so wie Sie sie sehen. So wie Sie sie jetzt sehen können. Erlauben Sie jetzt oder gleich Ihrer Hand, die Regie zu übernehmen und zu schreiben. Dieses Porträt über diese Person zu schreiben. Die Hand weiß längst, was sie schreiben wird, vielleicht besser als Ihr bewusster Verstand. Sie sind schon gespannt, wen Sie da kennenlernen, jetzt, wenn Ihre Hand wie von selbst dieses Porträt schreibt. Ich achte wieder auf die Zeit, und Sie können einfach die Arbeit jetzt Ihrer Hand überlassen.

(Ca. 10 Minuten schreiben)

Kommen Sie dann langsam zum Ende und runden Sie dieses Porträt ab.

Variations- oder Ergänzungsmöglichkeiten:

- Mit der nicht dominanten Hand schreiben lassen; es kann spannend sein, diese Übung entsprechend anzuleiten: Dann ist der Schreibfluss langsamer, die Anregung an den Organismus aber größer, wie etwa eine Studie zeigt, die untersuchte, wie sich das Training einer visuomotorischen Aufgabe mit der dominanten bzw. nicht dominanten Hand auf die Gehirnaktivität auswirkt. Sie war bei den Personen stärker, die die angeleitete Übung mit der nicht dominanten Hand machten (Kirby et al. 2019, S. 3109ff.).
- Bei so einem Porträt kann es interessant sein, im Nachhinein einen Titel für die Beschreibung zu finden, weil er Wichtiges verdichten und auf den Punkt bringen kann.

5.1.4 Museum der Hässlichkeiten

Wofür? Klarheit gewinnen darüber, was zu schwierigen Situationen oder Verhaltensweisen beiträgt oder sie verstärkt, um im Umkehrschluss erkennen zu können, wo eventuell Hebel für Veränderungen sind

Vorgehensweise: Wir gestalten innerlich ein Museum mit hässlichen Bildern und Skulpturen aus, um im Schreibprozess herauszufinden, wie sie entstanden sind.

Formulierungsvorschlag:

Nehmen Sie jetzt ein paar tiefe Atemzüge. Erlauben Sie sich, zur Ruhe zu kommen, mehr und mehr, jetzt oder gleich, und nehmen Sie wahr, wie Ihr Körper das macht. Spüren Sie nach, wo im Körper schon Entspannung bemerkbar ist, wo Leichtigkeit wahrnehmbar ist, und erlauben Sie sich jetzt, diese Entspanntheit sich weiter ausbreiten zu lassen. Von dieser Region, von diesem Bereich des Körpers ausgehend, darf sie sich jetzt gerne weiter ausbreiten, in alle Körperteile. Von dort ausgehend, wo es schon spürbar ist, immer weiter und weiter, bis sich alles ganz entspannt anfühlt und Sie sich wohlfühlen. Der Körper kann die Zeit, in der wir jetzt arbeiten und dann schreiben, auch gerne zum Regenerieren nutzen. Genau. Ich würde Sie bitten, sich jetzt vorzustellen, eine Art Galerie zu besuchen. Es ist die Galerie, in der es um Ihre aktuelle Situation geht, eine Ausstellung, die Ihrer momentanen Situation entspricht. Da hängen Gemälde oder da stehen Skulpturen, Dinge, die Ihren Schwierigkeiten entsprechen. Bei manchen Dingen wissen Sie genau, wie sie entstanden sind. Bei anderen, da haben Sie vielleicht keine Idee, wie sie gestaltet wurden. Finden Sie jetzt heraus, was zur Entstehung, zu diesen teilweise auch wirklich schwierigen und eventuell hässlichen Gemälden oder Skulpturen geführt hat. Sie verfassen gleich eine Art Museumsguide, eine Anleitung zum Unwohlsein. Erklären Sie anderen Museumsbesuchern, Museumsbesucherinnen, was sie tun müssten, damit solche Gemälde und Skulpturen entstehen. Geben Sie ihnen oder mir eine Anleitung. Angenommen, wir würden auch Objekte für so eine Galerie mit so schwierigen Exponaten erschaffen wollen. Was müssten wir tun? Was könnten wir tun? Damit schwierige Dinge auftauchen, hässliche Skulpturen oder Gemälde entstehen, den gesamten Raum einnehmen und damit dem Schönen den Platz wegnehmen. Damit wir uns unwohl fühlen, damit wir das Schwierige noch verstärken. Die Verbesserung verhindern. Schreiben Sie uns einen Museumsguide, eine Anleitung zum Umbau, zum Unwohlsein. Und wenn Sie so weit sind, schreiben Sie bitte durch, bis Sie mich wieder hören, in einem Fluss.

(Ca. 10 Minuten schreiben)

Kommen Sie dann langsam zum Ende. Vielleicht möchten Sie zum Abschluss noch einmal die Augen schließen und noch eine Runde durch dieses Museum drehen, erkunden, wie es einem geht, wenn man da durchgeht.

Variations- oder Ergänzungsmöglichkeiten: Nachdem man die Faktoren, die zur aktuellen Situation geführt haben, und Lösungsansätze besprochen hat und es eventuell einen Zeitraum des Ausprobierens gab, könnte man sein ideales Museum beschreiben und erkunden, was es brauchen würde, damit es eine wunderschöne Ausstellung gibt.

5.1.5 Die innere Weisheit ausfragen

Wofür? Tiefes, intuitives Wissen zugänglich machen

Vorgehensweise: Wir gestalten eine hilfreiche Figur, wie z. B. eine innere Ratgeber:in, aus, um einen schriftlichen Dialog mit ihr zu führen.

Vorbereitung: Mögliche Fragen, die für das Anliegen wichtig sind, besprechen; klären, welche Figur als kompetent dafür erachtet wird bzw. welcher Name und welche Bezeichnung dafür passen – ob es beispielsweise eine Ratgeber:in, Coach:in, beste Freund:in, alte Weise sein soll

Formulierungsvorschlag:

An dem Platz, an dem Sie jetzt sitzen, machen Sie es sich da richtig bequem. Wir werden jetzt auf Ihr inneres Wissen setzen, indem wir Ihre innere Ratgeberin, Ihren inneren Ratgeber befragen. Dafür werde ich Sie zunächst bitten, Ihre Augen um sich herum schweifen zu lassen und mal zu schauen: Woher? Aus welcher Richtung würde denn am ehesten ein guter, wertschätzender, wohlwollender Rat kommen? Schauen Sie dann einfach eine Weile in diese Richtung, vielleicht auf einen bestimmten Punkt. Genau. Dann kann es sein, dass Ihre Augen irgendwann das Bedürfnis haben, sich zu schließen. Geben Sie dem gerne nach. Schauen Sie bitte auch jetzt mit geschlossenen Augen in diese Richtung, in die Richtung, die Ihre Augen gerade vorhin gewählt haben. Dort in einiger Entfernung oder vielleicht auch relativ nah bei

Ihnen, da taucht jetzt Ihre innere Ratgeberin, Ihr innerer Ratgeber als Figur auf. Schauen Sie mal, wie sie aussieht. Genau. Sie ist auf jeden Fall sehr wissend, kompetent, unfassbar wohlwollend, sehr wertschätzend. Begegnen Sie ihr jetzt und genießen Sie dieses Wohlwollen. Sehr gut. Vergewissern Sie sich: Wenn Sie ihr jetzt in die Augen schauen, dass sie Ihnen Auskunft gibt, hilfreiche Hinweise mit Ihnen teilt zu dem Thema, das Sie gerade so beschäftigt oder auch belastet. Sie haben jetzt die Möglichkeit, diese innere Ratgeberin, diesen inneren Ratgeber einfach auszufragen, nahezu auszuquetschen. Und ich würde Sie jetzt einladen, dann im Schreiben einen Dialog mit ihr zu führen. Einen Dialog im Durchschreibmodus, bei dem Sie Frage und Antwort und Frage und Antwort und Frage und Antwort und Antwort und Frage und Antwort einfach ganz von allein aufs Papier fließen lassen. Sie brauchen nichts zu denken, nichts zu wissen, noch nicht einmal bewusst wissen, wer gerade spricht oder schreibt. Sie brauchen keine Erklärung zu haben. Ihre Hand weiß jetzt schon ganz genau, was sie schreiben wird, welche Fragen, welche Antworten. Die Ratgeberin, der Ratgeber weiß schon genau, was er oder sie sagen wird. Die Hand weiß auch längst, was sie wissen muss. Wann immer Sie so weit sind, öffnen Sie gerne die Augen. Spüren Sie diese Verbundenheit, dieses Wohlwollen Ihrer Ratgeberin, Ihres Ratgebers und fangen Sie dann diesen Dialog mit sich und mit ihr an, zwischen ihr und Ihnen, und achten Sie darauf, im Schreibfluss zu bleiben. Ihre Hand weiß genau, was jetzt zu schreiben ist, und wir sind schon neugierig, wo es Sie beide hinführt.

(Ca. 10 Minuten schreiben)

Beenden Sie dann das Gespräch. Schließen Sie vielleicht noch einmal die Augen, um sich innerlich bei der Ratgeberin, dem Ratgeber zu bedanken. Sie werden sich jetzt gleich verabschieden, wissend, dass Sie immer auf ihre oder seine Hinweise und ihr Wohlwollen zählen und hierher zurückkommen können.

5.1.6 Selbsterkenntnis ohne Post-its

Wofür? Herausfinden, welche Zuschreibungen über sich selbst, die von außen kamen, man hinter sich lassen kann oder will; aussortieren von Zuschreibungen

Vorgehensweise: In der Imaginationsreise begegnen wir einem Ich, das mit Zuschreibungs-Post-its übersät ist, lösen Zettelchen und verarbeiten Altes im Schreiben.

Formulierungsvorschlag:

Es gibt Momente im Leben, da machen wir uns Gedanken, wer wir sind, manchmal mehr, manchmal weniger, manchmal intensiver, manchmal weniger intensiv. Sie fragen sich das aktuell: Wer bin ich eigentlich? Was macht mich aus? Wir fragen uns auch oft, ob wir wirklich so sind, wie wir glauben zu sein, oder ob wir mehr dazu gemacht, gelenkt wurden. Wären wir genauso geworden, wie wir uns jetzt erleben, wenn man uns andere Sätze gesagt, andere Zuschreibungen ausgesprochen hätte? Das ist eine spannende Sache. Manchmal nehmen wir nämlich solche Sätze, die mit »Du bist …« anfangen, sehr ernst, nehmen sie wörtlich, verstehen sie als Wahrheit. Diese Wahrheit wirkt sich dann darauf aus, was wir über uns selbst denken, von uns glauben. Dann kann es hilfreich sein, aufmerksam zu schauen: Stimmen diese Zuschreibungen? Und das wollen Sie jetzt tun, um mehr zu sich zu finden, um ohne hinderliche Zuschreibungen oder Bewertungen das erreichen zu können, was Sie gerne erreichen wollen. Sie haben die Augen geschlossen, sinken, auch während ich rede, weiter angenehm in diesen Zustand, den wir Trance nennen. Genau, und Sie können das gerne noch verstärken, indem Sie sich innerlich auf eine Schaukel setzen und einfach ins tiefe Innere schaukeln. Auf ganz angenehme Art, in Ihrem Tempo, in Ihrem Rhythmus, so wie es passt. Während Sie da vielleicht einfach weiterschaukeln, wird an diesem Ort, wo die Schaukel steht, jetzt oder gleich, da wird Ihnen Ihr Ich entgegenkommen. Und auf einmal können Sie erkennen, was da für Zuschreibungen sind. Auf diesem Ich kleben unfassbar viele Post-its. Bunte Zettelchen, und auf jedem Zettelchen steht ein Satz mit »Du bist …« oder »Das machst du immer so oder so!«, »Du bist …« oder »Du warst schon immer …«. Genau. Wenn es Ihnen passend erscheint, könnten Sie zu diesem Ich hingehen und zunächst genau betrachten, welche Post-its da kleben. Es fragen, wie es ihm geht. Und dann auch einmal betrachten, wie das gesamte Bild auf Sie wirkt. Wahrscheinlich können Sie gar nicht anders, als einige dieser Zettel von dieser Person, von dieser Figur jetzt runterzunehmen. Machen Sie beide das gemeinsam. Bei manchen wird es leicht gehen, andere kleben vielleicht ein bisschen fester. Aber fangen Sie an, bestimmte Zuschreibungen jetzt wegzunehmen. Ja, sehr schön. Machen Sie das ganz aufmerksam. So lange, bis die Post-its, die etwas Unangenehmes auslösen, weg sind und Sie das Gefühl haben, alles, was Ihnen guttut, jetzt noch da ist. Arbeiten Sie so lange mit diesen Zettelchen, bis es irgendwie stimmig ist, und machen Sie ein schönes, rundes Bild daraus. Ich werde Sie gleich darum bitten, Stift und Papier zu nehmen, um vielleicht genau das aufzuschreiben, was Sie da jetzt abgenommen haben, um es noch einmal so richtig von sich wegzuschreiben. Genau. Schreiben Sie auf, dass diese Zuschreibungen, diese Post-its, die irgendjemand mal an dieses Ich geklebt hat, dass die eigentlich nicht stimmen oder vielleicht auch *nicht mehr* stimmen. Alle Gedanken, die Sie dazu haben, zu diesen Zettelchen, die Sie jetzt abgenommen haben. Oder vielleicht auch Gedanken, die Sie zu diesem neuen Bild haben, zu diesem neu gewordenen Ich ohne diese vielen Zuschreibungen. Wen sehen Sie da? Schreiben Sie es auf. Auch wenn der Verstand sagt, es könnte ein Durcheinander werden. Das ist völlig in Ordnung so! Schauen Sie, wo es hinführt. Genau. Erlauben Sie dem Stift, dass er die Führung übernimmt. Erlauben Sie Ihrer Hand, dass sie das tut. Einfach alte Zuschreibungen ans Papier abgeben, weil Sie sie nicht mehr brauchen. Und vielleicht gleichzeitig ein bisschen beschreiben, wen Sie jetzt sehen, wer Sie jetzt sein können.

(Ca. 10 Minuten schreiben)

Lassen Sie Ihre Hand dann langsam wieder zur Ruhe kommen und schließen Sie noch einmal die Augen, um dann in dieses Ich hineinzuschlüpfen. Erkunden Sie aufmerksam, wie sich das anfühlt: dieser Körper, diese Gefühle, dieser Zustand, und nehmen Sie ihn gerne mit ins Hier und Jetzt, wenn Sie dann gleich mit zwei, drei tiefen Atemzügen wieder hierher zurückkommen.

5.1.7 Schreibtisch der Klarheit – und noch und noch und noch ein Satz

Wofür? Klarheit finden, Dinge entdecken, die hinter offensichtlichen Argumenten liegen, bzw. Überzeugungen, die mit einem bestimmten Thema verbunden sind

Vorgehensweise: Wir nutzen dabei das serielle Schreiben.

Vorarbeit: Wir besprechen unser Wofür und definieren gemeinsam den Satzanfang, den wir nutzen wollen; im Formulierungsvorschlag ist als Beispiel der Satzanfang »Wenn ich wirklich Nein sage, dann …« verwendet.

Formulierungsvorschlag:

Ich möchte Sie jetzt einladen, es sich bequem zu machen, die Atmung zu spüren, ohne sie zu verändern. Sie brauchen nichts zu beeinflussen. Genau. Und während Sie da sitzen oder liegen, hier, würde ich Sie gleichzeitig bitten, innerlich an einen anderen wunderschönen Ort zu gehen. An einen Ort, an dem es Ihnen einfach gut gehen kann. Das könnte einer sein, den Sie kennen, an dem Sie schon einmal waren, sowohl im Außen als auch im Inneren. Oder es ist einer, den Sie sich jetzt ganz neu gestalten. Orientieren Sie sich da. Nehmen Sie wahr, wie es hier ist. Schauen Sie sich um. Fühlen Sie sich ein. Erlauben Sie sich, sich hier wohlzufühlen, ganz egal, was im Außen gerade los ist. Und schauen Sie sich dann um. Irgendwo, entweder an diesem Ort oder in der Nähe, da müsste ein Schreibtisch stehen. Der Schreibtisch der Klarheit. Denn Klarheit wollen wir jetzt gewinnen und werden wir jetzt gewinnen. Klarheit werden Sie jetzt erreichen. Wann immer Sie so weit sind, können Sie sich gerne an diesen Schreibtisch setzen. Sie sehen, da liegt schon ein Blatt Papier. Das ist schon vorbereitet für Sie. Da steht schon ein Satzanfang. Der Satzanfang lautet: »Wenn ich wirklich Nein sage, dann ...« [den vereinbarten Satzanfang einsetzen und die folgenden Sätze gegebenenfalls anpassen]. Wir wollen nämlich herausfinden, was Ihr Innerstes denkt, vielleicht befürchtet. Welche Konsequenzen am Neinsagen hängen. Irgendetwas in Ihnen hat wohl noch Bedenken und gute Gründe, die dagegen sprechen, das Neinsagen umzusetzen. Und wenn Sie es sich an diesem Schreibtisch dann bequem gemacht haben, nehmen Sie auch äußerlich den Stift in die Hand. Und auf diesem Blatt, das Sie sowohl innerlich als auch äußerlich jetzt vor sich haben, beginnen Sie bitte zu schreiben und verwenden Sie immer denselben Satzanfang: »Wenn ich wirklich Nein sage, dann ...« Schreiben Sie mindestens 20 bis 25 Sätze mit diesem Satzanfang, und zwar auf eine Art, die wir Durchschreiben nennen, die Sie vielleicht schon kennen und bei der Sie einfach die Regie an Ihre Hand abgeben. Die Hand schreibt ganz von selbst. Der Verstand darf sich gerne zurückziehen. Er darf beobachten, sich zurücklehnen und neugierig sein, was auftaucht. Die Hand, das ist wichtig, die darf jetzt einfach schreiben, nahezu ungeniert schreiben, in einem Fluss schreiben. In einem Fluss diese Sätze vervollständigen. Es wird ganz einfach sein, alles aufzuschreiben, was da auftaucht, wie viel da auftaucht, zum immer selben Satzanfang. Fangen Sie immer und immer wieder mit der Formulierung an: »Wenn ich wirklich Nein sage, dann ...« Und schreiben Sie dann durch, setzen Sie dann fort mit: »Wenn ich wirklich Nein sage, dann ...« Noch einmal: »Wenn ich wirklich Nein sage, dann ...« Ja. Sie werden überrascht sein, was Ihr Innerstes an Antworten und Hinweisen für Sie, für uns parat hat. Wann immer Sie so weit sind, beginnen Sie zu schreiben. Innerlich wie äußerlich. Ich achte inzwischen auf die Zeit. Und Sie können sich jetzt ganz drauf einlassen, Ihre Hand schreiben zu lassen.

(Ca. 10 Minuten schreiben)

Sie merken langsam, wie viele Sätze Sie geschrieben haben, und können gerne noch überprüfen, ob auch alles aufgeschrieben ist, was heute aufgeschrieben werden wollte, und dann langsam zum Ende kommen.

5.2 Kraftquellen erschließen (oder erschreiben) – Anleitungen zum Ressourcenaktivieren und Stärken

5.2.1 Die sprechende Ressource

Wofür? Ressourcen entdecken, wahrnehmen und greif- bzw. nutzbar machen

Vorgehensweise: Wir verorten eine hilfreiche Ressource im Körper und lassen sie von dort ausgehend erklären, was sie braucht, damit sie gelebt werden kann; im Formulierungsvorschlag ist als Ressource beispielhaft die Gelassenheit verwendet.

Vorbereitung: Besprechen, welche Ressource für das vorliegende Anliegen hilfreich wäre, eventuell schon im Gespräch überlegen, wann im Leben oder in welchen Situationen sie lebbar war und auf welche Weise

Formulierungsvorschlag:

Um jetzt eine wichtige Ressource für Sie spürbar, wahrnehmbar, greifbar und dadurch auch nutzbar zu machen, würde ich Sie einladen, dass Sie sich jetzt auf Ihre Atmung konzentrieren. Darauf achten, wie der Atem kommt und wie er geht. Dieser Atem, der ist einfach da, und er fließt. Verlässlich, gleichmäßig, ganz egal, ob man ihn gerade wahrnimmt oder nicht, ist er da. Er ist da. Versuchen Sie dann, den Atem ein kleines bisschen zu verändern. Sich darauf zu konzentrieren, länger auszuatmen, als Sie einatmen. Versuchen Sie, länger auszuatmen, als Sie einatmen. Lange ausatmen, kürzer wieder einatmen. Länger aus-, kurz einatmen. Genau. Und so richten Sie sich immer mehr nach innen, kommen wahrscheinlich ganz automatisch zur Ruhe dabei. Es gibt da dieses Anliegen, das Sie haben. Diese Herausforderung, die ansteht. Es gibt auch eine ganz bestimmte Ressource, die dafür besonders hilfreich ist und wertvoll. Wir haben es vorhin schon besprochen: Wir sind der Meinung, dass Gelassenheit [gewählte Ressource einsetzen und das Folgende entsprechend anpassen] die Ressource ist, die dafür jetzt gut wäre. Überprüfen Sie noch einmal, ob das stimmt oder ob vielleicht jetzt gerade ein anderer Impuls auftaucht. Einer, der sagt, dass es eigentlich etwas anderes wäre. Dann bleiben Sie gern bei dem, was da jetzt auftaucht. Als Nächstes würde ich Sie bitten, im Körper nachzuspüren, wo genau die Gelassenheit oder was auch immer gerade als hilfreichste Ressource aufgetaucht ist, wo im Körper sie am stärksten spürbar ist. Erforschen Sie Ihren Körper, ganz in Ruhe, ganz aufmerksam. Wo ist die Gelassenheit, oder was auch immer sonst aufgetaucht ist, jetzt spürbar? Sie wissen, wie es sich anfühlt, gelassen zu sein. Wo im Körper ist die Gelassenheit wahrnehmbar? Vielleicht im Moment nur ein wenig, hier oder dort. Sehr gut. Schauen Sie innerlich an diese Stelle, an der Sie sie wahrnehmen. Da taucht jetzt ganz spontan, wie von selbst ein Symbol auf. Vielleicht können Sie es schon erkennen oder Sie tun es gleich. Schauen Sie hin, welches Symbol für diese Ressource steht. Es könnte Sie jetzt ein bisschen überraschen, dass dieses Symbol tatsächlich sprechen kann. Oder besser gesagt, es kann schreiben. Es nutzt jetzt gleich Ihre Hand und erklärt, wie es Sie unterstützt. Wie es Sie unterstützt hat in der Vergangenheit und unterstützen wird bei dem Anliegen, um das es jetzt geht. Es erklärt Ihnen, was es braucht, damit Sie gut Zugriff darauf haben. Wie Sie diese Ressource stärken können, wie Sie sie so richtig nutzbar und erlebbar machen können und woran Sie merken, dass diese Ressource wirklich verlässlich für Sie da und für Sie im Einsatz ist. Gleich beginnt die Ressource zu schreiben. Gleich beginnt das Symbol Ihnen zu schreiben. Wann immer Sie so weit sind. Bleiben Sie in diesem hilfreichen Zustand, den wir Trance nennen. Öffnen Sie dabei aber die Augen, öffnen sich für die Informationen, die da jetzt fließen werden. Nehmen Sie den Stift in die Hand und verwenden Sie diesen Modus des Durchschreibens, bei dem wir, wenn wir den Stift einmal aufs Papier gesetzt haben, einfach immer weiter und weiter und weiter schreiben. Oder wenn uns irgendwann der nächste Gedanke fehlt, schreiben Sie einfach »aha, aha« oder »Ich weiß gar nicht, was ich schreiben soll« auf. Wann immer Sie so weit sind, legen Sie einfach los. Sie schreiben, Ihre Hand schreibt, es schreibt, das Symbol schreibt.

(Ca. 10 Minuten schreiben)

Beenden Sie dann ganz in Ihrem Tempo diesen Schreibprozess. Schließen Sie noch einmal die Augen, spüren Sie im Körper noch einmal zu dieser Stelle, an der das Symbol sitzt. Wahrscheinlich kann Ihr Körper jetzt gar nicht anders, als sich wohler und gestärkt zu fühlen, jetzt, wo Sie diesem Symbol Raum gegeben haben. Und genießen Sie dieses schöne Gefühl dann für eine Weile.

Variations- oder Ergänzungsmöglichkeiten: Eine Liste anlegen für jeden Tag, um zu sammeln, wann am Tag man gemerkt hat, dass man auf die Ressource zugreifen und sie nutzen konnte

5.2.2 Mein Stärkungselixier

Wofür? Auftanken, erkennen, was stärken kann

Vorgehensweise: Wir mischen in einem imaginativen Labor ein Elixier, das stärkende Zutaten enthält, und erkunden im Schreiben, was wir brauchen und wie es sich auswirkt.

Vorbereitung: Besprechen, welche Art von Elixier entstehen soll: Beruhigungselixier, Stärkenelixier etc.

Formulierungsvorschlag:

> Bitte richten Sie sich Ihr Schreibzeug so her, dass es jetzt angenehm ist während der Trancereise, und nehmen Sie einen tiefen Atemzug. Atmen Sie ein, ganz in Ruhe. Atmen Sie aus, ganz in Ihrem Tempo. Vielleicht möchten Sie sich dabei strecken oder räkeln. Ein, aus. Diese Zeit, diese Trancereise, ist jetzt nur für Sie. So angenehm, so wertvoll. Spüren Sie noch einmal gut in sich hinein. Wo im Körper ist im Moment noch Anspannung? Wo in Ihrem Körper spüren Sie die Aufgaben und Anforderungen, die an einem gewöhnlichen Tag so zu erledigen sind? Mit dem nächsten Atemzug versuchen Sie, genau dorthin zu atmen. Sie atmen ein, lassen den Atem an diese Stelle fließen und spüren vielleicht schon, wie sich die angespannten Stellen mehr und mehr entspannen können. Jetzt oder gleich. Sie atmen aus, und die Entspannung vertieft sich. Ihr Körper taucht mehr und mehr in diesen Zustand ein. Sie können sich jetzt dann ganz entspannt und in Ruhe Ihr eigenes Stärkungselixier mischen. Dieses Elixier, wofür nur Sie die Rezeptur kennen oder sie noch gar nicht bewusst kennen, und das ist auch gar nicht notwendig. Aber weil Ihr Innerstes die Zutaten kennt, wirkt es so gut. Während die äußeren Augen schon geschlossen sind, öffnen sich jetzt die inneren. Und Sie begeben sich an einen wundervollen Ort, der voll ist mit Schränken und Döschen und Fläschchen. Es riecht hier so gut. Sie möchten heute ein Stärkungselixier für sich mixen, also ein Mittelchen, das Ihnen bei Bedarf schnell Stärkung oder Kraft verschaffen kann. Woraus besteht es? Schauen Sie sich in Ruhe um. Da sind Essenzen, Flüssigkeiten, Öle, Pulver. Schauen Sie, was da überall draufsteht. Was spricht Sie an? Sie haben Zeit. Ist es die Essenz mit dem Mut? Oder die Dose mit der Zuversicht? Was steht

auf den Fläschchen oder Gläsern, die Sie ansprechen? Auf der schönen alten Anrichte steht ein Gefäß für Sie, bereit für Ihr ganz persönliches Stärkungselixier. Wenn Sie genau schauen, dann sehen Sie, dass da in wunderschöner Schrift Ihr Name steht. Schauen Sie sich noch einmal um. Sehen Sie, was Sie gerade brauchen und möchten. Holen Sie es. Wenn Sie so zu mischen anfangen, notieren Sie innerlich schon, was die Zutaten sind. Sie werden gleich zu schreiben beginnen und sich Ihre Rezeptur aufschreiben. Schreiben dann »Mein Stärkungselixier« als Überschrift auf. Schreiben Sie sich auf, woraus es besteht. Was tut Ihnen gut? Wovon möchten Sie wie viel in Ihrer Mischung haben? Schreiben Sie dann auch dazu, wann Sie etwas davon nehmen möchten. In welchen Situationen kann es hilfreich sein? Und schreiben Sie auch auf, wie genau es wirkt. Wie Sie sich fühlen, wenn Sie ein paar Tropfen davon genommen haben. Oder was es auslöst, wenn Sie auch nur daran riechen. Ich bin jetzt für eine Weile still und lasse Sie ganz in Ruhe Ihr Elixier mischen. [Eventuell eine Pause machen] Schreiben Sie sich dann auf, woraus Ihr Elixier besteht und wie es wirkt. Wenn Sie begonnen haben zu schreiben, setzen Sie den Stift nicht mehr vom Papier ab. Ihre Hand weiß am besten, was sie hier aufschreiben möchte. Mein Stärkungselixier.

(Ca. 10 Minuten schreiben)

Kommen Sie jetzt zum Ende. Haben Sie schon probiert? Ein paar Tropfen genommen? Schließen Sie noch einmal die Augen und erproben Sie es. Ein paar Tropfen. Wie fühlt es sich an, wenn Sie sich von Ihrem eigenen Elixier stärken lassen? Fühlen Sie sich ruhig richtig ein, lassen Sie sich ein in diesen entspannten, angenehmen Zustand, den Sie sich selbst geschaffen haben. Und bewahren Sie das Fläschchen oder das Gefäß gut auf. Was auch immer Sie sich ausgesucht haben, Sie können jederzeit wieder darauf zurückgreifen. Ein paar Tropfen nehmen oder daran riechen. Sich selbst etwas Gutes schenken. Fühlen Sie noch einmal dieses Gute, Angenehme im ganzen Körper, in jeder Zelle. Dann atmen Sie noch einmal tief ein und aus. Und kommen Sie dann, ganz in Ihrem Tempo, wieder zurück ins Hier und Jetzt, um diesen Tag in diesem Zustand fortzusetzen.

Variations- oder Ergänzungsmöglichkeiten: Es bietet sich an, im Nachgang über künftige Situationen zu sprechen und sich vorzustellen, wie die verlaufen werden, wenn man sie in diesem Zustand erlebt.

5.2.3 Positives Spekulieren über mich

Wofür? Selbstwert stärken, Selbstbewusstsein erhöhen, Vertrauen in eigene Kompetenzen erhöhen

Vorgehensweise: In der hypnosystemischen Arbeit gibt es eine Zweier- oder Gruppenübung, die sich »positives Spekulieren« oder »Ressourcen-Spekulieren« (Schmidt [o. J.]) nennt; dabei wird eine Person angeschaut und spontan über sie spekuliert, z. B. mit einem Satz wie: »Wenn ich mir dich jetzt so anschaue, dann glaube ich, dass uns diese oder jene Kompetenz oder Stärke von dir bei unserem Projekt helfen wird.« Wir wandeln das ab und richten die Spekulationen an uns selbst. Dafür gehen wir an einen Ort in der Natur, blicken in einen speziellen Spiegel und erlauben uns, alles Wertvolle erkennen zu dürfen.

Formulierungsvorschlag:

Um eine liebevolle, wertschätzende Haltung zu sich selbst zu entwickeln und zu stärken, nehmen Sie jetzt ein paar tiefe Atemzüge. Vielleicht stellen Sie sich vor, Sie sind am Meer. Sie hören dieses Rauschen des Ozeans. Sie riechen dieses leicht Salzige in der Luft. Vielleicht haben Sie Lust, in den weichen Sand zu greifen oder auf den Boden, falls es eine felsige Küste wäre, an der Sie gerade sind. Dann betrachten Sie den Rhythmus der Wellen, in dem sie kommen und gehen. Die Wellen kommen und gehen. Vielleicht fällt Ihnen auf, dass diese Wellen genau im Rhythmus Ihres Atems kommen und gehen und kommen und gehen. Genau. Jetzt ist es Zeit, sich umzusehen und umzudrehen. Hinter Ihnen rauscht es wahrscheinlich angenehm weiter. Schauen Sie sich um, wie die Natur sich Ihnen hier zeigt. Irgendwo in Ihrer Nähe, da entdecken Sie jetzt einen richtig großen, tollen Spiegel. Eigentlich ist es ungewöhnlich, dass ein Spiegel mitten in der Natur steht, aber das ist auch kein normaler Spiegel, sondern es ist ein Spiegel, der nur positive Dinge zeigt. Stärken, Fähigkeiten, Qualitäten, Eigenschaften. Wenn ich sage positive Dinge, dann könnte es auch sein, dass unser bewusster Verstand etwas an uns ablehnt, das aber oft hilfreich sein kann. Dann würde es der Spiegel als hilfreich erkennen, auch wenn unser Verstand etwas anderes sagen würde. Und es passiert ganz automatisch: Wenn Sie in diesen Spiegel sehen, mit einem sehr wertschätzenden, wohlwollenden Blick auf diese Person, die Sie da im Spiegel erkennen, dass Sie auf einmal sehr klar sehen, sehr klar erkennen, was da alles in Ihnen steckt. Betrachten Sie jetzt auf diese Weise Ihr Spiegelbild. Sie mögen es jetzt im Moment sogar richtig gern. Sie finden es schön. Sie sehen so viele positive Dinge an sich. Wann immer Sie dann so weit sind und sich mit diesem Spiegelbild angefreundet haben, würde ich Sie bitten, genau aufzuschreiben, was Sie da erkennen können oder was Sie dieser Person Positives unterstellen. Beginnen Sie Ihr Schreiben mit dem Satz: »Wenn ich mir mich so anschaue, dann finde ich ganz großartig, dass …« Schreiben Sie alle positiven, schönen, anerkennenswerten, liebenswerten, wertvollen Dinge auf, die Sie an sich gerade sehen können oder über die Sie mutmaßen können. Und schauen Sie weiter und erkennen Sie mehr. Sie sehen hin, sehen sich und beginnen dann zu schreiben.

(Ca. 10 Minuten schreiben)

Schließen Sie Ihr Schreiben dann ab und erneut die Augen, um den Fokus noch einmal stark nach innen zu richten. Alles, was Sie jetzt gerade gesehen haben, ist in Ihrem Inneren. Fühlen Sie mal. Sie haben jetzt die ausdrückliche Erlaubnis dazu, alles Wertvolle so richtig zu genießen. Und entscheiden Sie dann selbstständig, wann es ausreichend ist für heute, bevor Sie wach und frisch wieder ins Hier und Jetzt zurückkommen.

5.2.4 Ries:innen bewegen sich anders

Wofür? Selbstsicherheit stärken, z. B. für Auftritte, Verhandlungen oder herausfordernde Meetings; der Formulierungsvorschlag ist auf einen Auftritt ausgerichtet

Vorgehensweise: Diese Übung ist inspiriert von der Anleitung »Selbstsicher durch Wachstum« von Cordula Leddin (Kaiser Rekkas 2018, S. 42) und führt nach der Trancereise in einen Schreibprozess, der das andere Lebensgefühl erlebbar macht; sie kann zur Selbstwertstärkung eingesetzt werden oder auf eine konkrete bevorstehende Situation.

Formulierungsvorschlag (in Bezug auf einen Auftritt):

Um jetzt auszuprobieren, wie es sein könnte, wenn man in seiner vollen inneren Größe Auftritte meistert, wie Sie es vorhaben – diesen Vortrag vor so vielen Menschen zu absolvieren und sich dabei wohlzufühlen –, dafür werden wir jetzt diese Übung nutzen. Auch wenn es noch einen inneren Teil in Ihnen gibt, der sich schwer vorstellen kann, selbstsicher, gelassen und voller Vertrauen in die eigenen Fähigkeiten dort zu stehen, würde ich Sie jetzt als ersten Schritt bitten, Ihre Aufmerksamkeit ganz in Ihrem Tempo nach innen zu richten, Ihrem Körper zu erlauben, dass er sich für die Zeit dieser Tranceübung entspannen darf.

Gerne bei den Füßen beginnend: Die dürfen sich entspannen. Knöchel und Unterschenkel. Die Knie ganz entspannt. Oberschenkel entspannt und warm. Gesäß. Unterer Rücken. Bauchraum. Brust. Oberer Rücken. Alles ganz entspannt. Und die Entspannung breitet sich weiter aus auf den Schultergürtel, die Oberarme, die Unterarme, in die Hände. Sie wandert in den Hals und in den Kopf. Ihr Kiefer ganz entspannt und locker. Die Augenmuskulatur ganz entspannt. Genau, registrieren Sie, wie die Muskulatur entspannt. Und dieser Körper, den Sie jetzt gerade so schön wahrgenommen haben, erlauben Sie sich jetzt ein Experiment mit ihm. Sie wissen schon, wie dieser Saal ungefähr aussehen wird, in dem Sie diesen Vortrag halten werden. Um dort selbstsicher, mit einem guten Gefühl diesen Vortrag zu halten – Sie wissen, dass Sie alles wissen dafür –, lassen Sie uns jetzt etwas Eigenartiges ausprobieren, hier, ganz bequem von der Couch aus. Lassen Sie jetzt Ihren Körper wachsen. Der darf sich jetzt ausdehnen, soweit er im Moment möchte, – nach oben, nach unten, so wie es angenehm ist. Er wird richtig groß, ein paar Meter groß, vielleicht zig Meter. Erlauben Sie sich jetzt, dass dieser Körper wächst und wächst, größer und größer wird. Erlauben Sie sich außerdem, wahrzunehmen, wie dieses Körpergefühl ist, wenn man so groß ist. Stehen Sie dann innerlich von diesem Sofa auf. Spazieren Sie durch diesen Raum in der Vorstellung. Vielleicht stoßen Sie oben an der Decke an. Vielleicht ist die Praxis zu klein. Spüren Sie diese Größe, die Ihrer inneren Größe entspricht. Nehmen Sie wahr, wie das ist. Machen Sie sich damit vertraut, wenn Ihre innere Größe auch der äußeren Größe entspricht, Ihre äußere der inneren. Gehen Sie dann in diesen Saal. In dieser Größe. Nehmen Sie wahr, wie Sie in dieser Größe auf die Bühne gehen, die Treppe nehmen und den Platz einnehmen am Rednerpult. Ihren Platz. Sie sind hier genau richtig. Ihre Präsentation im Rücken. Ihr Wissen im Rücken. Sie sind gut vorbereitet. Und riesengroß. Nehmen Sie jetzt wahr, wie das ist, in dieser Größe Ihre Rede, Ihren Vortrag zu beginnen. Sie schauen ins Publikum. Und ich würde Sie jetzt gleich bitten, genau das zu beschreiben. Alle Faktoren, die Sie jetzt wahrnehmen. Man geht selbstbewusst in dieser Größe auf die Bühne, diesen Vortrag zu halten. Riesig. Wie ist das? Schreiben Sie es ganz detailliert auf. Alles, was Sie wahrnehmen. Alle Empfindungen, alle Gerüche, alle Gedanken. Und alles, was dabei hilft und dazu beiträgt, sich in dieser Größe in diesem Saal wohlzufühlen. Nehmen Sie Stift und Papier. Schreiben Sie durch. Bis Sie meine Stimme wieder hören. Genau. Einfach schreiben.

(Ca. 10 Minuten schreiben)

Kommen Sie langsam zum Ende. Schließen noch einmal die Augen. Spüren Sie dieses Körpergefühl noch einmal intensiv, diese Größe.

> Genau. Auch wenn Ihr Körper jetzt dann gleich im Außen wieder in seiner realen Größe hier im Raum sein wird, wird diese innere Größe spürbar bleiben. Und Sie? Sie erinnern sich in jeder Vorbereitung an dieses Gefühl, in dieser Größe auf der Bühne zu stehen. Oder lesen einfach noch mal diese Beschreibung, die Sie gerade verfasst haben.

Variations- oder Ergänzungsmöglichkeiten: Nach dem Besprechen des Geschriebenen kann man die Klient:in auffordern, das Körpergefühl wirklich im Raum auszugestalten und sich auch außerhalb der Trancereise damit vertraut zu machen.

5.2.5 Ressourcen auftanken

Wofür? Aktivierung und Stärkung von Ressourcen für eine bestimmte Situation

Vorgehensweise: In der Imagination leiten wir unsere Klient:in dazu an, eine Art Tank oder Bad mit bunten Ressourcen zu füllen und sich dann dadurch aufladen zu lassen.

Formulierungsvorschlag:

> Kommen Sie jetzt gut zur Ruhe, da, wo Sie gerade sind. Spüren Sie, wie Sie auf Ihrer Unterlage sitzen oder vielleicht liegen. Beobachten Sie Ihren Atem, wie der kommt und geht. Und während Sie jetzt schon an Ihr Anliegen denken – das Anliegen, wofür Sie sich Stärkung wünschen, – suchen sich bitte Ihre Augen einen Punkt, auf den sie schauen und wo sie zur Ruhe kommen. Einen Punkt, bei dem die Augen das Gefühl haben, der passt irgendwie zum Anliegen. Zur Stärkung. Genau. Es kann sein, dass irgendwann Phänomene zu beobachten sind, dass Nebel auftaucht oder etwas Ähnliches. Achten Sie noch einmal auf Ihren Atem. Ihr Körper atmet ganz von allein. Vielleicht bekommen Ihre Augen das Bedürfnis, sich zu schließen. Wann immer das so ist, können sie das gerne tun. Schließen Sie Ihre Augen. Genau. Achten Sie dann auf die Bilder in Ihrer inneren Welt. Lassen Sie einen Ort auftauchen, um sich von dort aus dieser Thematik zu widmen. Wo man gut erkennen kann, was man braucht, damit es leichter ist. Damit man gestärkt, gut ausgestattet das Anliegen bearbeiten kann. Im Inneren und dann im Äußeren. Sehen Sie hin. Dort irgendwo, da ist ein großes Becken, vielleicht eine Art schicker Tank. Aber es ist ein nahezu magisches Becken, und rundherum stehen einige Eimer. Eimer mit Farben. Jede Farbe steht für eine bestimmte Ressource. Eine Ressource, die in Ihnen steckt. Und diese Farbe aus dem Eimer, die

kann dazu beitragen, dass diese jeweilige Ressource in Ihnen aktiviert oder reaktiviert wird, dass sie wieder spürbarer wird. Blicken Sie sich in Ruhe um, was auf den Kübeln, auf den Eimern draufsteht und was davon zu Ihrem Anliegen passt. Fangen Sie dann an, sich Ihre eigene Mischung zu mischen. Vielleicht den Eimer mit der Geduld zu nehmen, ihn in dieses Becken zu gießen und ihn dann zu mischen mit einer anderen Farbe. Es kann sogar sein, dass es Eimer gibt oder Farben, wo Sie wissen: »Ah, die möchte ich da gerne dazu leeren«, wo Sie sich aber gar nicht sicher sind, für welche Stärke oder Kompetenz oder Ressource genau die Farbe steht. Dann vertrauen Sie Ihrem Innersten, dass es genau weiß, warum jetzt diese oder jene Farbe in das Becken soll. Machen Sie diese Arbeit jetzt ganz in Ruhe. Genau. Sie mischen sich Ihr ideales Stärkungsbad. Wahrscheinlich verändert sich diese Farbe im Becken. Und wenn Sie hinschauen, sehen Sie vielleicht schon dieses Glitzern, das Ihnen signalisiert, wie aktivierend das Bad sein wird. Wann immer Sie das Gefühl haben, die Flüssigkeit beinhaltet alle Zusätze, die Ihnen guttun, steigen Sie in dieses Bad. So wie man ein herrliches Schaumbad genießt. Lassen Sie sich durchdringen von diesen Farben. Tauchen Sie ein, tanken Sie auf. Ihre Haut nimmt all das Gute aus diesem besonderen Bad jetzt auf, aktiviert oder reaktiviert die Ressourcen, Stärken und Kompetenzen, die ohnehin da sind. Erleben Sie, wie sich das anfühlt, bevor Sie irgendwann durchdrungen, getränkt und gestärkt von diesen guten, hilfreichen Dingen dann wieder aus diesem Becken steigen. Und mit dem Abtrocknen das Hilfreiche liebevoll in sich einmassieren. Vielleicht möchten Sie es sich in der Nähe des Beckens noch einmal bequem machen, so wie man nach einem guten Bad die Wirkung erhöhen kann, wenn man ein bisschen ruht. Sie haben dort jetzt Ihr Schreibzeug bei der Hand und denken wieder an Ihr Anliegen – das, was bevorsteht. Das, wofür Sie diese Stärkung jetzt nutzen wollen. Schreiben Sie dann in dieses Buch, was Sie jetzt über das Anliegen denken. Welche Gedanken Sie jetzt dazu haben. Welche Ideen Sie haben. Was Sie für möglich halten. Wie es Ihnen geht und wie Sie mit diesem Gefühl, das jetzt in Ihnen da ist, das bevorstehende Ereignis erleben werden. Vielleicht gibt es schon einen Teil in Ihnen, der sich wahnsinnig darüber freut und so neugierig ist, wie genau es sich zeigen wird. Beginnen Sie dann einfach zu schreiben. Ich achte auf die Zeit. Und Sie setzen den Stift einfach nicht mehr vom Papier ab, wenn Sie jetzt einmal begonnen haben zu schreiben.

(Ca. 10 Minuten schreiben)

Kommen Sie dann zum Ende und nehmen Sie einen tiefen Atemzug, um wach und frisch, angereichert mit Gutem hierher zurückzukommen.

5.2.6 Der Magnet findet alles Hilfreiche

Wofür? Zugriff auf hilfreiches Wissen oder Antworten erhalten, Ressourcen auffinden und spürbar werden lassen

Vorgehensweise: Wir lassen einen imaginierten Magneten durch den Körper wandern und zusammensammeln, was als Information für ein bestimmtes Anliegen hilfreich ist.

Formulierungsvorschlag:

> Es gibt da dieses Anliegen, das Sie haben, diese Frage, die Sie beschäftigt, und wir machen uns jetzt gemeinsam auf die Suche. Voller Vertrauen in Sie, in Ihr Innerstes. Manchmal wissen wir, ohne zu wissen, und manchmal fällt es uns schwer, dieses Wissen zu greifen. Manchmal haben wir eine Ahnung von diesem Wissen, und jetzt werden wir ein bisschen besser erkennen, genauer erkennen, was alles da ist. Für dieses Ziel, für diese Reise, die dann ins Schreiben führen wird, konzentrieren Sie sich zunächst auf Ihren Körper. Ziehen Sie die Wahrnehmungskreise enger, lassen Sie die Kreise Ihrer Aufmerksamkeit enger und enger werden, und richten Sie sich dann ganz nach innen. Den Fokus nach innen richten. Das Außen immer weiter weg. Wir geben Ihrem Inneren mehr Raum und Bedeutung. Wir sind auf der Suche nach Hilfreichem. Da taucht jetzt ein etwas eigenartig anmutendes Ding auf, ganz von allein: ein Magnet. Sie können diesen Magneten nutzen, um die Antworten zu finden. Hilfreiche Hinweise aus Ihrem Organismus. Lassen Sie ihn dafür jetzt einfach durch Ihren Körper wandern, durch Ihren Organismus, Ihr System, damit er Ihnen dann gleich sagen kann, was da alles ist. Worauf Sie bauen können. Welche Informationen er bei seiner Reise entdeckt. Kompetent bewegt sich dieser Magnet jetzt durch den Körper, sammelt Informationen zusammen, kopiert sie, speichert in sich ab, was an Ideen, Stärken, Kraft und Sonstigem da ist. Manches ist vielleicht in Vergessenheit geraten, aber verlässlich da, und der Magnet weiß es schon, während Sie es noch nicht wissen oder bald wieder wissen. Dieses Ding sucht und findet. Arbeitet wahnsinnig gewissenhaft. Lässt das Hilfreiche dort, sammelt einfach Informationen darüber. Nimmt die Infos mit, was alles da schlummert in diesem wunderbaren Organismus. Dieses kleine Ding, das aussieht wie ein Magnet. Das ist so fleißig. Es sucht, findet, erkennt, aktiviert und wird Ihnen gleich berichten, was da alles ist. In Ihnen. Wunderbare Kompetenzen, die Sie jetzt und für Ihr Anliegen nutzen können. Antworten, Ideen oder Ahas. Dieser Magnet durchsucht Ihren ganzen Körper, den ganzen Organismus, Ihr System,

und wir lassen ihn das gern noch ein, zwei Minuten äußerer Zeit tun. Er arbeitet sich durch, durch Ihre Erfahrungen, durch Ihre Schultern, durch die Arme, in Richtung Hand. Er bewegt sich und wird alle Informationen zur Hand bringen, die er gesammelt hat. Wann immer Sie das Gefühl haben, diese Informationen sind jetzt vorne bei Ihrer dominanten Hand, lade ich Sie ein, sie auch wirklich rausfließen zu lassen. Aufs Papier. Wir sind neugierig, was der Magnet gefunden hat. Neugierig lassen Sie jetzt all die Infos durch Ihre Hand aufs Papier fließen. Alles Wissenswerte. Lassen Sie einfach hinausfließen, was jetzt hinausfließen will, in dieser Art des Durchschreibens, wo Sie einfach schreiben und schreiben, ohne abzusetzen. Und auch mal mit »aha, aha« überbrücken, während Sie auf die nächste Info warten und der nächste Gedanke dann gleich auftauchen wird.

(Ca. 10 Minuten schreiben)

Kommen Sie dann langsam zum Ende.

5.2.7 Im Qualitäten-Fundus

Wofür? Stärkung, Ermächtigung im Hinblick auf eine künftige Herausforderung (zwei Schreibrunden, um ausführlich sowohl in die Vergangenheit als auch die Zukunft schauen zu können)

Vorgehensweise: Wir bedienen uns in der Imaginationsreise in einer Art Qualitäten-Fundus, erleben eine künftige Situation und überarbeiten eine alte.

Formulierungsvorschlag:

Sie haben da eine bestimmte Herausforderung in der Zukunft vor sich. Diese Herausforderung erinnert Sie auch an ein altes Ereignis, eine alte Erfahrung, in der Sie sich nicht besonders wohl gefühlt haben. Irgendetwas in Ihnen sorgt sich, dass dieses künftige Ereignis dem alten ähneln könnte. Deshalb bereiten Sie sich vor. Tun Ihr Bestes, um etwas anders machen zu können, anders reagieren zu können. Anerkennen Sie sich dafür, dass Sie sich damit beschäftigen, zurückschauen, vorausschauen, um das Beste zu tun auf vielen Ebenen. Heute widmen wir uns dieser inneren Ebene. Der inneren Haltung. Um gut in dieses Innere eintauchen zu können, schließen Sie zum für Sie richtigen Zeitpunkt die Augen und tauchen Sie noch tiefer in diese Ruhe ein, indem Sie bei geschlossenen Augen beim Einatmen die Augen nach oben rollen und beim Ausatmen wieder nach unten rollen. Beim Einatmen nach oben, beim Ausatmen nach unten. Genau. Vielleicht denken Sie auch an diese Situation in der Zukunft und die Erfahrungen der Vergangenheit, die da Ähnlichkeit haben. Dann würde ich Sie bitten: Wenn Sie dann mit den Augen wieder angenehm zur Ruhe gekommen sind, wenn die wieder aufgehört haben, sich zu bewegen, innerlich in eine Art Fundus zu gehen. In den Fundus Ihrer Qualitäten! Dieser Fundus der Qualitäten ist jetzt nur für Sie da. Sie können sich dort einfach bedienen, sich Qualitäten nehmen, aussuchen, um sich damit zu stärken, sie zu reaktivieren. Diese Qualitäten können sich unterschiedlich zeigen – vielleicht als Tiere oder Symbole, vielleicht als Pflanzen oder Gegenstände. Mit wachem Blick schauen Sie sich da um, und irgendetwas in Ihnen erkennt sofort oder gleich, welche Qualitäten Sie brauchen könnten, um diese künftige Situation anders zu erleben als die alte Situation. Vielleicht von einem Tier, vielleicht von einer Pflanze. Nehmen Sie dieses Tier, diese Pflanze jetzt einfach mit, um sie oder es an Ihrer Seite zu haben, bei sich zu haben, am Körper zu tragen, auf den Schultern sitzen zu haben, was auch immer als Impuls bei Ihnen auftaucht. Dieses Tier, diese Pflanze, der Gegenstand ist wahnsinnig glücklich, Sie zu unterstützen. Mit dieser Qualität, die Sie sich geholt haben, reisen Sie in die Zukunft, um dort zu erleben, wie es ist, mit dieser Qualität diese Situation zu erleben. Und das schreiben Sie dann gleich auf. Innerlich in der Zukunft. Äußerlich wird sich Ihre Hand bewegen, ganz von allein. In diesem Durchschreibmodus, wo man den Stift nicht mehr vom Papier absetzt, wenn man einmal angefangen hat zu schreiben. Sie schreiben jetzt auf, wie diese künftige Situation ablaufen wird – mit dieser Qualität. Genau.

(Ca. 10 Minuten schreiben)

Die Hand hört wieder auf zu schreiben. Die Augen schließen sich noch einmal, und Sie haben jetzt erlebt, wie es ist, in der Zukunft diese Situation mit der Qualität zu durchleben. Und für noch mehr inneren Frieden, Beruhigung und Zuversicht bitte ich Sie als Nächstes, mit dieser Qualität in die Vergangenheit zu reisen und auch diese alte Situation, die Sie als schwierig erlebt haben, mit dieser Qualität zu erleben. Als könnten Sie es noch einmal tun. Als könnten Sie es auf andere Art tun. Sie, so wie Sie heute hier sind, mit dieser Qualität, die Sie aktiviert haben. Diese Kraft ist nach wie vor bei Ihnen – als Tier, als Pflanze, als Gegenstand. Reisen Sie noch einmal in die Vergangenheit, dorthin, wo die Situation schwierig war, und erleben Sie sie jetzt auf neue Weise. Und schreiben Sie jetzt auf, wie es ist, in der Vergangenheit diese Situation auf neue Weise noch einmal zu erleben mit dieser Qualität.

(Ca. 10 Minuten schreiben)

Sie kommen dann angenehm zur Ruhe. Die Hand hört wieder auf zu schreiben – jetzt oder gleich. Nehmen Sie ein oder zwei tiefe Atemzüge. Und es könnte sich anfühlen wie ein Aufatmen, weil Sie gerade Wertvolles geleistet haben. In der Zukunft und für die Zukunft, für die Gegenwart. Und in der Vergangenheit und für ganz viel Frieden mit der Vergangenheit.

5.2.8 Die Ressourcenlampe

Wofür? Suchen und Finden von Ressourcen

Vorgehensweise: In der Imaginationsreise scannt und durchsucht eine Ressourcenlampe unsere Vergangenheit, um uns zu berichten, was da alles Gutes ist (Anleitung eins).

Variation: Wir stehen unter der Ressourcen-Lichtdusche (Anleitung zwei).

Formulierungsvorschlag (Anleitung eins):

Während Sie es sich hier bequem machen und Ihr Körper genießt, dass er sich während der Reise ins Innere entspannen darf, merken Sie, wie sich etwas in Ihnen schon freut auf diese Suche, auf dieses Forschen. Für dieses schöne Ziel, sich wieder klarer darüber zu sein, was alles in Ihnen steckt, worauf Sie auch jetzt zurückgreifen können, weil es schon einmal geholfen hat. Spüren Sie dafür aufmerksam, wie Ihr Atem fließt. Ein, aus. Und sich der Körper mehr und mehr entspannt. Die Füße, ganz entspannt. Die Unterschenkel, entspannt und locker. Die Knie, die Oberschenkel, Entspannung breitet sich auch dorthin aus. Die Oberschenkel, Gesäß und Unterleib, ganz entspannt. Bauchraum, Brustkorb und Rücken, herrlich entspannt. Die Schultern locker. Die Oberarme entspannt. Die Unterarme und Hände, leicht und entspannt. Schultern, Hals und Nacken. Sie spüren die zunehmende Entspannung, die wohltuende Lockerheit, die sich jetzt auf Kopf, Gesicht und Kiefer ausdehnt. Sie atmen entspannt. Ihr Körper ist entspannt. Genauso entspannt würde ich Sie bitten, jetzt an einen Ort zu gehen, den wir als Forschungsort verwenden wollen. Dort ist schon ein Tisch mit einer Art Buch Ihrer Vergangenheit vorbereitet. Orientieren Sie sich hier. Nehmen Sie wahr, wie es ist an diesem Ort, an dem wir jetzt herausfinden wollen, was für die aktuelle Situation oder das aktuelle Thema hilfreich sein könnte. Wir werden gleich mit Leichtigkeit entdecken, wo überall Ressourcen sind, die auch jetzt unterstützen können. Schauen Sie sich um. Irgendwo in Ihrer Nähe müsste diese Ressourcenlampe sein, von der wir vorhin gesprochen haben. Es könnte gut sein, dass sie einer herkömmlichen Taschenlampe ähnlich sieht. Von der Größe her passt sie ganz bequem in Ihre Hand. Machen Sie sich mit ihr vertraut. Entdecken Sie ihre Knöpfe, ihre Funktionsweisen. Dann achten Sie auf dieses Buch, das da schon bereitliegt – das Buch, in dem vergangene Situationen aus Ihrem bisherigen Leben gespeichert und festgehalten sind. Lassen Sie dann bitte diese Ressourcenlampe das Buch Seite für Seite durchsuchen. Es könnte gut sein, dass Sie nicht sehen können, was die Lampe sieht und findet, und das ist völlig in Ordnung. Vertrauensvoll überlassen wir jetzt der Lampe die Arbeit. Sie sucht, analysiert und findet zu Ihrem Besten jetzt die wichtigsten Ressourcen und Stärken, von denen sie überzeugt ist, dass sie jetzt helfen können. Das Blättern durch das Buch passiert ganz von allein. Die Ressourcenlampe sucht, scannt, findet, ordnet. Und irgendwann, wenn sie am bisherigen Ende des Buches angelangt ist, ist sie auch bereit, ihre Entdeckungen mit Ihnen zu teilen. Sie wird Ihnen gleich schreiben, was sie gefunden hat. Wird Ihnen mitteilen, was da Hilfreiches ist, woran Sie vielleicht bewusst noch gar nicht gedacht haben. Wann immer Sie so weit sind, lassen Sie zu, dass die Ressourcenlampe jetzt quasi die Kontrolle über Ihre Hand übernimmt und Ihnen durch die Bewegung Ihrer Hand schreibt. Ihnen beschreibt, was sie gefunden hat, Ihnen in Erinnerung ruft, worauf Sie zurückgreifen können. Die Hand wird ganz von allein schreiben. Die Ressourcenlampe durch die Hand quasi sprechen. Seien Sie gespannt, was auftaucht, und erlauben Sie Ihrer Hand, diesen Durchschreibmodus zu verwenden, bei dem man, wenn man einmal begonnen hat zu schreiben, einfach weiterschreibt und weiterschreibt und weiterschreibt. Genau. Wann immer die Lampe bereit ist, zu berichten, wird Ihre Hand zu schreiben beginnen.

(Ca. 10 Minuten schreiben)

Kommen Sie dann langsam zum Ende. Lassen Sie die Ressourcenlampe noch die letzten Erkenntnisse oder Ergebnisse aufs Papier bringen, bevor Sie dann wach und frisch und klar wieder ins Hier und Jetzt zurückkommen.

Ab zirka der Mitte der Anleitung könnte man daraus auch eine Art Ressourcen-Lichtdusche werden lassen:

Formulierungsvorschlag (Anleitung zwei):

> […] … und das Blättern durch das Buch passiert von allein. Die Ressourcenlampe sucht, scannt, findet, ordnet, nimmt auf. Wenn sie am bisherigen Ende des Buches angelangt ist, ist sie auch bereit, das Gesammelte an Sie zu übertragen, in Sie einfließen zu lassen, sodass alles in Ihnen sich wieder an das erinnert, was ohnehin da war. Durch das Licht der Lampe kann es jetzt wieder aktiviert werden, zugänglich und nutzbar gemacht werden. Halten Sie die Lampe dafür jetzt entweder über sich oder platzieren Sie sie so, dass Sie darunter gemütlich eine Lichtdusche nehmen können. Baden Sie förmlich in diesem Licht, das voll ist mit den Stärken und ressourcenvollen Dingen, die die Lampe gefunden und gesammelt hat. Es sind Ihre individuellen Stärken und Ressourcen. Nehmen Sie von außen durch das Licht auf, was schon einmal in Ihnen da war, um es jetzt wieder lebendig zu machen. Genießen Sie dieses schöne Gefühl eine Weile, vielleicht so ein oder zwei Minuten äußerer Zeit. Machen Sie sich mit dieser Stärke wieder vertraut und stellen Sie sich vor: So wie Sie sich jetzt fühlen, begegnen Sie der künftigen, herausfordernden Situation. Ihre Kräfte spürend, erleben und bewältigen Sie, was da vorhin noch einschüchternd gewirkt hat. Und dann, jetzt oder gleich, wenn Sie zu schreiben beginnen werden, schreiben Sie genau auf, wie Sie die kommende Situation erleben, wenn Sie ihr in dieser Haltung begegnen. Erlauben Sie Ihrer Hand diesen Durchschreibmodus, bei dem man – wenn man einmal begonnen hat zu schreiben – einfach weiterschreibt und weiterschreibt.
>
> (Ca. 10 Minuten schreiben)
>
> Kommen Sie dann langsam zum Ende und erlauben Sie sich bei geschlossenen Augen, alles Erlebte und Gefühlte jetzt noch einmal gut nachwirken zu lassen.

5.2.9 Slow Motion

Wofür? Zum Verstärken von Gutem, Hilfreichem

Vorgehensweise: Wir gestalten in der Trancereise eine schöne Situation in Zeitlupe aus, um den dabei erlebten Zustand intensivieren zu können.

Formulierungsvorschlag:

> Schließen Sie die Augen. Nehmen Sie wahr, wie Sie auf Ihrer Unterlage sitzen oder liegen und wo in Ihrem Körper am meisten Angenehmes,

vielleicht Entspannung, zu spüren ist. In der Körpermitte? Irgendwo in den Beinen? Oder ist es im Oberkörper besonders leicht und frei, vielleicht in den Armen oder dem Kopf? Erforschen Sie: Wo sitzt das Angenehme? Wenn Sie es entdeckt haben, erlauben Sie sich, dass sich dieses angenehme Gefühl weiter und weiter in den Körper ausbreitet. Erlauben Sie auch Ihrem Körper, dass er diese Zeit, in der Sie jetzt in der Vorstellung sind oder dann beim Schreiben, gerne nutzen kann, um sich zu regenerieren.

Es gibt Herausforderungen in der Zukunft. Sie wissen das. Sie wollen sich gut vorbereiten. Und um das, was auf einen zukommt, gut meistern zu können, lohnt es sich manchmal, in die Vergangenheit zu schauen, um daraus zu schöpfen. Da war schon viel Gutes. Sie haben viel geschafft und bewältigt. Ich würde Sie jetzt einladen wollen, in ein schönes Kino zu gehen. Eines, in dem Sie sich wohlfühlen. Sich dort zu orientieren, gut anzukommen. In diesem Kino wird jetzt gleich ein Film laufen – ein kurzer – einer, in dem Sie die Hauptrolle gespielt haben. Es geht um eine Erfahrung, in der Sie Ressourcen und Kompetenzen von sich ideal genutzt haben, und zwar genau die, die auch jetzt wertvoll sind. Lassen Sie ganz von allein diese Szene auftauchen – jetzt – und schauen Sie sie einfach an! Wie geht es Ihnen dort? In welchem Zustand sind Sie da? Was können Sie über sich erkennen, während Sie jetzt Beobachter, Beobachterin sind? Genau. Und mit dieser Erfahrung in dieser Szene können Sie Dinge, die zu bewältigen sind, voller Kraft erledigen. Deshalb würde ich Sie jetzt bitten, sich diesen Film noch einmal anzuschauen. Aber in Zeitlupe. Irgendjemand hat die Sequenz massiv verlangsamt und Sie schauen sich alles noch einmal an. Ganz langsam. Man kann erkennen, warum dieser Zustand, in dem Sie dort auf dem Screen zu sehen sind, so hilfreich ist.

Ich würde Sie bitten, dort einzusteigen und diese Situation in der Slow Motion-Variante wirklich zu erleben. Genau. Spüren Sie: Wie ist das? Diese Situation, in der Sie auf Ihre wunderbaren Ressourcen zurückgegriffen haben und sie nutzen konnten. Wie fühlt sich der Körper da an, welche Gedanken haben Sie? Verankern Sie das in sich. Wenn es damals da war, dann ist es da. Und jetzt würde ich Sie bitten, aus diesem Film quasi in den Zukunftsfilm zu steigen, der gleich an den aktuellen Film drangeschnitten wurde, – mit diesen Gefühlen, Gedanken, aktivierten Ressourcen, so wie Sie es gerade in der guten Variante erlebt haben. Einfach hinübersteigen in den Film mit der künftigen Situation, vor der Sie Respekt oder ein bisschen Sorge hatten. Genau. Wenn die ideal ablaufen würde und Sie dort auf diese Ressourcen genauso Zugriff haben und sie so leben können, wie Sie sie jetzt in der alten Szene in Slow

Motion gelebt haben. Wie ist es denn dann? Mit allen Sinnen wahrnehmen. Ja. Ausprobieren. Durchleben. In Zeitlupe. Der Zustand aus der Vergangenheit in der Zukunft. Noch einmal, ganz langsam. Vielleicht haben Sie Lust, mit der Geschwindigkeit ein bisschen zu spielen, es schneller, dann wieder langsamer zu durchleben. Wann immer Sie so weit sind und erspürt haben, was diesen Zustand ausmacht, beginnen Sie zu schreiben. Und beschreiben Sie genau, wie die neue Situation ist, wenn Sie mit dieser Haltung, die Sie sich gerade aus der Slow Motion heraus aktiviert haben, das Kommende auf diese Art erleben. Sie kennen diesen Durchschreibmodus schon, bei dem man einfach alles aufs Papier fließen lässt, was da ist. Vertrauen Sie Ihrer Hand und vertrauen Sie Ihrem inneren System, dass es gerade genau weiß, was es aufschreiben will – diese Situation und Sie – in dieser Stärke.

(Ca. 10 Minuten schreiben)

Lassen Sie Ihre Hand dann wieder zur Ruhe kommen und sinken Sie bei geschlossenen Augen noch einmal in sich hinein, um nachzuspüren, wie Sie sich jetzt fühlen und wie Sie sich schon freuen, das nutzen zu können, was Sie sich in dieser Trancearbeit entwickelt haben.

5.3 Altes lösen, Neues bahnen – Anleitungen zum Verarbeiten und Neuausrichten

5.3.1 Von außen betrachtet (expressives Schreiben mit Perspektivenwechsel)

Wofür? Verarbeitung von Schwierigem

Vorgehensweise: Um das expressive Schreiben sanfter gestalten zu können, kann man die folgende Anleitung verwenden. Wir schreiben in der dritten Person und verwenden eine Verfremdung; es ist sinnvoll, die Person dazu zu ermutigen, auch an den drei danach folgenden Tagen für je mindestens 15 Minuten auf dieselbe Art über dieselbe Situation zu schreiben.

Formulierungsvorschlag:

Sie möchten eine Last loswerden – Erinnerungen, die noch immer belastend ins Heute und aufs Morgen wirken. Wir arbeiten daran, dass sie zu Erinnerungen werden, die neutral sein können. Was geschehen ist, ist geschehen. Aber unsere Haltung, die kann sich verändern. Oder Gefühle, die ausgelöst werden, wenn wir an das Alte denken, die können sich verändern. Dafür verwenden wir eine Variation des expressiven Schreibens. Damit Sie sich jederzeit sicher fühlen, auch wenn Sie auf Schwieriges aus der Vergangenheit schauen, konzentrieren Sie sich zunächst darauf, wie es Ihnen jetzt gerade geht. Wie sich der Körper anfühlt. Schließen Sie dazu die Augen, damit die inneren dann umso besser sehen können. Konzentrieren Sie sich darauf, wie Sie hier sitzen. Welche Körperteile auf der Unterlage aufliegen. Genau. Und spüren Sie, wie Sie hier in Sicherheit getragen sind. Der Körper darf sich entspannen, wenn er möchte. Sie achten gut auf sich. Sie passen gut auf sich auf. Ihr Unbewusstes hilft da auch gerne mit.

Gleichzeitig kann man in dieser Haltung dann auf etwas Schwieriges aus der Vergangenheit schauen, etwas, das man in schlechter Erinnerung hat. Hinschauen, um es zu verarbeiten, um es neutraler werden zu lassen. Um es einzuordnen, vielleicht sogar damit ins Reine zu kommen – irgendwann. Um eben dafür zu sorgen, dass es weniger Auswirkung auf das Heute und das Morgen haben wird. Eine neutrale Erinnerung. Die wollen Sie sich jetzt und in den nächsten drei Tagen schaffen. Dazu haben Sie Ihre Augen geschlossen. Ihre inneren sehen gut. Und die sehen jetzt eine Art Leinwand oder einen Screen. Machen Sie es sich dort, vor dieser Leinwand, vor diesem Screen, oder wovor auch immer Sie gerade stehen oder sitzen, richtig bequem. Schauen Sie sich um. Irgendwo in Ihrer Nähe müsste eine Fernbedienung sein. Diese Fernbedienung hat mehrere Knöpfe. Sie können einen Film beginnen, Sie können stoppen, Sie können auf Pause drücken oder zurückspulen. Oder Sie können sich auch jetzt entscheiden, diesen Film, den Sie gleich sehen werden, schwarz-weiß oder als Stummfilm zu sehen. Das liegt ganz bei Ihnen. Sie haben jederzeit die Kontrolle. Während Sie jetzt noch überlegen, ob schon der richtige Zeitpunkt ist, um diesen Film zu starten, vergewissern Sie sich noch einmal: Sie haben Stift und Papier bei sich. Sie sind an einem Ort, an dem es Ihnen gut geht, und schauen aus der Distanz auf diese Person, die erlebt, was Sie erlebt haben. In welcher Version auch immer Sie diesen Film jetzt dann gleich ansehen werden: Sie wissen, Sie können jederzeit auf Stopp drücken, vorspulen, auf Stumm schalten. Oder ihn schwarz-weiß werden lassen. Genau. Wann immer Sie so weit sind, werden Sie sich diesen Film anschauen. Und dabei sehr aufmerksam sein. Aufmerksam, wie es dieser Person, die Sie dort sehen, geht, was sie denkt, wie sie sich fühlt. Wie sich dieses Erlebnis auf sie auswirkt. Sie werden dann ab dem Moment, wenn der Film aus ist, einfach Ihre Hand alles aufschreiben lassen, was aus Ihnen rausfließt. Nicht nur Ihr bewusster Verstand registriert und nimmt wahr. So viel mehr in Ihnen registriert und nimmt wahr. Erkennt jetzt, wie es dieser Person in der Situation in dem Film geht oder gegangen ist. All das darf aufs Papier fließen. Jetzt. Und morgen, übermorgen und überübermorgen dann wieder. Ihre Beschreibung wird sich verändern. Ihre Erzählung wird sich verändern. In Ihrem Gehirn sind dabei all die Regionen aktiviert, die wir brauchen, um etwas zu verarbeiten. Deshalb dürfen Sie schon gespannt auf die Wirkung sein. Heute, in einer ersten Variante, fließt aufs Papier, was ganz von allein durch Ihre Hand fließen möchte. Sie werden merken, dass es sich so anfühlen kann, als würde die Hand von allein schreiben. Die Hand übernimmt jetzt die Regie und schreibt auf, was Ihr ganzes System wahrgenommen hat. Vertrauen Sie Ihrer Hand. Vertrauen Sie Ihrem Organismus. Er leistet jetzt wertvolle Arbeit für Sie.

(Mindestens 15 Minuten schreiben)

Die Mindestzeit ist jetzt vorüber. Sie können aber gerne Ihre Hand noch so lange schreiben lassen, wie es stimmig ist.

5.3.2 Im Raum der Sicherheit (in Anlehnung an das expressive Schreiben)

Wofür? Verarbeitung, Entlastung

Vorgehensweise: Wir gestalten in der Imaginationsreise einen Raum der Sicherheit aus, in dem wir aus einem Kompetenzerleben heraus eine schwierige Situation aus der Vergangenheit bearbeiten können; die Klient:in soll an den drei danach folgenden Tagen wieder mindestens 15 Minuten darüber schreiben.

Formulierungsvorschlag:

Die kommende Übung machen wir dafür, dass alte Erinnerungen, die noch immer etwas Schwieriges in der Gegenwart auslösen, mehr und mehr verblassen. Dass sie neutraler werden. Und dafür lassen wir jetzt Verarbeitung passieren, ohne unbedingt bewusst dabei sein zu müssen. Ihr kluger Organismus freut sich schon, Ihnen dabei helfen zu dürfen. Sie werden das gleich gut tun können – sich jetzt noch einmal einem Thema aus der Vergangenheit widmen, das mit Belastung verbunden ist, das schwierig war, von dem Sie wissen, dass Sie es bewältigt und überstanden haben, aber noch nicht alles in Ihnen hat wirklich verstanden, was das bedeutet. Deshalb würde ich Sie bitten, dass Sie sich jetzt einen absolut sicheren Raum gestalten, um geschützt und gestärkt noch einmal hinschauen zu können. Gehen Sie dafür in

Ihren inneren Raum der Sicherheit und gestalten Sie sich den jetzt genau so, wie er für Sie richtig ist. Wie groß ist der Raum? Wie hoch? Was ist drinnen? Was können Sie sehen? Welche Gegenstände oder vielleicht Möbelstücke möchten Sie dort haben? Gibt es Fenster oder ist es ein Ort in der Natur? Gestalten Sie sich jetzt Ihren Raum, Ihren Ort der Sicherheit, sodass Sie sich ausgesprochen geschützt und geborgen fühlen, ganz egal, was sonst ist. Ganz egal, an welche Situation oder Erfahrung aus der Vergangenheit Sie vielleicht denken werden. Und während das für unseren Verstand schwierig nachzuvollziehen ist, dass man gleichzeitig in völliger Sicherheit sein kann, an einem inneren Ort, während man sich einem schwierigen Thema annähert, ist es auf einer anderen Ebene ganz selbstverständlich möglich. Sie werden diese Erfahrung gleich machen. Sie sind in Sicherheit, egal, an welche Situation Sie denken. Sehen Sie sich dann dort um. Irgendwo in diesem Raum gibt es einen Schreibtisch. Da liegen Papier und Stift für Sie bereit. Im Inneren und im Äußeren auch. Jetzt gerade. Wann immer Sie so weit sind, setzen Sie sich bitte hin und fangen Sie dann innerlich wie äußerlich an zu schreiben über diese schwierige Situation aus der Vergangenheit. Sie schreiben alles auf, was Ihnen in den Sinn kommt. Oder Ihre Hand schreibt alles auf, was dazu noch ausgedrückt werden muss. Und Sie können sich gerne entscheiden, bewusst nicht mitzubekommen, was Ihre Hand aufschreibt. Sie können es sich bewusst gerne weiterhin an diesem schönen Ort gemütlich machen, während Ihre Hand, Ihr Unbewusstes, das Schwierige für Sie ausdrückt und verarbeitet. Schreiben Sie auf, welche Gedanken Sie hatten, welche Gefühle. Es ist nicht wichtig, dass Sie sich bewusst erinnern. Es reicht völlig aus, wenn Ihre Hand sich jetzt erinnert. Genau. Und Sie schreiben einfach so lange, bis ich dann die Zeit beenden werde.

(Mindestens 15 Minuten schreiben)

Die Zeit, die wir mindestens schreiben wollten, ist jetzt vorbei. Sie können jederzeit zum Ende kommen oder Ihrer Hand noch Zeit geben, wenn sie mehr Zeit haben möchte.

5.3.3 Der andere Film (in Anlehnung an das expressive Schreiben)

Wofür? Verarbeitung

Vorgehensweise: Wir kombinieren das expressive Schreiben mit der Vorstellung, einen Schreibauftrag als Autor:in bekommen zu haben, und bieten dem Organismus an, bewusst nicht mitzubekommen, was geschrieben wird; es ist empfehlenswert, diese Übung an insgesamt vier hintereinander folgenden Tagen zu machen.

Formulierungsvorschlag:

Wir wollen heute für gute Verarbeitung noch einmal in die Vergangenheit schauen, damit Altes keine Belastung für die Zukunft mehr sein muss. Auf ein bestimmtes Ereignis, über das wir schon geredet haben. Voller Mut. Und Zuversicht. In Sicherheit und Schutz. Sie wissen, Ihr kluges Unbewusstes, Ihr inneres System freut sich, Sie dabei jetzt unterstützen zu dürfen. Sie widmen sich diesem Thema. Für ganz viel Erleichterung. Dafür, dass es ein für alle Mal in der Vergangenheit bleiben kann. Ohne weitere Auswirkung auf die Gegenwart und die Zukunft. Achten Sie dafür jetzt auf Ihre Atemzüge. Wie die kommen und gehen. Atemzug für Atemzug richten Sie Ihre Aufmerksamkeit mehr nach innen. Sie wissen schon: Die Erzählungen, die Sie heute beginnen und die Sie in den nächsten Tagen über das Ereignis fortsetzen werden, die werden sich verändern. Und das ist gut so! Das ist richtig so! Das ist erleichternd so! Und das haben Sie mehr als verdient. Stellen Sie sich vor, Sie sind eine Schriftstellerin oder ein Schriftsteller. Sie haben den Auftrag bekommen, über dieses Ereignis aus der Vergangenheit eine Erzählung zu verfassen. Eine Erzählung, die sehr emotional sein kann. Eine Erzählung, die beschreibt, was da war. Aber vor allem beschreibt sie die Person, um die es vorrangig geht. Wie sie sich fühlt, was sie wahrnimmt. Welche Gedanken an diesen Gefühlen hängen, welche Gefühle an diesen Gedanken hängen. Wann immer Sie so weit sind, würde ich Sie bitten – während Sie gleichzeitig innerlich in diesem Zustand bleiben –, zu Stift und Papier zu greifen und jetzt dann gleich zu schreiben. Diesem Auftrag nachzukommen und aufzuschreiben, was da los war. Wie es dieser Person ergangen ist. Eine Erzählung zu verfassen. Sie schreiben einfach alles auf, was Ihre Hand aufschreiben möchte. Ihr kluger Organismus kann entscheiden, ob Sie bewusst mitkriegen wollen, was Ihre Hand schreibt, oder nicht. Jedenfalls wird sie jetzt schreiben und schreiben, bis die Zeit vorüber ist.

(Mindestens 15 Minuten schreiben)

Die Zeit ist jetzt vorbei, aber Ihre Hand weiß am besten, wann es ausreichend ist, und wird jetzt noch so lange schreiben, wie sie es für notwendig erachtet.

5.3.4 Nachrichten ans jüngere Ich

Wofür? Sehen, anerkennen und beruhigen von jüngeren Ichs bzw. alten Gefühlen, die damit zusammenhängen

Vorgehensweise: Wir blättern in der Imaginationsreise durch ein Fotoalbum [man kann auch auf ein digitales Album, Fotos am Handy wechseln] und suchen intuitiv die jüngeren Ichs aus, die dann eine bestärkende Nachricht aus dem Heute bekommen sollen; beliebig viele Nachrichten und Schreibrunden sind möglich.

Formulierungsvorschlag:

Manchmal wissen wir um schwierige Situationen aus der Vergangenheit und erinnern uns, wie es uns oder unseren jüngeren Ichs damals ging. Um das noch einmal ausdrücklich zu sehen, um diese jüngeren Ichs zu beruhigen, wertzuschätzen, zu stärken, werden Sie jetzt einige Nachrichten an sie schreiben. Nacheinander.

Damit Sie das gut tun können, würde ich Sie bitten, sich vorzustellen, eine Art Album in der Hand zu halten, um sich klar darüber zu sein, welche Ihrer jüngeren Ichs heute gerne eine Nachricht von Ihnen hätten. Dafür schlagen Sie dieses Album jetzt einfach auf. Atmen ruhig. Und in dieser Ruhe und mit Distanz sehen Sie Bilder, vergangene Bilder. Bilder aus der Vergangenheit. Die dort in diesem Album gut aufgehoben sind. Sie sehen diese jüngeren Ichs auf den Fotos. Sie erkennen, welches oder welche dieser jüngeren Ichs im Nachhinein noch Zuspruch oder Aufmerksamkeit von Ihnen brauchen oder ihn sich wünschen würden. Wem es guttut, dass Sie sich heute, aus heutiger Sicht, an sie wenden, ihnen erzählen, wie Ihr Weg weiterging. Ihnen sagen, dass Sie sich beruhigen können. Ihnen erklären, dass alles in Ordnung ist. Ihnen vielleicht etwas von Ihrem jetzigen Leben erzählen. Oder den Erkenntnissen und Schritten auf dem Weg bis heute. Entscheiden Sie sich dann für ein erstes Foto und schreiben Sie diesem jüngeren Ich dann eine Nachricht. In diesem Durchschreibmodus, den Sie kennen, bei dem man darauf achtet, gut im Schreibfluss zu bleiben. Wenn man das Gefühl hat, ein Gedanke lässt auf sich warten, kann man überbrücken mit »Dieser Gedanke lässt gerade noch auf sich warten« oder ähnlichen Dingen. »Liebes jüngeres Ich …« Sie fangen jetzt an zu schreiben. Ihre Hand fängt einfach an zu schreiben. Sie vertrauen Ihrer Hand und wenden sich Ihrem jüngeren Ich liebevoll zu.

(Ca. 10 Minuten schreiben)

Sie kommen dann langsam zur Ruhe, atmen tief durch. Und schauen weiter in diesem Album, welches Ihrer jüngeren Ichs als Nächstes eine Nachricht von Ihnen haben möchte. Sie blättern und entscheiden sich. Da ist eine Seite, ein Bild. Sie wissen noch genau, wie es diesem jüngeren Ich damals ging. Sie wissen auch, was es aus heutiger Sicht hören müsste, damit es ihm gut geht. Wenn es ihm gut geht, geht es auch Ihnen gut. Genau. Schreiben Sie jetzt Ihre nächste Nachricht an dieses jüngere Ich.

(Ca. 10 Minuten schreiben)

Beenden Sie auch langsam die Nachricht an dieses Ich. Vielleicht blättern Sie einfach ein anderes Mal weiter und klappen das Album für heute zu, mit einem guten Gefühl, zwei jüngere Ichs von Ihnen bestärkt zu haben.

Variations- oder Ergänzungsmöglichkeiten: Je nach Zeit, die man für diese Übung zur Verfügung hat, kann man den Prozess mehrfach wiederholen oder aber ihn auf mehrere Einheiten aufteilen.

5.3.5 Happy Beginning

Wofür? Abrunden einer schwierigen Phase oder Abschließen des gemeinsamen Prozesses

Vorgehensweise: Wir gestalten im Schreiben eine schwierige Phase oder den Zeitraum unserer Zusammenarbeit als Märchen aus.

Vorbereitung: Wir erklären, was die wichtigsten Elemente eines Märchens sind: Abenteuerreise, Aufgaben bewältigen, Belohnung am Ende, Hauptfigur, Antagonist:in, helfendes Wesen, Magie, Formulierungen wie »Es war einmal ...«, märchenhafte Zahlen ... Eventuell sprechen wir ab, ob die Klient:in bei der Hälfte der Zeit Bescheid wissen möchte, dass sie noch einmal so viel Zeit zur Verfügung hat.

Formulierungsvorschlag:

Es gibt Phasen im Leben, die sind ganz schön herausfordernd. Mit Ereignissen, die uns anstrengen, die schwierig für uns sind. Und es ist ganz wunderbar, wenn man sich aus diesen Krisen wieder herausgearbeitet hat. Weiß, das Gröbste hat man überstanden. Weiß, jetzt geht etwas anderes los. Jetzt kann es leichter werden. Um zu würdigen, was Sie erledigt haben in letzter Zeit oder in dieser Phase, würde ich Sie bitten, – und wir haben es gerade schon besprochen – sich jetzt noch einmal dem Thema zu widmen, dem Zeitraum, in dem Sie sich so sehr beschäftigt haben mit sich, sich mutig konfrontiert haben, Veränderungsschritte in Gang gesetzt haben, sodass es heute schon ganz anders ist, als es vor einiger Zeit war. Dass Sie sich aufgemacht haben und Ihre Helden- bzw. Heldinnenreise erlebt haben. Eine Helden- oder Heldinnenreise beschreibt genau so etwas. Eine Hauptfigur muss von dort aufbrechen, wo sie ist. Sie wird verjagt aus dem gemütlichen Leben, muss Abenteuer bestehen, vielleicht Drachen bekämpfen oder besiegen, Hexen oder andere Bösewichte, um dann irgendwann das Happy End zu erreichen, die Belohnung zu erfahren. Wie so ein Held oder eine Heldin sind Sie gerade an einem Punkt, wo es darum geht, noch einmal zu würdigen, was Sie alles getan haben. Und das gießen Sie in ein Märchen. Mit einer Hauptfigur, die für Sie steht. Einer Hauptfigur, die aufbrechen muss, um eine Abenteuerreise zu erleben. Es geht um eine Helden-, Heldinnenreise, die für das steht, was Sie erlebt haben. Und um ein Happy End, das für uns ein Happy Beginning ist!

Weil das, was die Hauptfigur erreicht hat, das soll der Anfang sein für etwas Gutes, Neues. Während ich da rede, kann es gut sein, dass Sie schon Bilder im Kopf haben, dass Sie schon wissen, welche Abenteuer Ihre Hauptfigur jetzt bestehen wird. Tauchen Sie ab, tauchen Sie ein in diese Märchenwelt und erlauben Sie Ihrer Hand, dass sie im Durchschreibmodus schreibt – dass sie, obwohl wir das in der Schule wahrscheinlich ganz anders gelernt haben, jetzt Ihr Märchen im Schreibfluss aufschreibt. Dieses Märchen zu dieser Phase. Ich achte dabei auf die Zeit und Sie können sich so richtig ins Märchen vertiefen.

(Ca. 20 Minuten schreiben)

Runden Sie Ihr Märchen dann ab. Schließen Sie noch einmal die Augen, um in die Hauptfigur, die alles erreicht hat, was sie erreichen wollte, noch einmal so richtig hineinzuschlüpfen.

5.3.6 Happy Beginning II: Nachricht von der Hauptfigur

Wofür? (Im Anschluss an »Happy Beginning«:) Wichtiges für die Zukunft erkennen

Vorgehensweise: Wir schlüpfen in die Hauptfigur und lassen sie in einer Nachricht schriftlich erklären, was für die Zukunft wichtig für sie ist.

Formulierungsvorschlag:

Sie haben gerade dieses wunderbare Märchen aufgeschrieben. Wir haben ausgestaltet, wie es dieser Figur am Ende geht. Wir haben von vornherein gewusst – das ist nicht das Happy End. Das ist der Happy

Anfang! Und diese Figur am Ende, mit all ihren Gefühlen und Qualitäten, ihren guten Gedanken und ihrem starken Körpergefühl, die hat ganz viel zu sagen. Erlauben Sie sich jetzt so richtig, in sie hineinzuschlüpfen. Um all das auszudrücken, was jetzt in ihr los ist, was sie fühlt. Was sie denkt. Wie ihr Blick auf die Zukunft ist. Was sie sich wünscht. Worauf sie achten wird. Schlüpfen Sie so richtig hinein in diese Hauptfigur am Ende des Märchens, am Beginn des Neuen. Und lassen Sie sie erzählen, was für diese Figur wichtig ist.

(Ca. 10 Minuten schreiben)

Kommen Sie dann langsam zum Ende und schließen Sie diese Nachricht ab.

5.3.7 Happy Beginning III: die Fortsetzungsgeschichte

Wofür? (Im Anschluss an »Happy Beginning I oder II«:) Zukunftsideen konkretisieren, Bahnung für eine gute Zukunft

Vorgehensweise: Wir lassen die Hauptfigur in ihrem Zustand am Ende des Märchens, nach erfolgreicher Held:innenreise, eine weitere Geschichte in der Zukunft erleben.

Formulierungsvorschlag:

Sie kennen jetzt diese Figur schon gut und wissen, was in ihr los ist, was sie braucht, was sie fühlt, was ihr wichtig ist. Deshalb würde ich Sie jetzt gerne einladen, mit ihr noch ein bisschen in die Zukunft zu reisen, um eine nächste Geschichte, eine kommende Episode auf dem weiteren Weg jetzt vor Ihrem inneren Auge entstehen zu lassen. Die kann gerne wieder in dieser märchenhaften Welt spielen. Oder in einer neuen. In einer fantastischen, erdachten. Diese Figur. Vom Happy End. Oder eigentlich vom Happy Beginning. Wenn sie jetzt eine weitere Episode, eine Geschichte erlebt, was erlebt sie dann? Ihr Innerstes ist schon voller Fantasie. Und wann immer Sie so weit sind, würde ich Sie bitten, zu Stift und Papier zu greifen und aufzuschreiben, was diese Figur in dem Zustand, in dem sie jetzt ist, als Nächstes erleben könnte.

(Ca. 10 Minuten schreiben)

Beenden Sie dann Ihre Erzählung und kommen Sie wieder frisch und klar hierher zurück.

5.3.8 Die ideale Lebensgeschichte

Wofür? Sich im Nachhinein eine schöne Biografie vorstellen, um versäumte Erfahrungen auf emotionaler Ebene nachholen zu können

Vorgehensweise: Wir gehen in der Imagination die Lebensjahre auf ideale Weise durch und schreiben im Durchschreibmodus stärkende Erzählungen über sie auf.

Vorbereitung: Wir erklären, dass wir nicht so tun wollen, als wäre das Reale nicht passiert, dass aber unser Gehirn schwer zwischen realer und vorgestellter Erinnerung unterscheiden kann und es deshalb auf emotionaler Ebene hilfreich sein kann, positive Vorstellungen echten, schwierigen gegenüberzustellen; einige meiner Klient:innen wurden dabei traurig, weil das auch zeigt, was man eventuell alles nicht erleben konnte – diese Traurigkeit, dieses Bewusstwerden und eine Form von Akzeptanz, die sie entwickeln konnten, halfen ihnen dann, mit ihrer realen Lebensgeschichte besser ins Reine zu kommen.

Formulierungsvorschlag:

> Für eine angenehme Art, wie wir unseren Alltag und die Welt erleben können, unser Leben gestalten und genießen können, kann es hilfreich sein, so zu tun, als wären Dinge ideal gelaufen. Auch wenn unser bewusster Verstand genau weiß, dass es in der realen Welt anders war. Gleichzeitig können wir uns erlauben, es in der inneren Welt neu zu betrachten. Dinge, die gewesen sind, neu zu sehen, neu zu erleben, neu zu fühlen. Einfach als Experiment. Um zu schauen, welche Wirkung diese neuen alten Bilder auf uns haben. Sie haben sich entschieden, Ihre Biografie noch einmal auf diese Art zu betrachten. Auf diese Art zurückzuschauen. Mit dieser Frage: »Und wie wäre es ideal gewesen?« Geschichten über sich und die eigenen Lebensjahre zu schreiben. So zu tun, als ob. Sie fangen heute an mit der Schwangerschaft Ihrer Mutter, mit Ihrer Geburt, mit Ihrem ersten Lebensjahr. Nehmen Sie sich jetzt einige Momente Zeit, um zur Ruhe zu kommen und sich einzustimmen, um dann aus dieser Haltung heraus zu schreiben. Wenn das eine wunderbare Erzählung über eine ideale, stärkende, wunderschöne Lebensgeschichte wird: Wie lautet dann die Erzählung über das erste Lebensjahr? Wenn es hilfreich ist, können Sie sich gerne vorstellen, dass Sie Schriftstellerin oder Schriftsteller sind und natürlich Fiktion verwenden dürfen. Wie wäre es ideal gewesen? Wie läuft auf ideale, hilfreiche Art dieses erste Lebensjahr ab? Ihr Jahr! Gießen Sie es jetzt in eine hilfreiche Geschichte. Eine freudvolle, gute Geschichte.

Ihre Hand schreibt wie von selbst, Wort für Wort, Satz für Satz, und schreibt und schreibt.

(Ca. 10 Minuten schreiben)

So, wie Sie es soeben für das erste Lebensjahr getan haben, machen Sie es jetzt auch fürs zweite. Wie geht es weiter? Wenn es eine hilfreiche Geschichte darüber gibt – über Sie und Ihr zweites Lebensjahr – hilfreich fürs Heute und für die Zukunft, auf emotionaler Ebene. Diese gute, ideale Version des zweiten Lebensjahres. Wie lautet die Erzählung darüber? Schreiben Sie sie jetzt so, wie Sie sie gerade vorhin über das erste Lebensjahr geschrieben haben. In diesem Durchschreibmodus, den Sie kennen. Bei dem der Stift wie von allein, die Hand wie von selbst über das Papier gleitet.

(Ca. 10 Minuten schreiben)

Bringen Sie Ihre Erzählung über das zweite Lebensjahr dann langsam zum Ende.

Variations- oder Ergänzungsmöglichkeiten: Als Fortsetzung entweder weiterführen ins nächste Lebensjahr oder abrunden und beim nächsten Mal weitermachen.

5.3.9 Der Blick ins Lösungsland

Wofür? Perspektiven entwickeln in krisenhaften oder Veränderungsphasen, Hoffnung erhöhen

Vorgehensweise: Wir erlauben uns, den Blick aus dem Problemland ins Lösungsland zu richten, um einen ersten Eindruck davon zu bekommen.

Formulierungsvorschlag:

Wenn man Veränderungen durchlebt, dann kann es schwierig sein, sich vorzustellen, wie es werden könnte. Das Neue, das ist oft wenig greifbar. Das Alte ist noch sehr präsent. Und in diesem Zwischenstadium könnte es sein, dass man etwas unruhig wird. Das Alte ist noch nicht ganz weg, das Neue noch nicht da. Um ein bisschen mehr Idee davon zu kriegen, wie denn das Neue so sein könnte, würde ich Sie jetzt bitten, innerlich zunächst zur Ruhe zu kommen. Vielleicht, indem Sie Ihre Atmung intensivieren und immer beim Ausatmen etwas tiefer sinken. Tiefer. Sehr schön, immer beim Ausatmen tiefer sinken, in sich hinein. In die eigene Tiefe, ein tiefes Wohlbefinden. Das Alte, das wir vielleicht als Problemland bezeichnen könnten, das ist noch immer präsent, obwohl Sie auf dem Weg sind, obwohl Sie Veränderung schon angestoßen haben, obwohl Sie sich entwickeln und gute Schritte machen. Gleichzeitig kann es sein, dass ein innerer Teil noch sehr gerne daran festhalten möchte, einfach weil es gewohnt ist, bekannt, vertraut. Blicken Sie sich deshalb hier jetzt um in diesem Problemland. Wie sieht die Landschaft aus? Welche Farben herrschen davor? Wie fühlt es sich an, in diesem Land unterwegs zu sein? Wem begegnen Sie? Was nehmen Sie wahr? Mit allen Sinnen. Was können Sie sehen oder riechen? Oder hören. Was ist typisch für dieses Land? Und dann irgendwo in Ihrer Nähe sehen Sie, dass da die Station einer Seilbahn ist. Diese Seilbahn? Die führt einen Hügel hinauf. Einen Berg hinauf. Sie wissen, von dort oben, da kann man ins Lösungsland blicken. Dieses Lösungsland wird sich wahrscheinlich vom Problemland unterscheiden. Und einfach mal probehalber, um eine Idee davon zu bekommen, wie es möglicherweise sein könnte, wie es aussehen könnte, würde ich Sie heute einladen, in diese Seilbahn zu steigen. Diese Seilbahn, die den Berg hinaufführt, und Sie bewegen sich in ihr Meter um Meter höher hinauf. Aus diesem Problemland hinaus. Immer höher hinauf. Distanzieren sich von dem Alten. Nähern sich dem Gipfel, in Ihrem Tempo. Oben am Gipfel steigen Sie wieder aus und haben einen wundervollen Ausblick. Einen wundervollen Blick in dieses Lösungsland. Sie betrachten es heute, jetzt, einfach mal von diesem Gipfel aus. Sie schauen sich das in Ruhe an. Wie sich die Landschaft Ihnen zeigt. Was Sie da wahrnehmen können. Vielleicht haben Sie schon Ideen, wie es dort sein könnte. Es ist völlig in Ordnung, heute da noch nicht hinzugehen, sondern es sich einmal anzuschauen. Aus der Ferne. Sie tun das aufmerksam, neugierig. Vielleicht gibt es auch schon einen kleinen Teil in Ihnen, der sich freut, irgendwann in diesem Lösungsland ankommen zu werden, es sogar genießen zu können. Genau. Heute ist es vielleicht völlig ausreichend und angebracht, hinzuschauen. Vom Gipfel aus. Und dabei zu bleiben. Hier zu bleiben. An der Stelle würde ich Sie einladen, während Sie innerlich auf dieses Lösungsland schauen, dass Sie äußerlich anfangen zu schreiben. Den Stift und das Papier nehmen, die Augen wieder aufmachen, während Sie innerlich noch immer auf das Lösungsland schauen. Genau. Und dann einfach anfangen zu schreiben, wie es dort sein könnte. Schreiben Sie auf, was Sie vom Gipfel aus alles darüber wahrnehmen können, welche Gedanken dabei in Ihnen auftauchen, welche Körperempfindungen, vielleicht auch, was Sie noch abhält, dahin zu gehen. Was Sie aus heutiger Sicht brauchen, um es entdecken zu können. Was noch wertvoll ist am Alten. Was sichergestellt sein muss, damit Sie dann irgendwann in dieses Land wechseln können.

(Ca. 10 Minuten schreiben)

Fangen Sie dann langsam an, Ihre Beschreibung zu beenden.

5.3.10 Der Wäschekorb

Wofür? Verabschiedung, z. B. nach Trennung

Vorgehensweise: Wir begleiten unsere Klient:in an einen inneren Ort, den sie nach der Trennung oder dem Abschied ausräumt – sie packt die Dinge zusammen, die sie jetzt nicht mehr haben möchte, und schreibt eine Nachricht dazu.

Formulierungsvorschlag:

Nehmen Sie ein paar tiefe Atemzüge und kommen Sie in Ruhe bei sich an. Ein und aus. Sie sind selbst die beste Expertin oder der beste Experte darin, nach innen zu gehen. Sie können das. Sie kennen das. Deshalb wählen Sie die Art, die für Sie jetzt am besten passt, um Ihren Fokus nach innen zu richten, Ihrem Inneren Raum zu geben. Lassen Sie sich ruhig ein bisschen Zeit dabei. Achten Sie auf Ihre Atmung, die nach innen sinkt. Lassen Sie das Außen mehr und mehr los. Ihre Aufmerksamkeit richtet sich nach innen. Gehen Sie dann innerlich an den Ort, der Ihrer momentanen Situation entspricht. Sie haben sich so sehr mit sich selbst beschäftigt, mit Ihren Anliegen, Ihren Themen, und haben so viel erreicht. Auch Ihr innerer Ort, der dem jetzt entspricht, ist ganz wunderschön. Das haben Sie so verdient, dass es Ihnen dort gut geht und dass es sich auch im Außen zeigt! Dass Sie belohnt werden für diese innere Arbeit, weil es auch im Außen leichter wurde. Sie haben festgestellt, dass es noch ein paar Erinnerungen gibt, die Sie belasten. Gedanken an diese eine Person aus Ihrer Vergangenheit. Und weil Sie sich gerne davon befreien möchten, weil Sie diesen schönen Ort, den Sie sich gestaltet und erarbeitet haben, so richtig genießen möchten, ist es wichtig, noch einmal zu überprüfen, ob da noch Dinge sind, die nicht mehr hierhergehören. Sehen Sie sich dafür an dem Ort, der Ihrer momentanen Situation entspricht, jetzt gut um. Schauen Sie, ob Sie Gegenstände oder kleine Figuren finden, vielleicht auch Bilder, die störend sind. Dinge, die an Ihren alten Ort gepasst haben, aber an den neuen nicht mehr. Dinge, die Sie gerne zurückgeben möchten. Es ist, als wäre diese Person von Ihrem inneren Ort ausgezogen und hätte etwas vergessen. Wenn Sie solche Dinge entdecken, packen Sie sie zusammen. Geben Sie sie in eine Kiste oder einen Wäschekorb, um sie dann dieser Person zu bringen oder zu schicken. Dinge, die ihr gehören, die nicht mehr bei Ihnen sein sollen, die Sie nicht mehr haben möchten. Es könnten natürlich auch Erinnerungsgegenstände dabei sein, die Sie vielleicht behalten wollen. Dann geben Sie diesen Dingen einen schönen Platz an Ihrem Ort. Aber die Dinge, von denen Sie sich gerne trennen möchten, weil sie einfach an Ihren neuen Ort nicht mehr passen oder weil Sie sie dort nicht mehr haben wollen, sammeln Sie jetzt zusammen, ganz in Ruhe. Sammeln Sie sie und geben Sie sie in eine Kiste. Oder den Wäschekorb. Genau. Fragen Sie sich noch einmal: Habe ich alles gefunden, was ich zurückgeben möchten, weil es an meinen Ort nicht mehr passt? Genau. Aus diesen Dingen könnten Sie jetzt ein Paket schnüren, das Sie später zur Post bringen. Oder Sie nehmen diesen Korb und bringen ihn dorthin, wo diese Person ist, stellen ihn vielleicht vor die Tür oder übergeben ihn direkt. Und Sie schreiben vorher noch eine Nachricht. Egal, ob es ein Paket wird, das Sie verschicken, oder ein Wäschekorb, den Sie überreichen. Ein paar geschriebene Worte der Verabschiedung oder Erklärung sind hier völlig angebracht. Deshalb spüren Sie noch einmal nach, fühlen Sie mehr, als dass Sie überlegen. Erlauben Sie Ihrer Hand, diese Verabschiedung zu schreiben. Teilen Sie dieser Person noch einmal mit, dass diese Dinge, die Sie da noch gefunden haben, keinen Platz mehr bei Ihnen haben. Schreiben Sie vielleicht auch, dass Sie jetzt eine andere Person sind als damals, als Sie sich kennengelernt hatten, und verabschieden Sie sich ausdrücklich. Wann immer Sie bereit sind, mit dem Schreiben zu beginnen, möchte ich Sie daran erinnern, dies in einem Schreibfluss zu tun, um in diesem tranceartigen Zustand und in Ihrer inneren Fokussierung zu bleiben. Lassen Sie Ihre Hand einfach ganz von allein über das Papier gleiten und alles ausdrücken, was Sie dieser Person noch sagen möchten.

(Ca. 10 Minuten schreiben lassen)

Beenden Sie dann Ihre Nachricht, schließen Sie noch einmal die Augen und legen Sie den Text jetzt zum Wäschekorb oder zum Paket. Bringen Sie es weg von Ihrem Ort.

5.3.11 Ich bin Interieur-Designer:in

Wofür? In Anlehnung an die Vorgehensweise nach Gunther Schmidt, bei der verletzte Anteile in einen »Hort der allumfassenden Liebe« gebracht werden, entwerfen wir so einen Ort im Schreiben individuell

(Schmidt in Vorb.). Ich verwende gerne den Begriff »Ort«, damit sich unsere Klient:innen frei fühlen in seiner Gestaltung.

Vorgehensweise: Wir laden ein, zuerst in der Imagination und dann in der Schreibimagination, diesen Ort voller Liebe und Geborgenheit konkret zu entwickeln, damit danach die verletzten Anteile oder leidenden Ichs dort einziehen können.

Formulierungsvorschlag:

> Manchmal bemerken wir, dass Ereignisse oder Erfahrungen aus der Vergangenheit noch eine Wirkung auf uns haben. Oder dass es verletzte jüngere Ichs gibt, Anteile, die vielleicht noch wütend sind oder traurig. Dann kann es wertvoll sein, für sie einen inneren Ort zu finden oder zu kreieren, an dem es ihnen gut gehen kann, langfristig, und damit wir sie versorgt wissen. Um das heute zu beginnen, richten Sie Ihren Fokus zunächst nach innen. Weil die inneren Augen so gut sehen können und erkennen können, was es braucht, um diesen schönen Ort, den Ort der allumfassenden Liebe, zu gestalten. Dafür gehen Sie nach innen, tiefer und tiefer, Atemzug für Atemzug. Kommen an, in sich, einer herrlichen Atmosphäre der Ruhe, des Friedens. Sie nehmen jetzt gleich vielleicht den Rat oder die Beratung einer Designfirma an. Aber einer ganz speziellen, einer, die sehr genau weiß, was diese inneren Anteile von Ihnen oder diese jüngeren Ichs brauchen, damit es ihnen besser geht. Sie beraten sich mit dieser Expertin, diesem Experten, nutzen Ihr eigenes Wissen, Ihre Wünsche. Und haben vielleicht schon eine Ahnung, wie dieser Ort aussehen könnte: der Ort der allumfassenden Liebe. Während Sie innerlich vielleicht schon dort sind und anfangen, ihn auszugestalten, würde ich Sie bitten, auch schriftlich auszugestalten, wie es dort sein muss, damit jüngere Ichs und Anteile, die Sie versorgen wollen, dort ab sofort gut leben können, gerne einziehen wollen. Genau. Sie gestalten es aus. Das kann ein sehr fantastischer Ort sein. Wie sieht es dort aus? Woran merkt man, dass dort allumfassende Liebe herrscht? Geborgenheit und Sicherheit. Wer ist da, um sich um das Wohl aller Bewohnerinnen und Bewohner zu kümmern? Gestalten Sie diesen Ort aus und schreiben Sie auf, wie es da ist. In diesem Durchschreibmodus, bei dem man den Stift nicht mehr vom Papier absetzt, wenn man einmal begonnen hat zu schreiben. Erkunden Sie diesen Ort, gestalten Sie ihn, lassen Sie auftauchen, was dazu auftaucht, ihn ganz von allein sich entwickeln, entstehen. Achten Sie dabei auf Ihr Gefühl. Liebe, Geborgenheit, Sicherheit sind die vorherrschenden Kategorien an diesem Ort. Allumfassend, bedingungslos. Wie ist es dort? Beschreiben Sie. Ihre Hand schreibt das jetzt gleich auf.

(Ca. 10 Minuten schreiben)

Schließen Sie Ihre Beschreibung dann ab. Und gerne auch Ihre Augen noch einmal, um sich so richtig einzufühlen, hinzufühlen, innerlich hinzugehen und zu erleben, was Sie gerade beschrieben haben. Probieren Sie den Ort der allumfassenden Liebe jetzt aus und genießen Sie dieses schöne Sein einige Momente.

Variations- oder Ergänzungsmöglichkeiten: Nachdem der Ort der allumfassenden Liebe ausgestaltet ist, können im nächsten Schritt verletzte Anteile oder jüngere Ichs dahin eingeladen und gebracht werden.

5.3.12 Einladung(en) an den Ort der allumfassenden Liebe

Wofür? (Fortsetzung der Arbeit mit dem Ort der allumfassenden Liebe:) Wohlwollendes Einladen und (Nach)versorgen verletzter, eingeschüchterter oder wütender Anteile

Vorgehensweise: Wir erforschen, wer am neu gestalteten Ort einziehen will, laden diese Ichs oder Anteile ein und begleiten sie hin (mehrere Schreibrunden). Es sind mehrere Schreibrunden geplant, daher die jeweilige Schreibzeit eventuell verkürzen oder die Arbeit in mehreren Einheiten machen.

Formulierungsvorschlag:

Sie haben diesen Ort der allumfassenden Liebe so schön ausgestaltet, und Sie haben auch schon ausprobiert, wie es ist, dort zu sein, wie man sich da fühlen kann, wie schön es ist, einfach sein zu dürfen, so wie man ist. Angenommen und geliebt zu sein. Sicher und geborgen. Geliebt, gesehen und geschätzt. Genau. Und um Ihren jüngeren Ichs, verletzten Anteilen, wütenden Anteilen, vielleicht eingeschüchterten Anteilen – oder wer auch immer an diesem Ort ab sofort versorgt werden soll – jetzt dieses herrliche Gefühl zu schenken. Und sich selbst dieses wohltuende Wissen, dass sie gut versorgt sind, – würde ich Sie einladen, diesen Ichs jetzt Einladungen zu schreiben. In diesem Durchschreibmodus, den Sie gerade verwendet haben: »Liebes, jüngeres Ich, ich lade dich hiermit ein ... Ich sehe dieses oder jenes ... Ich weiß, wie es dir geht, und ich weiß, wie es dir gehen kann ... Ich weiß, was du aushalten musstest ... Ich sehe dich, deinen Schmerz ... Aber du kannst jetzt zur Ruhe kommen ... Du hast es verdient, geliebt und geschützt zu sein.« Oder so ähnlich. In Ihren Worten. Oder den Worten Ihres untrüglichen inneren Wissens. Schreiben Sie wohlwollende, herzliche Einladungen. Warum ein jüngeres Ich es so sehr und endlich verdient hat, ab sofort an diesem inneren Ort zu leben. Und fangen Sie intuitiv mit einem der jungen Ichs an.

(Ca. 7 Minuten schreiben)

Kommen Sie dann bei dieser ersten Einladung zum Ende. Schließen Sie die Augen und begleiten Sie das Wesen, den Anteil, oder wen auch immer Sie eingeladen haben, jetzt an diesen Ort. Bleiben Sie noch eine Weile da, damit er gut ankommen kann. Und damit Sie sich vergewissern, dass das, was Sie sich ausgemalt haben, auch wirklich stimmt. Nämlich, dass er da gut versorgt ist. Sich wohlfühlt in der Liebe, in der Geborgenheit und der Sicherheit. Genießen Sie, ihm dabei zuzusehen, wie er sich hier entfalten kann. Ganz er selbst sein kann. In dieser Liebe, in Sicherheit und Geborgenheit. Und Sie spüren es selbst auch.

Variations- oder Ergänzungsmöglichkeiten: So lange das Schreiben fortsetzen, bis alle Ichs, Anteile etc. eingezogen sind in den Ort allumfassender Liebe; am Ende noch einmal dazu anleiten, z. B. über Augenkontakt all die guten Gefühle, die die dort Lebenden jetzt haben, in sich einfließen zu lassen.

5.4 Sicher und zuversichtlich – Anleitungen für angenehmes Erleben und neue Perspektiven

5.4.1 Unterwegs unter schützenden Händen

Wofür? Einen Zustand von Sicherheit erkunden und erleben

Vorgehensweise: In der Imaginationsreise entstehen schützende Hände, unter denen man sich bewegt.

Formulierungsvorschlag:

Damit wir in einen guten Zustand kommen, in dem wir diese stärkende Imaginationsreise jetzt machen können, will ich Sie einladen, in Ruhe in Ihren Körper hineinzuspüren. Zu schauen, wo er vielleicht schon sehr ruhig ist, entspannt. Und gern auch zu entdecken, wo man diesen Schalter leiser drehen kann. Diesen Schalter für die Geräusche aus dem Außen – immer leiser und leiser –, sodass irgendwann bis auf meine

Stimme von außen nichts mehr zu Ihnen durchdringt. Leiser und leiser. Dabei wäre es gut möglich, dass man tiefer und tiefer sinkt. Es wird leiser und leiser und Ihr Inneres gibt sich selbst jetzt mehr und mehr Raum und mehr und mehr Aufmerksamkeit. Tauchen Sie dann in diesen inneren Raum so richtig ein. So, als wäre es ein Raum der Sicherheit. Orientieren Sie sich da, nehmen Sie ihn wahr und nutzen Sie ihn, um sich gut auszustatten für die Zukunft. Vielleicht für eine konkrete, herausfordernde Situation. Sie können sich hier bedienen, in diesem Raum der Sicherheit, sich bedienen, sich ausstatten und zum Beispiel diese schützenden Hände ausprobieren, die da sind. Probieren Sie sie einfach einmal aus. Da sind jetzt nämlich mehrere Hände in unterschiedlichen Größen und ich würde Sie gern ermutigen, hier Ihr ideales Händepaar zu finden, jetzt oder gleich, und auszuprobieren, in welcher Entfernung es da sein soll, welche Größe angenehm ist, sodass Sie beweglich sind und sich damit gleichzeitig gut geschützt fühlen. Sodass Sie alles gut wahrnehmen können, aber gleichzeitig richtig umhüllt sind von dieser Sicherheit. Genau. Dann würde ich Sie bitten, wenn Sie die richtigen Hände gefunden haben, an diese konkrete, zukünftige Situation zu denken, die Ihnen Sorgen macht. Wann immer Sie dann so weit sind, fangen Sie an zu schreiben, Sie fangen an zu schreiben und aufzuschreiben, wie es ist, mit diesen ausgewählten schützenden Händen diese Situation zu erleben. Achten Sie auf die Details. Achten Sie darauf, wie es Ihrem Körper dabei geht. Und beschreiben Sie, wie Sie diese Situation erleben können – geschützt auf die für Sie beste Art.

(Ca. 10 Minuten schreiben)

Wenn Sie dann langsam zum Ende kommen, schließen Sie noch einmal die Augen, um dieses Gefühl der Sicherheit innerlich noch einmal ausdrücklich willkommen zu heißen – als ständige und verlässliche Begleitung ab sofort.

5.4.2 Angst und Co., wofür kämpft ihr?

Wofür? Erkenntnisgewinn; Verständnis für eigene innere Vorgänge erhöhen; erster Schritt zu einer neuen Beziehung mit dem ungeliebten Gefühl, eventuell tauchen erste Ideen für die Veränderung auf

Vorgehensweise: Wir gestalten die Angst, den Zweifel oder Ähnliches aus, lassen sie zu einer Figur werden, der wir in einem geschützten Rahmen begegnen, um herauszufinden, was sie eigentlich will. Das Ausgestalten kann gerne in einem Trance-Gespräch stattfinden.

Formulierungsvorschlag:

Wenn Sie sich jetzt an eine Situation erinnern, in der die Angst [der Zweifel, die Wut oder ein anderes Gefühl] sehr präsent war, und Sie sich jetzt in aller Sicherheit als Zuschauer oder Zuschauerin erlauben, sich diese Szene noch einmal vorzustellen – gerne auch mit geschlossenen Augen –, so als ob Sie im Publikum sitzen und einen Film anschauen würden. Aber einen Film, in dem die Regisseurin oder der Regisseur die Angst als Figur sichtbar gemacht hat. Schauen Sie mal hin: Wenn die Angst dort eine Figur oder ein Wesen wäre, wie schaut sie dann aus? Ist sie eher groß oder klein? Eher männlich oder eher weiblich? Eher wie ein menschliches Wesen oder eine Comicfigur? [Die Klient:in in Ruhe laut beschreiben lassen, wie die Figur aussieht, welchen Film sie sieht.] Okay, und dann stellen Sie sich vor, [falls die Augen noch offen sind, gerne hier einladen, sie zu schließen] Sie nehmen diese Figur jetzt gegenüber von sich wahr. Sie treffen sie in einem sicheren Setting und können sie interviewen, so wie Darstellerinnen oder Darsteller nach einer Filmpremiere oft interviewt werden. Vielleicht schauen Sie ihr jetzt in die Augen, vielleicht auch nicht. Möglicherweise freut sie sich, dass sie sich mitteilen darf. Vielleicht hat sie schon lange darauf gewartet, etwas über sich erzählen zu dürfen. Vielleicht will sie schon seit längerer Zeit etwas sagen. In jedem Fall vergewissern Sie sich, dass sie Ihnen jetzt im Schreiben gleich Auskunft geben wird, dass sie bereit ist, Ihre Fragen zu beantworten. [Der Klient:in ein bisschen Zeit geben, um mit der Figur in Verbindung, in Kontakt zu gehen.] Spüren Sie jetzt im Körper nach, wie es ist, diese Figur gegenüber zu haben. Wo im Körper reagiert etwas? Vergewissern Sie sich, dass sie Ihnen antwortet. Wann immer Sie dann bereit zu diesem Dialog sein werden, zu diesem Interview. Sie werden merken, wie Ihre Hand wie von selbst schreiben wird, während der Verstand irritiert ist, dass diese Hand die Antworten kennt. Ihre Fragen und die Antworten der Figur. Dass die Hand ganz genau wissen wird, was sie schreibt. Wenn Sie dann beginnen werden, diese Figur zu befragen, achten Sie darauf, dass sich der Stift immer bewegt, dass Sie schreiben und schreiben. Das können auch Satzfetzen sein oder Fragmente. Oder Sie können »aha, aha« oder »Jetzt warte ich auf den nächsten Gedanken« hinschreiben, um gut im Schreibfluss zu bleiben. Sie werden sehen, Ihre Hand wird nur so übers Papier fliegen. Frage, Antwort, Frage, Antwort. Naheliegend, überraschend, ganz von selbst. Sie werden die Figur fragen, was sie eigentlich will, wofür sie kämpft, warum sie manchmal präsenter ist und manchmal weniger. Oder auch, was sie braucht, damit sie in Zukunft ihre Rolle ein bisschen anders ausleben kann, damit ein neuer Umgang entstehen kann, ein neues Verhältnis zwischen Ihnen beiden, ein wohlwollenderes. Wann immer Sie so weit sind und das Gefühl haben, Ihre Hand ist bereit, bleiben Sie einerseits in diesem Zustand, in dem Sie tief nach innen gerichtet und mit der Figur verbunden sind, und andererseits öffnen Sie die Augen, um mit dem Schreiben zu beginnen. Frage, Antwort. Frage, Antwort. Frage, Antwort.

(Ca. 10 Minuten schreiben)

Kommen Sie dann zum Ende. Führen Sie noch aus, was noch da ist und ausgedrückt werden will, und erlauben Sie sich, den Prozess dann wieder abzuschließen. Ganz zum für Sie richtigen Zeitpunkt.

Variations- oder Ergänzungsmöglichkeiten: Statt der Angst können solche Dialoge auch gut geführt werden mit Wut, Zweifel, Schuldgefühlen, Scham oder Misstrauen.

5.4.3 Am Verhandlungstisch

Wofür? Eine neue Vereinbarung z. B. mit der Angst treffen

Vorgehensweise: Wir treffen die Angst an einem Verhandlungstisch mit einer Mediator:in und gehen einen neuen Deal für die Zukunft ein.

Vorbereitung: Den Wunsch besprechen, welchen Job die Angst in Zukunft übernehmen soll, wann sie erwünscht ist und wie sie ihre Ziele verfolgen soll

Formulierungsvorschlag:

Es geht um ein schönes Ziel, nämlich einen neuen Deal mit Ihrer Angst einzugehen. Und es ist höchste Zeit, haben wir festgestellt, das nun zu tun. Sie haben sich viel beschäftigt, Sie haben viel herausgefunden. Sie haben auch herausgefunden, wofür die Angst kämpft, wann sie entstanden ist, warum sie vielleicht übermächtig geworden ist. Sie haben beschlossen, dass es nun Zeit für Veränderung ist. Immer, wenn man so etwas entscheidet, dann ist es gut, noch einmal Verhandlungen zu führen. Das werden wir jetzt tun. Sie werden das heute mit Ihrer Angst tun – einen neuen Deal mit ihr eingehen. Für eine angenehmere Zukunft miteinander. Schließen Sie dafür jetzt die Augen, spüren Sie den Rhythmus Ihres Atems. Vielleicht ziehen Sie die Wahrnehmungskreise um sich herum enger. Enger und enger, sinken dabei tiefer und tiefer. Enger und enger, tiefer und tiefer. Und gehen an einen Ort, wo Sie sehen: »Ah, da ist schon der Verhandlungstisch vorbereitet.« Vielleicht ist es ein Raum, in dem für gewöhnlich Verhandlungen stattfinden, Vereinbarungen getroffen werden. Auch Ihr Mediator, Ihre Mediatorin ist schon dort. An diesem Verhandlungstisch. Schauen Sie mal hin. Vielleicht können Sie erkennen, welche Figur das ist. Die Mediatorin, der Mediator, eine Person, die dafür sorgt, dass Sie heute eine gute Verhandlung mit Ihrer Angst führen können und mit einem guten Ergebnis diesen Verhandlungstisch wieder verlassen werden. Während Sie sich diesem Verhandlungstisch nähern, vielleicht noch einmal nachdenkend darüber, was Sie sich wünschen für die Zukunft, oder vielleicht auch schon mit ganz viel Klarheit, was wichtig ist für Sie, nehmen Sie auch wahr, dass von einer anderen Seite die Angst jetzt als Figur, als Wesen sich ebenfalls Richtung Tisch bewegt. Ganz im jeweiligen Tempo kommen Sie beide dort an. Beim Mediator, der Mediatorin, an diesem Verhandlungstisch, und begrüßen einander. Auch wenn es einem Teil in Ihnen schwerfallen könnte, weil Sie sich sehr belastet gefühlt haben durch die Angst, würde ich Sie bitten, sie freundlich oder wenigstens höflich zu begrüßen. Sie wollen heute gemeinsam etwas Gutes erreichen. Eigentlich sind Sie auf derselben Seite, das wird heute noch einmal klar. Die Angst will etwas Gutes für Sie. Das haben Sie schon herausgefunden. Vielleicht hat sie manchmal übertrieben. Heute geht es darum, wie Sie Ihre Beziehung in Zukunft gestalten wollen oder können. Sie nehmen dazu Platz an diesem Verhandlungstisch. Der Mediator, die Mediatorin erklärt noch einmal, wie das jetzt ablaufen wird. Dass Sie beide Ihre Anliegen vorbringen können und dass dann ausgehandelt wird, wie das in Zukunft sein soll. Während Sie vielleicht innerlich schon an diesem Gespräch beteiligt sind, würde ich Sie dann langsam bitten, Stift und Papier zu nehmen. Die liegen im Moment noch auf Ihrem Schoß. Obwohl Sie innerlich an diesem Verhandlungstisch sitzen, können Sie gleichzeitig die Augen öffnen und dann zu schreiben beginnen. Schreiben Sie dieses Gespräch jetzt dann auf. Dieses Gespräch, diese Verhandlung zwischen Ihnen, der Angst und der Mediatorin, dem Mediator. Sie schreiben auf, was Sie sagen, was alle sagen, und ein Teil von Ihnen kennt die Lösung schon. Sie schreiben auf, ohne jetzt schon bewusst wissen zu müssen oder zu können, was Sie schreiben werden. Vielleicht wissen Sie es auch währenddessen nicht, und das wäre völlig in Ordnung. Die Angst wird Dinge vorbringen. Sie werden Dinge vorbringen. Der Mediator, die Mediatorin wird Vorschläge haben. Nehmen Sie sich jetzt einfach Zeit für diese wertvolle Verhandlung und schreiben Sie auf, was Ihnen in den Sinn kommt. In dieser Art des Durchschreibens – voller Vertrauen, dass Ihre Hand genau weiß, was zu schreiben sein wird.

(Ca. 10 Minuten schreiben)

Schließen Sie die Verhandlungen dann ab und unterschreiben Sie dieses Dokument. Es hat ab heute Gültigkeit. Und es gibt bestimmt schon einen Teil in Ihnen, der sich freut, wie sich dieser Beschluss auf Ihren Alltag auswirken wird.

5.4.4 Wunsch-Ich und Horror-Ich im Interview

Wofür? Herausfinden, was ein erwünschtes Ich nährt oder es schwächt oder was ein nicht erwünschtes Ich stärkt oder nicht

Vorgehensweise: Wir begegnen in der Imaginationsreise dem Wunsch- und dem Horror-Ich und fragen die beiden schriftlich aus; die Begrifflichkeiten stammen von Gunther Schmidt und werden in der hypnosystemischen Arbeit verwendet (Schmidt, Dollinger u. Müller-Kalthoff 2022, S. 77ff.).

Formulierungsvorschlag:

Manchmal ist es angenehm oder hilfreich für Entscheidungen im Heute, die Zukunft ein bisschen mitzudenken. Und zu bedenken, welche Auswirkungen dies oder jenes haben könnte. Das werden wir jetzt tun. Werden Möglichkeiten erkunden, indem wir uns Ihrem Wunsch-Ich und Ihrem Horror-Ich annehmen, weil es einfach interessant sein kann zu schauen: Was nährt das eine? Was nährt das andere? Was brauchen Sie, um die Person zu sein, die Sie sein wollen und zu der Sie werden wollen? Dafür gehen Sie jetzt angenehm nach innen, auf die Art, die für Sie gut passt. Vielleicht möchten Sie eine Treppe nehmen und innerlich die Stufen zählen, weil das so schön in die Tiefe führen kann, in die eigene innere Tiefe. Oder Sie möchten sich auf Ihren Atem konzentrieren – immer beim Ausatmen ein bisschen tiefer sinken. Gehen Sie dann in einen angenehmen Raum. Einen Raum, in dem Ihr Wunsch-Ich und Ihr Horror-Ich schon Platz genommen haben. Es könnte sein wie bei einem Interview mit Filmstars. Sie können jetzt mit beiden in Kontakt treten, beide kennenlernen, erkunden. Wie schaut das Wunsch-Ich aus? Was erkennen Sie, wenn Sie Richtung Horror-Ich schauen? Es wäre völlig normal und angemessen, wenn Sie jetzt einige Fragen an diese Ichs hätten. Vielleicht zu einem konkreten Thema, vielleicht ganz generell. Dass Sie Ihr Wunsch-Ich beispielsweise fragen wollen, was es nährt, was es braucht, damit es entstehen oder wachsen, sich entwickeln kann. Auch ans Horror-Ich haben Sie bestimmt Fragen: Was stärkt es? Was führt dazu, dass es größer wird? Dass es wächst?

Und so würde ich Sie jetzt bitten, innerlich auf diese beiden Ichs zu schauen, hin- und herzuwechseln, mit Ihrem Blick zu pendeln zwischen den beiden. Stellen Sie ihnen dann gleich im Schreiben Ihre Fragen: »Liebes Wunsch-Ich, was trägt dazu bei, dass du gestärkt wirst und vorherrschst?«, »Liebes Horror-Ich, so wie ich dich jetzt hier sehe: Was nährt dich? Was führt dazu, dass du übernimmst?«. Sie öffnen die Augen gleich. Innerlich schauen Sie nach wie vor diese zwei Ichs und stellen ihnen jetzt schriftlich diese Fragen. Schreiben Fragen und Antworten auf oder auch Wahrnehmungen und Erkenntnisse. In einem Durchschreibmodus, einem Schreibfluss, auch wenn unterschiedliche Personen sprechen werden.

(Ca. 10 Minuten schreiben)

Kommen Sie dann zum Ende und runden Sie den Schreibprozess so für sich ab, dass er stimmig ist.

5.4.5 Lob und Dank vom Future Self

Wofür? Zur Würdigung von Erfolgs- und Entwicklungsschritten

Vorgehensweise: Wir reisen imaginativ in die Zukunft und unser erfolgreiches, glückliches, künftiges Ich hält eine Rede bei einer Party.

Formulierungsvorschlag:

Oft erreichen wir etwas – große Schritte, kleine Schritte, welche, die bemerkt werden, welche, die wenig Aufmerksamkeit bekommen. Es ist nun Zeit, die eigenen Schritte ausführlich zu würdigen. Das stärkt und treibt weiter an, motiviert, und es ist schlicht und einfach höchst angemessen, sich innerlich auf die Schultern zu klopfen. Nehmen Sie jetzt ein paar tiefe Atemzüge. Richten Sie Ihre Aufmerksamkeit auf sich. Schließen Sie die Augen, falls Sie sie noch geöffnet haben. Und stellen Sie sich dann vor, Sie würden in einen Lift steigen, der Sie einige Stockwerke in Ihr tiefes Inneres bringt. Drücken Sie dort den Knopf für –10 und schauen Sie der Anzeige dann zu, wie Sie Stockwerk für Stockwerk ins tiefe Innere fahren. Wenn Sie auf dieser Ebene –10 angekommen sind, steigen Sie aus. Sie kommen an einem wunderbaren Ort an, und dieser wunderbare Ort, der ist dekoriert wie für eine Feier. Wie wenn jemand etwas Besonderes geschafft hat. Es ist richtig bunt hier. Alles schön hergerichtet. Vielleicht steht da eine Torte, auf der »Gratulation« steht. Schauen Sie sich einmal in Ruhe um. Das ist alles für Sie! An diesem Ort begegnen Sie gerade Ihrem Ich, das so unfassbar zufrieden ist. Und stolz. Sie feiern jetzt gemeinsam. Das haben Sie so sehr verdient. So viel Stolz ist hier spürbar. Manchmal können wir ihn ja selbst nicht ganz so annehmen. Deshalb ist dieses Ich jetzt da. Es zeigt Ihnen, dass Sie allen Grund haben, stolz zu sein und zuversichtlich, vertrauensvoll, zufrieden. Es hält eine Rede. Neben der Torte hält es eine richtige Lobeshymne auf Sie: Was Sie alles geschafft haben und noch schaffen werden. Und weshalb Sie so richtig Grund zu feiern haben, stolz zu sein und Ihre Schritte zu genießen. Ihre Hand kennt die Worte, weiß, was dieses Future Self sagt, und schreibt das jetzt auf.

(Ca. 10 Minuten schreiben)

Beenden Sie Ihr Schreiben dann in Ihrem Tempo.

5.4.6 Wo wirkt's wie? Die Arbeit mit der Verortung, Teil 1

Wofür? In der Hypnosystemik spielt auch Räumliches eine Rolle (s. Abschn. 4.1.1.); das heißt, je nachdem, von wo ich etwas wahrnehme, kann sich mein Erleben verändern und sich darauf auswirken, wie innere Prozesse ablaufen. Mit dieser Anleitung wollen wir herausfinden, was von wo aus wie wirkt, um in einem zweiten Schritt eine zieldienliche Veränderung herbeiführen zu können.

Vorgehensweise: Trancereise, bei der wir räumlich überprüfen, von wo aus eine personifizierte Figur welche Wirkung hat; im konkreten Anleitungsbeispiel geht es um eine innere strenge Seite, die sich belastend auf die Klient:in auswirkt.

Vorarbeit: Besprechen, um welche Art von Einschränkung es geht; eventuell definieren, wie die Figur aussehen könnte, und gegebenenfalls das Konzept der Auswirkungen von Räumlichkeit, erlebter Dreidimensionalität (s. Abschn. 4.1.1.) erklären.

Formulierungsvorschlag:

Es geht jetzt um die Strenge [individuell austauschen]. Die ist sehr machtvoll, ungefragt machtvoll und quält Sie manchmal. Sie hat bestimmt gute Gründe. Wir wollen jetzt aber vor allem herausfinden, von welcher Stelle aus diese Stimme eigentlich wie auf Sie wirkt. Wir werden uns jetzt auf die Suche machen. Suchen Sie sich dafür einen Punkt in Augenhöhe oder darüber – einen, auf den Sie jetzt eine gewisse Zeit schauen. Achten Sie währenddessen auf Ihren Atem, wie der kommt und geht. Nehmen Sie wahr, wie Sie mehr und mehr zur Ruhe kommen.

Es könnte sein, dass bei diesem Punkt Phänomene auftauchen, dass etwas zu verschwimmen beginnt oder etwas anderes auftaucht. Es könnte dann sein, dass Ihre Augen irgendwann das Bedürfnis haben, sich zu schließen. Wann immer das der Fall ist, können sie das gerne tun. Es gibt da diese Stimme, diese Strenge, die immer wieder so belastend für Sie ist. Sie mag einmal hilfreich gewesen sein. Aber heute ist sie belastend. Ich würde Sie bitten, sich jetzt vorzustellen, in der Mitte eines Raumes zu sitzen. Vielleicht ist es unser Raum, vielleicht ein ganz anderer Raum. Sie haben nach vorne hin Platz, nach hinten hin Platz, Platz nach rechts, Platz nach links. Rund um Sie ist einfach Platz. Sie wissen genau, wie es sich anfühlt, wenn diese Stimme auftaucht, wenn die Strenge auftaucht und ihre abwertenden, belastenden Dinge sagt. Sie wissen genau, wie es ist, wenn sie auf Sie einredet, auf diese Art, die so unangenehme Sachen auslöst. Genau. Spüren Sie aufmerksam – oder probieren Sie es aus: Von welcher Position aus redet sie eigentlich auf Sie ein? Spüren Sie nach. Forschen Sie nach. Vielleicht finden Sie sich gleichzeitig in einer Situation wieder, in der es schwierig war und die Strenge aufgetaucht ist. Von welcher Seite redet sie dann? Hören Sie hin. Spüren Sie hin. Kommt sie von rechts? Kommt sie eher von links? Wenn es unangenehm wird, kommt die Stimme von vorne oder von hinten? Oder von schräg rechts vorne, von schräg links vorne, von schräg links hinten oder von schräg rechts hinten? Spüren Sie nach. Von wo redet die Strenge mit großer Kraft auf Sie ein? Genau. Wenn Sie das herausgefunden haben, würde ich Sie bitten, diese anderen Positionen auch auszutesten. Stellen Sie sich vor, auf wundersame Weise hätte diese Stimme den Platz gewechselt. Angenommen, sie wäre vorher rechts hinten gestanden und es hätte enorme Wirkung auf Sie. Probieren Sie alle anderen Plätze durch. Von wo aus hat sie weniger oder kaum Wirkung auf Sie? Gehen Sie die Positionen rings um sich herum in der Vorstellung einfach durch. Testen Sie es aus. Wenn Sie es herausgefunden haben, wo sie am wenigsten Wirkung hat, bleiben Sie in dem Gefühl. Nehmen Sie dann Stift und Papier zur Hand, um genau aufzuschreiben, wie es eigentlich anders ist. Welche Gedanken haben Sie in diesem Zustand, wenn die Strenge von woanders zu Ihnen spricht, wenn Sie sie weniger wahrnehmen und wenn es weniger heftig ist, weniger bedrohlich? Was ist dann in Ihnen los? Erforschen Sie, wie es Ihnen geht. Welche Gedanken sind möglich oder da? Welche Ideen sind möglich oder da? Was geht Ihnen durch den Kopf? Wie fühlt sich der Körper an? Wie geht es Ihnen, wenn diese Stimme an dieser anderen Position ist? Was denken Sie über sich und die Welt, wenn die Strenge von woanders aus spricht? Lassen Sie einfach aus sich rausfließen, was da jetzt rausfließen möchte. Übergeben Sie die Regie an Ihre Hand.

Lassen Sie zu, dass ganz genau beschrieben wird, wie es Ihnen geht, wenn diese Stimme, wenn die Strenge von diesem anderen Ort aus auf Sie einredet und sich so gut wie nicht auf Sie auswirkt.

(Ca. 10 Minuten schreiben)

Kommen Sie langsam zum Ende. Vielleicht schließen Sie noch einmal die Augen und lassen das Erlebte und Beschriebene in Ruhe nachwirken. Wie geht es Ihnen, wenn die Strenge am neuen Platz ist? Ihre Hand ist zur Ruhe gekommen, Sie sind zur Ruhe gekommen, die Strenge ist ein wenig zur Ruhe gekommen. Sie beobachtet Sie aufmerksam vom neuen Platz aus und vergewissert sich, dass auch alles in Ordnung ist, wenn sie dort bleibt.

5.4.7 Der neue Platz – die Arbeit mit der Verortung, Teil 2

Wofür? (Fortsetzung der letzten Übung:) Einen neuen Deal mit der inneren Seite aus dem letzten Prozess eingehen bzw. ihr offiziell den neuen Platz zuweisen

Vorgehensweise: Wir schreiben eine Nachricht an die strenge Seite [oder die Seite, die bearbeitet wird] mit der offiziellen Anordnung, wo jetzt ihr Platz sein wird; in der vorigen Übung wurde ihr eine neue räumliche Position zugewiesen. Manchmal ist es wichtig, so etwas schriftlich festzuhalten. Der Text, der dann entsteht, hat für gewöhnlich den Charakter eines offiziellen Dokuments und Klient:innen verstärken dadurch das Gefühl, dass diese Veränderung amtlich und verbindlich ist (s. Abschn. 4.1.1.).

Vorbereitung: Besprechung, ob es noch etwas braucht, um diese Anordnung schreiben zu können, bzw. eventuell eine Erklärung, dass es auch angemessen sein kann, dieser Seite noch einmal zu danken, weil sie ursprünglich etwas Gutes wollte

Formulierungsvorschlag:

Sie sind wieder auf sich konzentriert, auf Ihr Inneres, auf Ihre Bedürfnisse, und Sie wissen schon, dass es heute richtig ist, gut und richtig, dieser Seite, Ihrer Strenge, diesen neuen Platz fix zuzuweisen. Deshalb würde ich Sie jetzt gerne ermutigen, dieser Stimme, dieser Strenge den neuen Platz zu geben. Endgültig. Ab heute. Erlauben Sie sich jetzt gerne noch einmal aufmerksam, den Fokus nach innen zu richten. Sie wissen genau, von welcher Position aus die Stimme oder das, was sie sagt, kommt. Und von wo aus sie diese belastende Wirkung nicht auf Sie hat. Sie wissen ganz genau, von wo aus es weniger kraftvoll ist, wenn diese Strenge zu Ihnen spricht. Sie kennen den Platz und übernehmen heute wieder die Macht. Sie übernehmen wieder die Regie. Es ist höchste Zeit und völlig in Ordnung, und Sie haben jetzt die ausdrückliche Erlaubnis dazu, der Strenge den neuen Platz zuzuweisen. Vielleicht ist sie weiterhin hilfreich, aber auf ganz neue Art – vom neuen Platz aus, aus größerer Distanz. Sie werden jetzt gleich ein Dokument verfassen, Ihre Hand wird schreiben: dieses Dokument, ein offizielles Dokument mit Datum und Ort. Eine Anweisung. Einen Beschluss. Vielleicht mit Begründung, warum es richtig ist, das heute zu tun. Sie weisen jetzt dieser Strenge diesen neuen Platz zu und ersuchen sie, dort zu bleiben. Sie können sich bedanken für alles, was sie bisher auch Gutes für Sie gemacht hat. Vielleicht muss sie noch einmal hören, dass Sie sie in der Form nicht mehr brauchen. Es könnte sich eigenartig anfühlen, sich zu bedanken, aber auch angemessen, weil Sie verstanden haben, dass sie entstanden ist, um etwas Gutes für Sie zu erreichen. Das haben Sie schon einmal erforscht, und jetzt ist es Zeit. Den Platz zu wechseln. Und da sind Sie jetzt sehr klar und teilen ihr das schriftlich mit. Dieses Dokument wird Gültigkeit haben. Ab sofort. Ab heute. Langfristig gelten. Wann immer Sie so weit sind, öffnen Sie gerne wieder die Augen. Sie fangen an zu schreiben. An die Strenge, mit Datum, Ort und Ihrer Unterschrift am Ende. Weisen Sie ihr jetzt den neuen Platz zu. Im Durchschreibmodus, den Sie schon kennen, lassen Sie den Beschluss einfach aufs Papier fließen, voller Vertrauen in Ihre Hand.

(Ca. 10 Minuten schreiben)

(Für gewöhnlich gibt es bei Textformaten wie Beschlüssen einen Punkt, an dem die Klient:in, die Coachee von allein aufhört zu schreiben.)

Variations- oder Ergänzungsmöglichkeiten: Als Nacharbeit ist es für viele Klient:innen angenehm, diesen Text auch im Raum dann an die Stelle zu bringen, an der die strenge Seite war, und den Beschluss in einer Art Ritual zu übergeben.

Bei dieser Art von Arbeit lohnt es sich auch, zu besprechen, wie man vorgehen könnte, wenn – aus welchem Grund auch immer – die Strenge doch noch einmal der Meinung wäre, sie müsste zurück an ihren alten Platz. In der klassischen hypnosystemischen Arbeit entwickelt man bei dieser Übung eine Handbewegung, um die Strenge an die neue Position zu verweisen – das kann auch sinnvoll sein, wenn man mit dem Schreiben gearbeitet hat.

5.5 Hoch hinaus mit Stift und Papier – Anleitungen für mehr Selbstbewusstsein

5.5.1 Songwriter:in sein, Powersong schreiben

Wofür? Ermutigung, Stärkung, Strategie dafür, sich zeigen zu können

Vorgehensweise: Wir lassen einen ermutigenden Powersong entstehen, den wir nach der Übung immer wieder vor unserem inneren Ohr auftauchen lassen oder aus dem wir uns eine stärkende Phrase als Anker mitnehmen können, um uns in einen gewünschten Zustand zu versetzen.

Vorbereitung: Eventuell besprechen, dass es durchaus möglich ist, im Durchschreibmodus einen Songtext zu schreiben

Formulierungsvorschlag:

> Um sich daran zu erinnern, wie viel Kraft und Stärke in Ihnen ist, kann es toll sein, sie aktiv und bewusst herzuholen. Schließen Sie dafür jetzt die Augen, spüren Sie den Atem und gehen Sie dann eine Treppe nach oben – ins Rampenlicht, in Ihr Rampenlicht. Vielleicht fühlt sich das noch nicht so richtig angenehm an, im Rampenlicht zu stehen. Vielleicht möchten Sie es sich zuerst in der Nähe bequem machen, in der Nähe des Rampenlichts. Man weiß genau: Ins Rampenlicht geht man, wenn man sich sicher ist, wenn man weiß: »Hey, ich möchte zeigen, was ich kann.« Wenn man im Rampenlicht steht, ist man sich seiner Kompetenzen und Stärken bewusst, in einem selbstsicheren Zustand. Bevor man ins Rampenlicht geht, da vergewissert man sich gerne, dass man alles getan hat, um das Scheinwerferlicht genießen zu können. Da erinnert man sich an seine Stärken, sein Können, ermutigt sich selbst. Alle großen Sängerinnen und Sänger oder Moderatorinnen und Moderatoren machen das so, und sie bleiben vielleicht trotzdem ein bisschen nervös, auch wenn sie wissen, was sie können. Viele von ihnen haben Rituale, irgendetwas, von dem sie glauben, es macht sie sicherer. Für viele ist es ein ganz bestimmter Song, der sie ermutigt, den sie vor ihrem inneren Ohr noch einmal hören, bevor sie ins Rampenlicht gehen. Ein Song, der ihnen Mut macht, sich zu zeigen – einer mit eindringlicher Melodie und erbaulichen Textzeilen. Und während ich rede, könnte es gut sein, dass Sie auch schon Ihren Song hören, eine Melodie, die etwas Bestärkendes für Sie hat. Einen Song, den man noch ein bisschen individualisieren könnte, sodass er wirklich Ihr Song wird, nur für Sie, Ihnen gewidmet und Ihnen zu Diensten. Schauen Sie hin, in der Nähe vom Rampenlicht – da ist etwas, das sieht aus wie

ein Tonstudio. In diesem Tonstudio ist jetzt alles bereit. Da sind einige Knöpfe, Bildschirme, Lautsprecher, Regler. Nehmen Sie dort Platz. Vielleicht ist auch ein Tontechniker, eine Tontechnikerin da – jemand, der Sie unterstützt, wenn Sie das wollen. Jemand, mit dem man jetzt am eigenen Powersong arbeiten kann. Vielleicht gibt es die Melodie schon oder sie taucht jetzt ganz von allein aus den Lautsprechern auf – da hat schon jemand vorgearbeitet. Sie brauchen nur noch auszuwählen, wie sie klingen soll. Versuchen Sie ruhig einige Knöpfe. Hören Sie, welche Melodie es sein soll. Genau. Vielleicht ist es auch ein Song, den Sie gut kennen und sehr lieben oder der eine besondere Bedeutung hat. Sie sind in diesem Tonstudio und haben dort Papier und Stift zur Verfügung, um jetzt einen richtig stärkenden Text zu verfassen. Bleiben Sie dann so gut Sie können im Tonstudio, während Sie anfangen zu schreiben – Ihren Text aufschreiben, wichtige Textzeilen – und das verstärken, was alles in Ihnen steckt, um sich zu ermutigen, wann immer Sie es wollen, mit diesem Song im inneren Ohr. Und dann fangen Sie an zu schreiben, ohne wissen zu müssen, was Sie da schreiben.

(Ca. 10 Minuten schreiben)

Beenden Sie Ihren Songtext dann langsam. Schließen Sie vielleicht noch einmal kurz die Augen und spüren Sie schon die Vorfreude, sich von jetzt an, ganz einfach, indem man vor den inneren Ohren diesen Song aufdrehen kann, schnell selbst stärken oder ermutigen zu können.

5.5.2 Durch die Welt in meiner Powerhaltung

Wofür? Einen hilfreichen Zustand erforschen und beibehalten können

Vorgehensweise: Wir entwickeln einen hilfreichen Zustand für eine bevorstehende Situation und gehen ins Probehandeln, sodass er erlebbar wird.

Vorbereitung: Der Zustand kann vorher oder nachher körperlich ausgestaltet werden; die Anleitung eignet sich auch gut, um sie nach einem hypnosystemischen Problem-Lösungs-Thai-Chi zu verwenden (Schmidt, Dollinger u. Müller-Kalthoff 2022, S. 89ff.).

Formulierungsvorschlag:

Es geht um eine bestimmte Situation, auf die Sie sich vorbereiten wollen. Eine, die Sie beschäftigt. Wir sind uns einig, dass es eine Körperhaltung geben könnte, in der man sie leichter bewältigen kann, in der es leicht gehen kann. Wann immer Sie jetzt so weit sind, denken Sie an die kommende Situation. Und außerdem an welche, in denen Sie sich gut und stark gefühlt haben. Jedenfalls dürfen Sie jetzt experimentieren. Vielleicht haben Sie Lust, das an einem bestimmten inneren Ort zu tun. Möglicherweise in einer Art Labor, vielleicht hat es viele Spiegel, sodass Sie, während Sie sich ausprobieren, immer gut sehen können, wie Sie dabei stehen und wie Ihre Haltung ist. Lassen Sie Ihren Körper innerlich jetzt experimentieren. Was ist das für eine Haltung, mit der Sie gut durch die Welt gehen könnten? Womit fühlen Sie sich wohl? Wann spüren Sie Ihre Kraft? Sie können es jetzt in der Vorstellung ausprobieren, sich betrachten im Spiegel, erforschen im Körper. Suchen Sie Ihre Powerhaltung, die, die hilfreiche Gedanken zulässt. Die, in der Sie das Gefühl haben, alles bewältigen zu können. Genau. Die, in der Sie sich sicher fühlen, voller Vertrauen in sich selbst sind. Wann immer Sie das Gefühl haben, Sie sind da richtig gut angekommen, bewahren Sie dieses Gefühl. Das lässt sich dann immer wieder durch das Einnehmen dieser Körperhaltung aufrufen. Kommen Sie damit angenehm zur Ruhe, um jetzt oder gleich im Durchschreibmodus festzuhalten, was man wahrnimmt, welchen Unterschied es macht. Achten Sie auf jede Kleinigkeit. Sie sind jetzt im guten Zustand. Und fangen dann an zu schreiben. Schreiben Sie auf, wie genau dieser Zustand ist, was Sie sehen, was Sie hören, riechen, welcher Geruch damit verbunden ist. Wie sich Ihr Körper anfühlt. Erforschen Sie jede Kleinigkeit und geben Sie diesem Zustand einen Namen. Was denken Sie dabei, über sich, über die Welt, was erzählen Sie sich selbst? Schreiben Sie es auf.

(Ca. 10 Minuten schreiben)

Beenden Sie dann Ihr Schreiben und spüren Sie noch einmal aufmerksam in Ihren Körper hinein.

5.5.3 Ein Megafon für das Ermutigungsstimmchen

Wofür? Stärkung einer bislang zu leisen Seite

Vorgehensweise: In der Imagination statten wir ein zu leises Ermutigungsstimmchen, das man bisher gut überhören konnte, mit einem Megafon aus, damit es sich Gehör verschaffen kann.

Formulierungsvorschlag:

Ein Megafon für das Ermutigungsstimmchen. Es geht jetzt ums Stärken dieser einen leisen Seite, die wir entdeckt haben, die Sie entdeckt haben. Nehmen Sie wahr, wie Sie hier sitzen oder lehnen, und konzentrieren Sie sich auf Ihre Atmung. Nehmen Sie wahr, wie der Atem fließt. Wie er kommt und wie er geht. Auf diese Weise richtet sich die Aufmerksamkeit mehr und mehr nach innen. Ja, die Aufmerksamkeit richtet sich nach innen, und Sie können das bestimmen. Sie können bestimmen, wohin die Aufmerksamkeit geht. Wir tun das jetzt für ein bestimmtes Ziel. Unser Ziel lautet: der Seite, die bisher oder in letzter Zeit zu leise gewesen ist, die aber ermutigende Dinge zu sagen hat, mehr Raum geben! Wir wollen, dass sie sich Gehör verschaffen kann. Sie können sich heute dazu entscheiden, ihr mehr Gehör zu schenken, Ihre Aufmerksamkeit dahin zu richten, mehr hören zu wollen. Für ein ermutigendes Gefühl, für ein angenehmeres Selbstwertgefühl. Zu vielen Themen und Anliegen gibt es mehrere Seiten in uns. Manchmal passiert es, dass die eine Seite sehr, sehr laut wird und eine andere ganz eingeschüchtert ist und leise bleibt. Dann fällt es uns sehr schwer, diese leise Seite wahrzunehmen. Das wollen wir heute ändern. Insofern würde ich Sie bitten, jetzt einmal ganz aufmerksam dieses innere Stimmchen, das vielleicht ein bisschen leise geworden war, zu suchen. Vielleicht in Ihrem Körper. Hat es da seinen Sitz? Von wo aus versucht es, Sie zu erreichen? Spüren Sie in aller Ruhe nach. Erforschen Sie, wo die leise, ermutigende Stimme sitzt. Genau. Wenn Sie sie gefunden haben, hier oder dort, dann stellen Sie sich vor, Sie würden ihr ein Megafon in die Hand drücken. Oder ein Mikrofon. Was auch immer bei Ihnen jetzt auftaucht. Auf diese Art kann diese Stimme ihre Lautstärke verändern. Sie können besser hören, was sie sagt. Sie können jetzt richtig gut hören, was sie sagt. Während Sie also jetzt schon aufmerksam hinhören und inhaltlich gespannt sind, welche Ermutigungen dieses Stimmchen für Sie hat, würde ich Sie auch gleich bitten, zu schreiben zu beginnen in diesem Durchschreibmodus, den Sie schon kennen. Das heißt, wenn Sie jetzt anfangen zu schreiben, bleiben Sie in diesem Schreibfluss, und Sie werden alles aufschreiben, was Ihnen jetzt in den Sinn kommt. Bzw. was dieses Stimmchen, verstärkt durch das Megafon, jetzt zu sagen hat.

(Ca. 10 Minuten schreiben)

Beenden Sie dann langsam das Schreiben.

5.5.4 Die Kampfrüstung ablegen

Wofür? Erleichterung, leichteres Erreichen von Gewünschtem

Vorgehensweise: Wir benutzen das Bild einer Kampfrüstung, die abgelegt werden darf.

Formulierungsvorschlag:

Manchmal sind wir in einem bestimmten Zustand im Alltag unterwegs. Gestresst, abgelenkt, beschäftigt. Wir tun und tun und tun und merken, wie sehr uns das anstrengt. Oder wir merken es nicht mehr, weil wir es so gewohnt sind. Wir kämpfen vielleicht Kämpfe, die wir gewinnen können, und solche, die von vornherein aussichtslos sind. Je länger wir kämpfen und tun und machen, uns stressen und uns verausgaben, desto mehr vergessen wir, wie leicht es auch gehen könnte. Spüren Sie zunächst Ihren Atem, um dieses Leichte jetzt oder gleich ein bisschen stärker wahrnehmen zu können. Atmen Sie immer länger aus als ein. Länger aus als ein. Und dieses Verlängern des Atems kann auf ganz angenehme Weise dazu beitragen, ruhiger zu werden. Länger aus als ein. Sehr schön. Stellen Sie sich jetzt vor, Sie sind in Ihrem Alltag unterwegs. Hier etwas zu tun, da etwas zu erledigen. Gestresst, getrieben. Sie betrachten sich und schauen dann zufällig in diese Auslage, in der Sie sich spiegeln. Sie sehen jemanden in einer Kampfrüstung. Da schauen Sie sich selbst an und merken: »Oh, aus irgendwelchen Gründen trage ich diese Kampfrüstung, wie ein Ritter im Mittelalter.« Diese Kampfrüstung besteht aus vielen, vielen Einzelteilen. Wahrscheinlich wissen Sie gar nicht mehr, woher genau Sie diese Einzelteile alle haben. Wann sie entstanden sind, sodass sich irgendwann aus diesen Teilen diese massive Rüstung zusammengesetzt hat. Aber Sie wissen genau: Diese Einzelteile, aus denen sich die Rüstung zusammensetzt, die stammen aus alten Zeiten, aus vergangenen Zeiten. Manche Teile gehören vielleicht Ihnen und sind aus gutem Grund entstanden. Andere haben vielleicht ganz wenig mit Ihnen zu tun. Nehmen Sie jetzt bewusst wahr, wie schwer oder wie leicht Sie sich fühlen, während Sie in dieser Rüstung unterwegs sind. Und vielleicht, ganz von allein, könnte es sein, dass einige Ideen aufploppen. Ideen oder Erkenntnisse darüber, was wofür gut war. Was vielleicht auch weiterhin hilfreich sein könnte. Aber es könnte genauso gut sein, dass Sie erkennen: Es ist höchste Zeit, diese Rüstung abzulegen. Sie könnte Ihnen zu schwer geworden sein. Wem würde es nicht so gehen? Vielleicht haben Sie lange genug bewiesen, dass Sie mit ihr gehen können und dass Sie damit auch Kämpfe gewinnen können. Genau. Sie können dann anfangen, sich die Erlaubnis zu geben, heute endgültig diese Rüstung abzulegen. Sie hat Ihnen gute Dienste erwiesen. Aber manchmal werden Rüstungen einfach zu schwer, passen nicht mehr, sind nicht mehr notwendig. Deshalb legen Sie sie jetzt guten Gewissens ab. Das ist völlig in Ordnung. Wenn Sie das tun, dann spüren Sie in Ihren Körper hinein, wie er sich ohne Rüstung anfühlt. Greifen Sie dann äußerlich zu Stift und

Papier, um genau aufzuschreiben, wie dieser Zustand, in dem Sie jetzt sind, ist. Welche Gedanken, Gefühle oder Überzeugungen mit diesem Zustand verbunden sind und auch, was Sie mit der Rüstung noch verbinden. Vielleicht braucht es noch einen Dank. Schreiben Sie jetzt im Durchschreibmodus auf, was ganz von allein durch Ihre Hand jetzt aufs Papier fließen wird. Schreiben, fließen lassen, ganz leicht, von allein, friedlich, im Einklang mit sich, zugreifen auf tiefes inneres Wissen. Schreiben und weiterschreiben, bis die Zeit dann um sein wird.

(Ca. 10 Minuten schreiben)

Beenden Sie ganz in Ihrem Tempo diesen Schreibprozess. Schließen Sie noch einmal die Augen und erkunden Sie diesen neuen Zustand noch etwas, bevor Sie dann mit zwei, drei tiefen Atemzügen wach, leicht, klar und frisch wieder so richtig ins Hier und Jetzt zurückkommen.

5.5.5 Gespräch mit einer realen Person

Wofür? Vorbereitung auf ein Gespräch, eine Begegnung, ein Meeting

Vorgehensweise: Wir gehen in der Imaginationsreise in einen Raum der Klarheit, begegnen der Person, um die es geht, und führen mit ihr einen schriftlichen Dialog.

Formulierungsvorschlag:

Es gibt da ein Thema, das Sie beschäftigt. Eine Person oder eine bevorstehende Begegnung, die stattfinden wird; einen Termin, der ansteht. Wir gehen davon aus, dass Sie mehr wissen, als Ihr bewusster Verstand registriert. Dass Sie mehr wahrnehmen, als der bewusste Verstand erkennen kann. Deshalb kann es jetzt interessant sein, in sich selbst zu forschen, was wichtig sein könnte für diese Begegnung, das Gespräch, das Meeting. Was Sie vielleicht wissen, ohne es zu wissen. Und dafür würde ich Sie bitten, nach innen zu gehen. Während Sie die Augen zuerst noch auf einen äußeren Punkt gerichtet haben, den Sie dann gleich verwenden werden als Brücke, um tiefer und tiefer nach innen zu gehen. Sie merken, wie dieses Außen unwichtiger wird. Merken, wie Ihre Augen das Bedürfnis bekommen, sich zu schließen. Dann können sie das gerne tun. Sie öffnen dabei gleichzeitig Ihre inneren Augen und gehen weiter nach innen und von dort aus weiter in einen Raum der Klarheit, an einen Ort der Klarheit. Schauen Sie einmal, wie der gestaltet ist, wie es da aussieht. Es ist ein Raum, in dem ganz viel Klarheit entstehen kann oder schon vorherrscht. Vielleicht nehmen Sie sie schon wahr, vielleicht bemerken Sie Körpersignale oder Sie registrieren erste Impulse. Klarheit über Ihre Beziehung zu dieser Person. Klarheit über sich in der Begegnung mit dieser anderen Person. Klarheit, wie Sie vielleicht ein bestimmtes Gespräch führen möchten. Machen Sie es sich in diesem Raum jetzt bequem. Sie wissen, aus einer der Türen wird gleich diese Person kommen, um die es geht. Diese Person, die Sie beschäftigt. Diese Person, mit der Sie ein Thema haben. Sie wird sich auch in diesen Raum der Klarheit setzen. An einen Platz, dessen Distanz sich für Sie gut anfühlt. Sie werden sie anschauen. Alles in Ihnen wird beschäftigt sein zu erkennen, zu verstehen, hervorzuholen, was Sie wahrscheinlich auf einer tiefen inneren Ebene schon lange wissen. Sie schauen ihr in die Augen. Sie werden jetzt einen sehr aufrichtigen Dialog mit ihr führen und all das, was Sie beschäftigt, einfach aufschreiben. Sagen Sie ihr, was Sie zu sagen haben, und schauen Sie, welche Antworten sie gibt. Sie werden jetzt gleich anfangen zu schreiben. Vielleicht stellen Sie ihr Fragen. Vielleicht haben Sie ihr etwas zu sagen, etwas ganz Bestimmtes. Sie sind schon gespannt, wie sie reagiert. Schreiben Sie ihre Reaktion auf in diesem Durchschreibmodus, bei dem man, wenn man einmal den Stift auf das Papier gesetzt hat, nicht mehr aufhört zu schreiben, bis die Zeit dann vorüber ist. Frage, Antwort, Frage, Antwort.

(Ca. 10 Minuten schreiben)

Beenden Sie Ihr Gespräch dann langsam und kommen Sie wieder zurück in den Raum, in dem wir gerade sind.

5.5.6 Der Preislistenvergleich

Wofür? Erforschen, ob man mit einem bestimmten Preis, der zu einer Lösungsmöglichkeit gehört, wird leben können

Vorgehensweise: Wir arbeiten in der Trancereise mit dem Bild einer Waage, lassen den Preis, den uns eine Lösungsmöglichkeit kosten würde, zu einem Gegenstand werden und ihn dann im Schreibprozess sprechen (mehrere Schreibrunden sind möglich).

Formulierungsvorschlag:

Ganz oft ist es so, dass eine Lösung auch einen Preis hat. Oder eigentlich hat eine Lösung immer auch einen bestimmten Preis oder Kosten, die damit verbunden sind. Oft wägen wir ab, schauen, wo Vor- und wo Nachteile sind. Und manchmal kann es auch hilfreich sein, unsere Aufmerksamkeit auf diese Kosten zu richten, auf die Preise, die zu zahlen sind, um herausfinden zu können, mit welchem Preis wir gut leben können, welchen Preis wir bereit sind zu bezahlen – für eine bestimmte Lösung. Um das jetzt mithilfe Ihres tiefen Inneren zu tun, zu dem Anliegen, das Sie gerade beschäftigt, zu dieser Frage, die Sie gerade umtreibt, würde ich Sie bitten, nach innen zu gehen. Ihre Aufmerksamkeit schon dorthin zu richten, wo die hilfreichen Antworten gleich auftauchen werden. Nach innen zu sinken und äußerlich zu spüren, wie Sie hier sicher getragen sind, in diesem Raum, in diesem Setting, auf diesem Sofa oder in diesem Stuhl. Sie spüren, wie wichtig eine gute Balance ist und wie wichtig es ist, dass man für bestimmte Entscheidungen oder Lösungen bereit ist, die damit verbundenen Preise zu bezahlen. Das geht leichter, wenn man es aus einer klaren Entscheidung heraus tut, aus einer bewussten Haltung heraus. Nimmt man einen bestimmten Preis in Kauf? Ja? Dann wird man mit ihm auch gut umgehen können. Dann ist er auch völlig in Ordnung. Für mehr Klarheit, was diese Preise betrifft, würde ich Sie jetzt bitten, sich eine Art Waage vorzustellen. Vielleicht ist sie richtig groß. Vielleicht entspricht sie der realen Größe einer Waage. Sie haben eine Idee von einer bestimmten Lösung zu Ihrem Thema, und ich würde Sie bitten, diese Idee, diese Art von Lösung jetzt auf die eine Waagschale zu legen. Vielleicht als Gegenstand, als Figur, als Symbol. Und dann gleichzeitig hinzuschauen. Auf der anderen Seite taucht jetzt ein Gegenstand, ein Gewicht auf, ein Preis, der damit verbunden ist. Sie sehen diesen Gegenstand, den Preis, den, der zu dieser Lösung gehört, jetzt ganz deutlich. Dieser Preis, dieser Gegenstand, der kann jetzt Auskunft geben und schreiben. Wenn Sie möchten, können Sie sich jetzt gleich im Schreiben diesem einen Gegenstand, diesem einen Preis widmen – und es danach für andere Lösungen und andere Preise wiederholen. Sie können diesen Preis jetzt schreiben lassen. Was hat er zu sagen? Über sich? Über Sie, wenn Sie ihn wählen? Was erwartet Sie? Lassen Sie sich erklären, was der Preis bedeuten würde. Ihre Hand ist wahrscheinlich schon bereit. Ihr Innerstes ist es sowieso längst. Wann immer es passt, öffnen Sie die Augen, während Sie gleichzeitig in diesem Zustand bleiben, und lassen Sie aufs Papier fließen, was da jetzt fließen will. In diesem Durchschreibmodus, bei dem Sie den Stift nicht mehr vom Papier absetzen, wenn Sie einmal angefangen haben zu schreiben.

(Ca. 10 Minuten schreiben)

Schließen Sie Ihren Schreibprozess dann langsam ab und spüren Sie noch einmal gut im Körper nach, wie er sich jetzt anfühlt, wenn Sie an diesen Preis denken.

Variations- oder Ergänzungsmöglichkeiten: Man kann diese Übung für mehrere Preise wiederholen, um Unterschiede entdecken zu können.

5.5.7 Wege erkunden

Wofür? Erkenntnisse für die Entscheidungsfindung

Vorgehensweise: Im Schreiben erproben wir drei verschiedene Wege; angeleitete Trancereise und Schreibprozess wechseln einander mehrfach ab, daher sind Schreibzeiten mit weniger als 10 Minuten vorgeschlagen.

Formulierungsvorschlag:

> Es gibt da ein Thema, das Sie beschäftigt, eine Person oder eine bevorstehende Begegnung, die stattfinden wird, einen Termin, der ansteht. Sie möchten eine Entscheidung treffen und sich gut vorbereiten. Sie merken, das kann ganz schön schwierig sein, weil wir nicht in die Zukunft sehen können, weil wir aus heutiger Sicht nicht wissen können, wie es weitergehen wird. Ob wir die eine Entscheidung als eine gute bezeichnen werden. Aber Sie wollen eine gute aus heutiger Sicht für sich treffen – mit dem Wissen, das Sie heute haben, und den Gefühlen und Gedanken, die Sie heute haben. Das ist völlig angemessen. Damit Sie das tun können, werden wir ein bisschen erkunden und spekulieren, wie es weitergehen könnte oder welcher Weg ein stimmiger für Sie sein könnte. Nehmen Sie dafür vielleicht noch ein paar tiefe Atemzüge oder gehen Sie einfach auf die Art nach innen, so wie Sie es gerne oder für gewöhnlich tun. Stellen Sie sich vor, Sie sind unterwegs auf einem Weg und kommen zu einer Weggabelung. So könnte es sich anfühlen, wenn wir vor Entscheidungen stehen, dass wir das Gefühl haben, wir müssten uns für eine Richtung entscheiden. Ich würde Sie jetzt bitten, sich ganz spontan, ganz intuitiv, für rechts oder links zu entscheiden – jetzt. Und wenn Sie an Ihr Thema denken, an das Thema der Entscheidung denken, daran, worum es geht, und jetzt ein Stück weitergehen, in diese Richtung, für die Sie sich im Moment probehalber entschieden haben – dann erleben Sie doch einmal, wie es weitergeht. Wird es angenehmer? Verändert sich die Landschaft? Tauchen Blockaden oder Hürden auf? Bilder? Innere Sätze? Gute Gedanken? Angenehme Gefühle? Oder schwierige? Gehen Sie da ein Stück. Und während Sie gehen, erleben Sie mehr und mehr, was Sie empfinden, wie sich die Gedanken, die Sie haben, verändern. Was ist hier los? Was können Sie erkennen? Während Sie innerlich dann noch weitergehen, würde ich Sie bitten, äußerlich zu Stift und Papier zu greifen, um dann

all das aufzuschreiben, was jetzt da ist. All das aufzuschreiben, was Sie wahrnehmen, jeden Gedanken, jedes Gefühl, jedes Bild, all das, was Sie sehen können, alles, was jetzt auftaucht an tiefem innerem Wissen, das für Sie gerade zugänglich wird. Sie schreiben es jetzt auf oder die Hand schreibt – es schreibt – wer auch immer schreibt. Achten Sie während des Schreibens einfach darauf, dass Sie innerlich auf diesem Weg bleiben. Während Schritt für Schritt die Hand interessante Dinge für Sie notiert. In einem Durchschreibmodus, in einem Schreibfluss.

(Ca. 8 Minuten schreiben)

Kommen Sie dann zur Ruhe. Jetzt haben Sie erlebt, wie es ist, in diese eine Richtung zu gehen. Sie stehen wieder an dieser Weggabelung, und jetzt können Sie die andere Richtung ausprobieren. Auf dieselbe Art, wie Sie es gerade gemacht haben. Auf dieselbe Art gehen Sie dort jetzt weiter, um auch hier probehalber zu erleben, wie es ist. Wie sich die Landschaft hier verändert. Was da auftaucht, was Sie sehen, was Sie wahrnehmen, wie sich der Körper anfühlt und entwickelt, während Sie in diese Richtung gehen. Machen Sie es hier genauso wie beim ersten Weg – schreiben Sie auf, was auftaucht, schreiben Sie auf, was Sie wahrnehmen, schreiben Sie auf, wie es weitergeht, wenn Sie da weitergehen. In diesem Durchschreibmodus, den Sie auch vorhin verwendet haben.

(Ca. 8 Minuten schreiben)

Kommen Sie auch hier wieder zurück. Unser bewusster Verstand, der funktioniert nach so einer Entweder-oder-Logik. Der sieht den einen Weg und sieht den anderen Weg. Und meistens gibt es tief in uns auf ganz anderer Ebene noch eine weitere Möglichkeit, auf die der Verstand manchmal keinen Zugriff hat. Deshalb – an dieser Weggabelung, da würde ich Sie jetzt bitten, sich noch einmal gut umzusehen. Zu schauen, ob da nicht noch irgendwo ein dritter Weg auftaucht. Eine dritte Möglichkeit. Sobald die da ist, auch wenn es vielleicht überraschend ist, dass dieser Weg auch noch auftaucht oder da ist, gehen Sie ihn. Aufmerksam wahrnehmend, wie es Ihnen dabei geht, während Sie da gehen. Wie sich Ihre Körperhaltung verändert, wie sich Ihre Gedanken und Gefühle verändern, wie sich verändert, was Sie sehen oder was Sie hören können an diesem Ort, auf diesem Weg. Während Sie da gehen, fängt Ihre Hand ganz von allein an zu schreiben und schreibt all das auf, was Sie da wahrnehmen.

(Ca. 8 Minuten schreiben)

Kommen Sie dann zurück und zur Ruhe. Auch die Hand beendet das Schreiben jetzt wieder. Wenn Sie mögen, können Sie sich noch einmal für einige Momente auf Ihr Körpergefühl konzentrieren, um auch da noch einmal nachzuspüren, welches Gehen, welcher Weg sich gut angefühlt hat.

5.5.8 Interview in der Zukunft

Wofür? Eine Beschreibung für hilfreiche Perspektiven entwickeln, Zuversicht steigern, Klarheit über ein Ziel gewinnen

Vorgehensweise: Wir reisen in der Imagination in die Zukunft und treffen unser Ich, das erreicht hat, was wir erreichen wollten, für ein Interview, auf dessen Basis dann eine Personenbeschreibung oder ein Porträt entsteht.

Formulierungsvorschlag:

Ich möchte Sie jetzt einladen, Ihren Atem zu spüren, angenehm zur Ruhe zu kommen und ein bisschen länger auszuatmen, als Sie gerade einatmen. Wir können das mit dem Zählen verbinden, indem Sie etwa von eins bis vier zählen beim Einatmen und von eins bis sieben beim Ausatmen. Oder Sie denken einfach ohne zu zählen daran, länger auszuatmen, als Sie einatmen. Länger ausatmen, als man einatmet, weil das eine beruhigende Wirkung hat. Ja, man kommt gut bei sich an, wenn man sich auf seinen Atem konzentriert, und man kommt dabei oft auch leicht an einem inneren Ort an, an dem es einem gut geht. An dem man sich sicher und geborgen fühlt. Kommen Sie ruhig zur Ruhe. Es gibt im Moment nichts zu tun. Aber vielleicht ist ein Teil von Ihnen schon neugierig, weil wir ja heute in die Zukunft reisen wollen. Von dem Ort aus, an dem Sie jetzt sind, da sehen Sie es, dieses Verkehrsmittel, das wartet. Auf Sie wartet. Eine Bahn vielleicht. Sie können mit dieser Bahn jetzt in die Zukunft reisen. Sie tun das als Reporterin, als Reporter, als Biograf, Biografin über sich. Vielleicht haben Sie ein Aufnahmegerät mit dabei. Auf jeden Fall einen Notizblock, um Dinge aufzuschreiben und um Ihre Recherchen zu dokumentieren. Sie reisen jetzt in diese Zukunft und treffen dann dieses Ich, das Sie gerne werden möchten. Dieses Ich, auf das Sie sich schon freuen. Dieses Ich, an dem Sie schon arbeiten, das, dem es gut geht. Das zufrieden ist. Erfolgreich auf die Art, wie es gern erfolgreich sein möchte. Sie haben als Reporter, Reporterin jetzt die Möglichkeit, mit diesem Ich ein Interview zu führen. Dazu treffen Sie dieses Ich jetzt in einem Café. Machen Sie sich's gemütlich. Betrachten Sie dieses Ich jetzt und führen Sie ein Gespräch mit ihm. Was erzählt es über sein Leben? Über das, was es gelernt hat? Was erzählt es über seine Werte, seine Kräfte, Kompetenzen und Stärken? Welche Gedanken hat es? Worauf achtet es? Wo grenzt es sich ab? Wo ist es sehr offen? Fragen Sie dieses Ich am Kaffeehaustisch jetzt aus. Sie sind jetzt im Moment diese ebenso neugierige wie offene Reporterperson. Sie machen sich Notizen, notieren Interessantes, Berührendes, Erstaunliches oder Erwartetes. Und irgendwann geht dieses Ich dann auch wieder. Es hat sein Interview gegeben. Es hat seine Informationen mit Ihnen geteilt. Sie können sich jederzeit bei ihm melden, um nachzufragen. Sie können diesem Ich jetzt nachschauen, was Sie sonst noch alles bemerken, etwa, wie es geht, welche Körperhaltung es hat. Bevor Sie dann, so wie Sie da jetzt im Kaffeehaus sitzen, wie es Reporter oder Reporterinnen so gerne machen, nämlich ihre ganz frischen Eindrücke in einen Text zu gießen, so können auch Sie diese Beschreibung jetzt sofort verfassen: dieses Porträt. Wem sind Sie da gerade begegnet? Wer ist diese Person? Was bewegt sie?

(Ca. 10 Minuten durchschreiben)

Runden Sie Ihre Beschreibung dann ab.

5.6 Entlastung, die trägt – Anleitungen für Stressmanagement und guten Schlaf

5.6.1 Das Gefäß ausleeren

Wofür? Zur Entlastung, zum Umgang mit schwierigen Sätzen, Belastungen, Bewertungen etc.

Vorgehensweise: Wir begleiten die Person, die gleich schreiben soll, in einen meditativen Zustand, lassen sie im Körper erforschen, wo das Gefäß mit belastenden Sätzen sitzt, und leiten sie dazu an, diese hinausfließen zu lassen.

Formulierungsvorschlag:

Wann immer es jetzt passt, schließen Sie die Augen. Diese Trance ist jetzt nur für Sie. Achten Sie noch einmal gut auf Ihren Körper. Spüren Sie Ihren Atem, wie er kommt und geht, und erlauben Sie sich, immer beim Ausatmen tiefer in sich zu sinken. Auf eine Art und bis zu einer Tiefe, wo Sie das Gefühl haben: So ist das gut für heute. So kann mich mein Innerstes auf die genau richtige Art unterstützen. Bei diesem Ziel, Erleichterung zu erleben. Die haben Sie mehr als verdient. Schwieriges und Belastendes so richtig aus sich herauszuholen. Es ist allerhöchste

Zeit, das zu tun. Und Sie werden das gleich tun. Das Papier freut sich schon, es Ihnen abnehmen zu können. Sie werden sich leichter fühlen. Spüren Sie jetzt nach und erforschen Sie in Ihrem Körper: Wo mag wohl die Stelle, der Bereich sein, an dem das Schwere, Belastende am deutlichsten spürbar ist? Richten Sie Ihre Aufmerksamkeit jetzt auf diese Stelle oder suchen Sie Ihren Körper noch danach ab. Während der Verstand vielleicht versucht, die richtige Stelle zu finden, erlauben Sie sich, einfach die zu nehmen, an der es sich besonders schwer anfühlt. Wenn Sie diese Stelle gefunden haben, schauen Sie innerlich hin. Es ist, als wäre da ein Gefäß. Ein Gefäß, das fast schon überquillt. Ein Gefäß, in dem gesammelt ist, was dazu beiträgt, dass Sie sich als so belastet erleben. Da sind vorwurfsvolle Sätze, die mal jemand gesagt hat. Abwertende Gedanken, die Sie mal über sich selbst hatten. Schwierige Gedanken, niederdrückende Gedanken. Hinderliche Schlüsse, die Sie mal gezogen haben. Wutgedanken, die Sie unterdrückt und in diesem Gefäß versteckt haben. Oder andere Sätze und Suggestionen, die dazu beitragen, dass das Gefäß voller und voller wurde und es sich für Sie schwerer und schwerer anfühlt. Und stellen Sie sich vor: Diese Sätze, Gedanken, Formulierungen, die da in diesem Gefäß stecken, die könnten jetzt anfangen, sich zu bewegen. So als würde man sie an einem Faden herausziehen. Dann tun Sie das. Und Ihre Hand schreibt alles auf, was da aus dem Gefäß kommt. Das Papier nimmt es Ihnen gerne ab.

(Ca. 10 Minuten schreiben lassen)

Fangen Sie dann langsam an, zum Ende zu kommen.

5.6.2 Die Vorderseite der Medaille

Wofür? Die Perspektive wechseln, aus dem Grübeln aussteigen, einen zuversichtlichen Blick auf Künftiges stärken

Vorgehensweise: Wir stellen uns eine Medaille vor und werden uns dessen bewusst, dass wir oft ihre Kehrseite betrachten, – deshalb drehen wir sie um und erlauben uns, eine Idealversion eines künftigen Ereignisses durchzuspielen.

Formulierungsvorschlag:

Es ist ganz normal und menschlich, dass wir oft sorgenvoll ans Morgen denken. Und gleichzeitig wäre es manchmal ganz gut, uns die Zukunft so auszumalen, wie wir sie uns wünschen. Dann gibt es vielleicht einen Teil in uns, der sagt: »Ja, aber das ist ja unrealistisch.« Und einen anderen, der meint: »Aber wünschen darf ich es mir!« Und wer weiß, wenn ich es mir einmal auf die gute Art vorstellen kann, vielleicht kann mich mein Innerstes dann auch besser dabei unterstützen, das zu erreichen. Wahrscheinlich sogar. Deshalb ist es fein, sich das anzutrainieren, auch die gute Seite der Medaille zu sehen. Sie schauen jetzt mit offenen Augen auf einen bestimmten Punkt, von dem Sie das Gefühl haben, dort liegt etwas Interessantes, Hilfreiches zu diesem Thema, zu diesem zuversichtlichen Blick drin, und Sie schauen dann einfach eine Weile hin. Erlauben Sie sich, währenddessen zur Ruhe zu kommen, bei sich anzukommen. Wann immer Sie das Gefühl haben, Ihre Augen würden sich jetzt gerne schließen, können sie das gerne tun. Genau. Sie richten Ihre Aufmerksamkeit nach innen und stellen sich vor, in Ihrer Hand eine Medaille zu haben. Eine Medaille, die hat immer zwei Seiten. Vielleicht waren Sie es bisher gewohnt, immer diese berühmte Kehrseite der Medaille zu sehen, um sich vorzubereiten. Um vorbereitet zu sein auf Dinge, die eventuell nicht so laufen könnten, wie wir sie uns wünschen. Um sich zu schützen. Und das kann klug sein. Manchmal passiert es uns aber, dass wir uns so sehr gewöhnen an diese Kehrseite der Medaille, an diese schwierigen Szenarien in der Zukunft, dass wir vergessen, dass wir diese Medaille durchaus ab und zu umdrehen könnten, um auch das Gute erkennen zu können, um uns auch eine Idealversion in der Zukunft vorstellen zu können. Und heute, einfach als Experiment, würde ich Sie bitten, diese Medaille umzudrehen, sodass Sie die gute Seite sehen können. Vielleicht geht es um ein bestimmtes Ereignis in der nächsten Zeit. Es könnte gut sein, dass Sie sorgenvolle Gedanken dazu haben, dass Sie mit der Kehrseite der Medaille beschäftigt sind. Mit der Kehrseite, der schwierigen Version dieses Ereignisses in der Zukunft. Dann würde ich Sie gerne ermutigen, diese Medaille heute, jetzt, umzudrehen und einmal zu schauen, wenn Sie die gute Seite der Medaille betrachten: Welche Gedanken, welche Erwartungen, welche Vorstellungen können Sie über dieses künftige Ereignis haben? Was wird dann möglich? Wie lautet Ihre Erzählung über dieses künftige Ereignis, wenn Sie, während Sie es dann gleich aufschreiben werden, an die gute Seite der Medaille denken? Sie haben imaginativ die gute Seite der Medaille in der einen Hand und zu sich gewandt, betrachten sie, machen sich mit ihr vertraut, während Ihre andere Hand sich schon freut, diese Idealversion des zukünftigen Ereignisses aufschreiben zu dürfen. Dazu würde ich Sie jetzt bitten, dass Sie einfach anfangen zu schreiben. Eine Erzählung, eine Geschichte über das, was im Idealfall passieren könnte, wenn man die gute Seite der Medaille sieht. Sie denken an dieses Ereignis. Sie wissen, Sie stellen sich jetzt die Idealversion vor. Was kann dann passieren? Sie schreiben es jetzt einfach auf, in diesem Durchschreibmodus, bei dem Ihre Hand ganz von allein schreibt, vielleicht sehr konkret, vielleicht sehr metaphorisch.

(Ca. 10 Minuten schreiben)

Kommen Sie dann zum Ende und erlauben Sie sich ruhig, diese Vorstellung und die Gedanken und Gefühle, die damit verbunden sind, mit ins Hier und Jetzt zu nehmen.

5.6.3 Ziel erreichen ohne Ablenkung – die stabilen Seifenblasen

Wofür? Entlastung, Erleichterung; ein Ziel erreichen können ohne Zweifel

Vorgehensweise: Um sich befreiter und entlastet zu fühlen, kann unsere Klient:in bei dieser Vorgehensweise belastende Dinge in stabile Seifenblasen setzen und dann ihr Erleben erforschen.

Formulierungsvorschlag:

Sie nehmen jetzt ein paar tiefe Atemzüge und lassen sich auf ganz angenehme Art ins Innere tragen. Ein- und ausatmen. Den Atem spüren. Sie spüren, wie das Außen immer unwichtiger und Ihr Inneres immer wichtiger wird. Sie gehen jetzt tiefer und tiefer nach innen. Lassen sich tragen. Schweben hinein, ins Innere. Sie haben spannende Dinge vor und könnten noch ein bisschen mehr Mut dafür brauchen. Einige Dinge scheinen noch blockierend zu wirken. Sätze, die Sie gehört haben. Erfahrungen, die Sie gemacht haben. Bewertungen, die von außen gekommen sind. Und damit Sie Ihr Ziel gut erreichen können, frei, selbstbestimmt, so wie Sie es gerne möchten, ist es heute Zeit, sich von diesen Dingen zu verabschieden. Dafür würde ich Sie bitten, sich vorzustellen, um Sie herum, da sind auf einmal wundersam stabile Seifenblasen. Sie können sich so viele erzeugen, wie Sie gerne möchten. Das Besondere an diesen Seifenblasen ist, dass sie aus ganz speziellem Material sind. Einerseits leicht, damit sie schweben können. Andererseits unfassbar stabil, damit Sie Dinge hineinlegen können. Wenn Sie sich mit diesen Seifenblasen vertraut gemacht haben, ihre Beschaffenheit ein bisschen erkundet haben, dann lade ich Sie ein, sie jetzt zu nutzen. Diese Seifenblasen zu nutzen und in jede einzelne Seifenblase etwas hineinzulegen, das Sie hindert, Ihr Ziel zu erreichen. Vielleicht Zweifel, vielleicht entmutigende Sätze, vielleicht Meinungen von anderen oder Angst machende Gedanken. Sie können sie als Symbole in diese Seifenblasen legen, in diese speziellen Seifenblasen, oder als Bilder. Vielleicht auch als Begriff auf einem kleinen Zettelchen oder als ganzen Satz auf so einem Zettel. Und da bin ich jetzt für eine Weile still, damit Sie innerlich in Ihrer Vorstellungswelt diese Arbeit jetzt ganz in Ruhe machen können [Der Person ein bisschen Zeit lassen]. Wenn Sie jetzt all die Dinge, die Sie noch hindern, Ihr Ziel zu erreichen, in diese Seifenblasen gesetzt haben, dann verschließen Sie sie. Sie müssen nicht wissen, wie das geht. Schauen Sie ihnen zu. Eine nach der anderen wird leichter und leichter, bewegt sich höher und höher hinauf, fängt an zu schweben mit dem, was Sie hineingesetzt haben. Sie werden noch einmal extra umschlossen von einer stabilen Hülle, damit alles auch gut drinnen bleiben kann. Jetzt, während sie davonfliegen. Und es könnte tatsächlich sein, dass diese Seifenblasen irgendwo, später, irgendwann, an einem anderen Ort zerplatzen und mit ihnen alles zerplatzt, was Sie hier hineingegeben haben. Aber jetzt, jetzt fliegen sie weg, schweben davon. Schweben und schweben, und Sie schauen ihnen nach. Sie merken, dass irgendetwas in Ihnen gerade anders ist oder anders wird. Sie schauen ihnen zu. Die steigen höher und höher hinauf, schweben davon, fliegen weg. Sie selbst sind noch immer da, ohne diese Dinge, die Sie in die Seifenblasen gegeben haben, und erfassen jetzt einmal, wie es ist. Ohne diese Sätze, ohne diese Zweifel, ohne die Dinge, die Sie gerade haben davonschweben lassen. Denken Sie jetzt noch einmal an Ihr Ziel, jetzt in diesem anderen Zustand. Setzen Sie dann den Stift aufs Papier, um genau aufzuschreiben, was Sie jetzt denken über das, was Sie vorhaben. Über sich, über Ihre Kraft, Ihre Energie und Ihre Kompetenzen, um zu erreichen, was Sie erreichen wollen. Denken Sie daran, in diesem Schreibfluss zu bleiben, und lassen Sie einfach auftauchen, was Ihre Hand ganz von allein jetzt schreiben möchte.

(Ca. 10 Minuten schreiben lassen)

Kommen Sie dann ganz in Ihrem Tempo wieder ins Hier und Jetzt zurück.

5.6.4 Sprechende(r) Körper oder Körperteile

Wofür? Erkenntnisse zu Körperphänomenen auftauchen lassen

Vorgehensweise: Wir konzentrieren uns auf einen Körperteil/einen Körperbereich und lassen ihn schriftlich zu Wort kommen oder führen einen Dialog mit dem gesamten Körper.

Formulierungsvorschlag (Beispiel Kiefer):

Manchmal gehen wir davon aus, dass unser Körper uns etwas sagen möchte. Er versteht so viel, er registriert so viel, er versucht, sich uns mitzuteilen. Und wir haben ein bisschen verlernt, auf ihn zu hören. Um unsere Aufmerksamkeit wieder zu schulen, um wieder gut in Kontakt mit ihm zu kommen, kann es hilfreich sein, das sehr ausdrücklich zu tun. Heute haben Sie sich entschlossen, einem bestimmten Körperteil zuzuhören. Ihrem Kiefer [oder Körperteil einsetzen, um den es gehen soll]. Um zu hören, was er brauchen könnte aus seiner Sicht, damit er sich mehr und mehr entspannen kann. Damit Sie entspannt schlafen können. Genau. Sie sinken dafür angenehm tief in sich selbst hinein. Schließen die Augen, falls Sie sie noch geöffnet haben, und bewegen sich auf Ihre Art jetzt ins tiefe Innere. Spüren Ihren ganzen Körper, nehmen wahr, wie Sie hier sitzen oder liegen, und grenzen dann den Körperteil, den Körperbereich, um den es jetzt gehen soll, von den anderen ab. Sie könnten ihm eine bestimmte Farbe geben, und der Teil, der Bereich erstrahlt jetzt in dieser Farbe. Das Witzige ist, der gefärbte Teil ist in der Lage, mit Ihnen zu kommunizieren. Er tut das jetzt auch und übernimmt Ihre Hand, übernimmt die Macht und Kontrolle über Ihre Hand, führt Regie, führt die Hand, wird jetzt gleich sprechen, wird Ihnen eine Nachricht verfassen und sagen, worum es ihm eigentlich geht. Was er braucht, damit es ihm gut gehen kann, damit er seine Aufgaben für Sie auf gute Weise erledigen kann. Vielleicht sind da Wünsche. Vielleicht bestärkt er Sie, gewisse Verhaltensweisen beizubehalten. Vielleicht hat er irgendwelche Infos, die Sie überraschen werden. Hören Sie einfach aufmerksam hin. Dieser eingefärbte Teil des Körpers fängt jetzt an zu sprechen, verwendet Ihre Hand dafür und lässt jetzt aufs Papier fließen, was immer er sagen möchte. Er genießt es, diesen Raum heute zu bekommen und sich mitteilen zu können. Und es fließt und fließt aufs Papier.

(Ca. 10 Minuten schreiben)

Beenden Sie dann langsam Ihren Schreibfluss. Erlauben Sie sich, noch einmal die Augen zu schließen, die Hand zur Ruhe kommen zu lassen, zu diesem Körperbereich hinzuspüren. Sind Sie zufrieden miteinander? Jetzt. Im Einklang. Nehmen Sie sich ruhig noch einige Momente dafür, diese Verbundenheit wahrzunehmen. Vielleicht auch, sich dankbar hinzuwenden zu diesem Teil.

5.6.5 Drei gute Dinge

Wofür? Fokussierung auf Positives, um ruhig und rasch einschlafen zu können

Vorgehensweise: Wir nutzen die Erkenntnisse aus der positiven Psychologie, die zeigen, dass es am Abend hilfreich und schlafförderlich ist, sich auf drei gute Dinge (Mongrain a. Anselmo-Matthews 2012) zu konzentrieren, und erkunden sie im Schreiben.

Formulierungsvorschlag:

> Nehmen Sie jetzt ein paar tiefe Atemzüge. Beim Einatmen können Sie aufnehmen, was Ihnen guttut – was auch immer das ist. Beim Ausatmen lassen Sie los, was Sie für den Moment nicht mehr brauchen. Und wenn Sie möchten, jetzt oder gleich oder wann immer es für Sie passend ist, können Sie Ihre Augen schließen. Vielleicht gehen Sie gedanklich an einen Ort, an dem es Ihnen so richtig gut geht. Einen Ort, an dem Sie sich sehr wohlfühlen. Vielleicht waren Sie hier schon einmal. Vielleicht entdecken Sie einen neuen Platz, der jetzt gut für Sie ist. Was können Sie an diesem Ort sehen, an dem Sie sich so geborgen fühlen können? Können Sie Geräusche wahrnehmen? Spezielle Gerüche und Düfte vielleicht? Sie atmen noch einmal tief durch, hier an diesem wunderbaren Ort. Hier fühlen Sie sich wohl, sicher und geborgen. Dieses gute Gefühl von Wohlbefinden nehmen Sie mit dem nächsten Einatmen in Ihren Körper auf – in alle Ihre Zellen. Sie atmen ein und nehmen es auf. Sie atmen aus und spüren dieses Wohlbefinden. Sie denken jetzt an den heutigen Tag. Was war gut? Nehmen Sie einfach wahr, was auftaucht. Vielleicht ist es, als hätten Sie Ihr Handy in der Hand, und ganz automatisch hat es kleine Fotos gemacht von den guten Momenten. Eins, zwei, drei. Schauen Sie sie an. Was war heute gut? Oder vielleicht möchten Sie sich die ganze Woche ansehen, die letzten Tage. Was war an diesen Tagen gut für Sie? Das können Kleinigkeiten sein, etwas, das Sie vielleicht kaum wahrgenommen haben. Etwas, das Sie vielleicht als selbstverständlich empfunden haben. Was war gut an diesen Tagen? Vielleicht mögen Sie sich jetzt noch einmal in eine dieser schönen Situationen versetzen. Wie fühlt sich das an? Wo in Ihrem Körper nehmen Sie dieses Wohlgefühl wahr? Was war da noch Gutes in den letzten Tagen? Wofür können Sie dankbar sein? Wenn es für Sie passt, dann können Sie sich richtig anfüllen mit dem guten Gefühl, Schönes erlebt zu haben. Auch wenn Sie gleich zu schreiben beginnen werden, können Sie dieses Gefühl immer noch wahrnehmen. Wann immer es für Sie gut und richtig ist, nehmen Sie den Stift in die Hand

und beginnen zu schreiben. Ich möchte, dass Sie Ihre Hand schreiben lassen. Sie weiß genau, was sie tut. Setzen Sie einfach den Stift nicht mehr vom Papier ab, wenn Sie einmal begonnen haben zu schreiben. Sie können auch Fragmente aufschreiben, Satzfetzen, ganz so, wie es für Sie gerade passt. Schreiben Sie als Überschrift: »Drei gute Dinge«. Erinnern Sie sich, was Sie jetzt gesehen haben. Was Sie wahrgenommen haben. Was Sie empfunden haben. Was Gutes in Ihrem Alltag ist. Schreiben Sie: »Drei gute Dinge« – oder mehr? Schönes Erforschen!

(Ca. 10 Minuten schreiben)

Drei gute Dinge – schön, sie sich noch einmal bewusst zu machen. Kommen Sie jetzt langsam zum Ende. Und vielleicht spüren Sie dieses Wohlgefühl nach wie vor in Ihrem Körper. Vielleicht bleibt es in Ihnen bis morgen früh. Die Dankbarkeit, die Ruhe, die Gelassenheit, die Zufriedenheit. Nehmen Sie noch einmal ein paar tiefe Atemzüge. Und dann können Sie ganz in Ruhe – und in dem Wissen, dass da viel Gutes ist, – in einen erholsamen Nachtschlaf sinken. Ganz ruhig werden und entspannt einschlafen, bevor Sie morgen früh wieder ganz frisch, wach und erholt in den neuen Tag starten.

5.6.6 Ballast abwerfen

Wofür? Leichteres und schnelleres Einschlafen, erholsamen Schlaf stärken

Vorgehensweise: In der Imaginationsreise werfen wir Belastungs-Pakete aus einem Heißluftballon in einen See und geben ans Papier ab, was wir loswerden wollen.

Formulierungsvorschlag:

Sie nehmen sich jetzt Zeit für sich und Ihren guten Schlaf. Sie haben es verdient, gut und tief zu schlafen, um morgen erholt und frisch in den neuen Tag zu starten. Nehmen Sie ein paar tiefe Atemzüge. Beim Einatmen nehmen Sie auf, was Ihnen guttut. Beim Ausatmen können Sie loslassen, was Sie nicht mehr brauchen. Einatmen. Ausatmen. Vielleicht haben Sie schon die Augen geschlossen. Oder Sie schließen sie jetzt. Oder gleich. Sie atmen noch einmal ein und fühlen, wie die Luft Ihre Lungen füllt. Sie atmen aus und fühlen, wie sie wieder aus Ihnen hinausströmt. Sie atmen ein und fühlen, wie Ihr Einatmen tiefer wird. Sie atmen aus und fühlen, wie Ihr Ausatmen tiefer wird. Sie atmen ein und spüren Zufriedenheit in jeder Zelle Ihres Körpers. Sie atmen aus und fühlen sich erfüllt von Zufriedenheit. Sie atmen ein und spüren Ruhe in jeder Zelle Ihres Körpers. Sie atmen aus und fühlen sich erfüllt von angenehmer Ruhe. Sie kommen ganz in Ihrem Tempo richtig gut bei sich an. Und wenn Sie dann zu schreiben beginnen werden, denken Sie daran: Das Papier ist hier für Sie – um Ihnen für heute und über Nacht abzunehmen, was Sie beschäftigt. Stellen Sie sich vor, Sie steigen mit allem, was Ihnen heute begegnet ist, was Sie erfahren haben, in einen Heißluftballon. Er steigt auf, höher und höher. Mit jedem Meter, den Sie aufsteigen, fühlen Sie mehr Leichtigkeit. Die Häuser, Bäume und Straßen unter Ihnen werden immer kleiner. Kleiner und unwichtiger. Sie spüren die angenehme Leichtigkeit in der Luft. Der Ballon schwebt über der Landschaft, ganz gemächlich. In der Ferne sehen Sie einen kleinen See mit kristallklarem Wasser. Es ist ein reinigender See. Und dann schauen Sie auf die Pakete, die Sie in Ihrem Heißluftballon mitgenommen haben. Die Pakete, in denen das ist, was Sie heute oder in letzter Zeit beschäftigt hat. Wem Sie begegnet sind. Welche herausfordernden Situationen Sie vielleicht erlebt haben. Und Sie können jetzt, wenn Sie über dem See sind, überlegen, was davon Sie gerne loswerden möchten. Vielleicht Sorgen, die Sie sich heute gemacht haben? Dann nehmen Sie dieses Paket mit den Sorgen und Grübeleien und werfen es in den See. Der See nimmt es auf und verwandelt es in kristallklares Wasser. Welche Pakete sind da noch, die Sie loswerden möchten? Was ist darin? Fangen Sie dann langsam an zu schreiben und schreiben Sie auf, was Sie gerne loswerden möchten. Alles, was Sie jetzt nicht mehr brauchen. Wenn Sie einmal begonnen haben zu schreiben, dann setzen Sie den Stift nicht mehr vom Papier ab, sondern schreiben weiter, immer weiter. Vertrauen Sie Ihrer Hand, dass sie genau weiß, was sie schreiben will. Sie brauchen über nichts nachzudenken. Lassen Sie einfach Ihre Hand schreiben. Was möchten Sie für heute loslassen? Schreiben Sie alles auf, was Ihnen in den Sinn kommt. Ich achte auf die Zeit. Sie schreiben einfach los und lassen los.

(Ca. 10 Minuten schreiben)

Kommen Sie langsam zum Ende. Ganz in Ihrem Tempo. Nehmen Sie noch einmal einen tiefen Atemzug. Und mit jedem Einatmen nehmen Sie Ruhe und Gelassenheit auf. Sie haben in den See fließen lassen, was Sie nicht mehr brauchen. Sie haben an das Papier abgegeben, was Sie beschäftigt hat. Für heute ist es gut. Sie können jetzt ruhig ins Hier und Jetzt zurückkommen, um entspannt in einen erholsamen Nachtschlaf zu sinken.

5.6.7 Forschungsreise ins Wolkenschlafland

Wofür? Erforschen von Gründen für schlechten Schlaf

Vorgehensweise: Wir begegnen einer imaginierten Schlafminister:in und fragen sie in einem schriftlichen Dialog nach Gründen für den schlechten Schlaf.

Formulierungsvorschlag:

> Sie wünschen sich guten Schlaf. Und Sie haben guten Schlaf auch mehr als verdient. Leider erleben Sie die Nächte seit einiger Zeit als wenig erholsam. Irgendetwas stört. Stört Ihren guten Schlaf. Ihre Erholung. Um ein bisschen herauszufinden, was da los ist, würde ich Sie bitten, sich jetzt auf Ihren Atem zu konzentrieren. Zu spüren, wie Sie ein- und wieder ausatmen. Genau. Der Körper atmet ganz von allein. Ganz selbstverständlich. Und so ist das eigentlich auch mit dem Schlaf. Der Körper kann das ganz von allein. Damit das wieder gut gelingen kann, wollen wir ein bisschen erforschen, was es dafür braucht. Dafür würde ich Sie bitten, jetzt eine kleine Reise vor Ihren inneren Augen zu unternehmen. In Ihr Wolkenschlafland. Kommen Sie dort mal gut an, schauen Sie sich um, nehmen Sie wahr, wie es hier ist. Irgendwann wird Ihnen hier Ihre innere Schlafministerin begegnen, Ihr innerer Schlafminister. Sie können diese Figur jetzt ausfragen in einem schriftlichen Dialog, um herauszufinden, was es braucht, damit Sie wieder richtig gut schlafen können. Schauen Sie zunächst einmal, wie sie aussieht. [Gerne laut ein bisschen beschreiben lassen] Was können Sie erkennen über diese Figur, um sich zu vergewissern, dass sie Ihnen Ihre Fragen gleich beantworten wird? Es gibt sicherlich viele Gedanken zu Ihrem Schlaf. Wir wollen jetzt herausfinden, wie der Schlafminister, die Schlafministerin Ihnen helfen kann. Sie werden dann – jetzt oder gleich – einen Dialog mit ihr führen. Machen Sie es sich bequem. Schauen Sie die Schlafministerin, den Schlafminister dabei an und lassen Sie sie erklären. Sie fragen, sie antwortet. Frage. Antwort. Frage. Antwort. Sie sprechen. Die Ministerin, der Minister spricht. Sie sprechen. Die Figur spricht. Mit jedem Satz, mit jedem Gedanken nähern Sie sich mehr und mehr hilfreichen Erkenntnissen.
>
> (Ca. 10 Minuten schreiben)
>
> Beenden Sie das Gespräch dann wieder. Und schließen Sie noch einmal die Augen. Erlauben Sie sich, noch einmal ganz in dieses wohlige Gefühl aus dem Wolkenschlafland einzutauchen, um es vielleicht wieder erleben zu können, wenn Sie sich am Abend ins Bett legen.

5.6.8 Einen Traum überarbeiten

Wofür? Wiederkehrende belastende Träume umarbeiten; erholsamen Schlaf fördern

Vorgehensweise: Wir arbeiten in der Imagination an einer guten Version eines Trauminhalts und schreiben ihn auf.

Formulierungsvorschlag:

Wir haben jetzt schon über diesen wiederkehrenden Traum geredet, diesen Albtraum. Wie anstrengend er ist, weil auch der Körper in der Nacht reagiert. Auf eine Art, die Sie den erholsamen Schlaf kostet. Heute haben Sie beschlossen, dass dieser Traum sich verändern darf. Und dafür gehen Sie dann gleich in eine Art Traumlabor. Während Sie tiefer und tiefer in sich hineinsinken, der Schwere nach sinken, ist dieses Traumlabor tief in Ihrem Inneren zu finden. Während Sie gleich die Augen schließen oder es schon getan haben, sinken Sie tief in sich hinein, gehen tiefer in dieses Traumlabor. Dort haben Sie die Möglichkeit, Ihre Träume umzugestalten, sodass sie angenehm werden. In diesem Traumlabor haben Sie die Möglichkeit, mit dem Regiepersonal, das dort ist, vielleicht auch kurz zu reden, um zu fragen, wofür dieser Traum auf diese Art gut ist und war. Warum es Ihnen die Träume auf diese Art immer wieder schickt. Da gibt es vielleicht ein paar Erkenntnisse, Ahas. Sie können sich abstimmen mit dieser Regisseurin, dem Regisseur. Genau. Und dann dürfen Sie dort in diesem Traumlabor anfangen, diesen Traum zu überarbeiten. Vielleicht mithilfe der Regisseurin, des Regisseurs. Wie wäre es gut? Wie könnte man ihn verändern, überarbeiten, sodass ein angenehmer Traum dabei herauskommt? Sodass Ihr Körper auf angenehme Weise auf das reagiert, was er da sieht? Sie sind wahrscheinlich gerade schon beschäftigt, diesen Traum zu überarbeiten, umzuarbeiten, konsequent zu Ihrem Vorteil. Während ein Teil von Ihnen das schon tut, fängt Ihre Hand dann ganz von allein an zu schreiben und schreibt Ihre neue Version auf, die aus Ihrem tiefsten Inneren kommt. Die Version des Traums, die gut für Sie ist. Ihre Hand schreibt ganz von allein. Auch wenn sich das für den bewussten Verstand komisch anfühlt. Sie weiß genau, was sie schreiben möchte. Sie weiß genau, wie der Traum sich verändern darf.

(Ca. 10 Minuten schreiben)

Erlauben Sie Ihrer Hand dann langsam, dass sie wieder aufhören kann zu schreiben, und nehmen Sie sich noch einen Moment, um das gerade Geschriebene für sich stimmig abzurunden.

5.7 Reflexion mit Tiefgang – Anleitungen für die Supervision mit Einzelpersonen und Teams

5.7.1 Supervisor:in hinter Glas

Wofür? Mehr Klarheit über die eigene Arbeit bekommen; Reflexion des beruflichen Tuns

Vorgehensweise: Wir nutzen eine Vorstellungsreise, um in eine fiktive Supervisor:in zu schlüpfen, die eine bestimmte Situation beobachtet und beschreibt, was ihr dazu auffällt.

Formulierungsvorschlag:

> Manchmal beschäftigen uns Themen, Settings oder Fälle aus unserer Arbeit, und nicht immer haben wir sofort eine Person als Ansprechpartnerin, Ansprechpartner zur Verfügung, einen Supervisor, eine Supervisorin, einen Kollegen, eine Kollegin, mit der man Gedanken teilen kann. Oder jemanden, der wertvolle Inputs von außen geben könnte. Dann kann es auch mal interessant sein, in eine andere Rolle zu schlüpfen und sich selbst diese Perspektive dazuzuholen. Auf eine bestimmte Art kann das auch im Schreiben funktionieren. Deshalb denken Sie jetzt an dieses Thema, das Sie aktuell beschäftigt. An den Fall, über den Sie viel nachdenken, oder Ihr Beratungssystem, in dem Sie da sind. Und dann würde ich Sie einladen, sich vorzustellen, dass eine Figur, die Ihre Supervisorin, Ihr Supervisor ist, in der Situation oder in dem Setting hinter einer Glaswand, durch die man auch hören kann, mit dabei ist. Hinter der Glaswand, da hat man einen ganz anderen Blick auf diese Situation, auf den Fall, auf die Stunde, auf die Arbeit, die Sie gemeinsam mit Ihrer Klientin, Ihrem Klienten tun. Die Supervisorin, der Supervisor beobachtet jetzt aufmerksam. Gehen Sie dann an diesen Platz, wo er oder sie steht und sich Notizen macht. Schlüpfen Sie jetzt gleich in diese Person hinein, schauen Sie sich selbst beim Arbeiten zu und bekommen Sie so Zugriff auf alles, was der Supervisor, die Supervisorin sieht und beobachtet, Sie bekommen Zugriff auf alle Gedanken und Erkenntnisse. Sie schlüpfen hinein. Ihre Hand schlüpft hinein in diese Figur, in die Hand der Figur der Supervisorin, des Supervisors, die so andere Dinge wahrnehmen kann von ihrer Position hinter der Glasscheibe aus, von wo aus man so viel erkennen kann. Genau. Wenn Sie jetzt anfangen zu schreiben, schreiben Sie alles auf, was Ihnen in der Rolle als Supervisor oder Supervisorin auffällt. Fragen, die Sie an die Person haben, die da arbeitet. Inputs und Hinweise. Gedanken, die weiterhelfen können. Schreiben Sie in einer Art Schreibfluss alles

auf, was Ihnen in den Sinn kommt oder eigentlich schon längst da ist. Genau. Wann immer Sie so weit sind, beginnen Sie mit dem Schreiben, aus Sicht der Supervisorin, des Supervisors. Lassen Sie einfach alles aufs Papier fließen, was jetzt fließen will. Vertrauen Sie Ihrer Hand, dass sie genau weiß, was sie schreiben will.

(Ca. 10 Minuten schreiben)

Kommen Sie dann langsam zu Ende.

5.7.2 Imaginativer Klient:innen-Dialog

Wofür? Reflexion eines Falles; Klarheit über die Zusammenarbeit mit einer Klient:in

Vorgehensweise: Wir stellen uns in der Trancereise eine Begegnung mit einer aktuellen Klient:in vor, zu der uns etwas beschäftigt, treffen sie an einem neutralen Ort und führen schriftlich einen Dialog mit ihr.

Formulierungsvorschlag:

Manchmal beschäftigen uns Fälle, Sessions und Sitzungen, die wir gehalten haben, oder Workshops, Seminare, was auch immer. Oft sind es Paare oder Einzelfälle, Klientinnen und Klienten oder Coachees. Und manchmal können auch wir, so wie wir es ihnen oft weitergeben, unser intuitives Wissen anzapfen und auf neue, zusätzliche Erkenntnisse kommen, die vielleicht in der weiteren Zusammenarbeit, in der gemeinsamen Arbeit weiterhelfen können. Dafür kann es spannend sein, einen vorgestellten Dialog mit der Klientin oder dem Klienten zu führen. Suchen Sie sich dafür einen angenehmen Platz, einen Ort abseits Ihrer Ordination, Ihrer Praxis, abseits des Ortes, an dem Sie miteinander arbeiten. Vielleicht einen in der Natur. Lassen Sie dann diese Figur, diese Person in Ihrer Nähe auftauchen. Auf ganz andere Art als sonst im gewohnten Setting kommen Sie beide da in Ruhe an. Nehmen Sie sich einige Momente, um einander hier begegnen zu können, um ein Gespräch zu führen. Sie werden diese Person jetzt gleich alles Mögliche fragen können: Was sie braucht, was sie sich wünscht, was weiterhilft, was nicht weiterhilft. Alles, worauf Sie jetzt Zugriff haben möchten. Alles, wovon Sie glauben, dass es Ihnen weiterhilft. Dinge, die Sie vielleicht im echten Setting noch nicht ansprechen konnten oder wollten. Oder Dinge, die Sie gerne jetzt in der Vorstellungswelt ausprobieren möchten, bevor Sie etwas in der äußeren Welt ansprechen. Etwas Bestimmtes vielleicht? Genau. Betrachten Sie Ihre Klientin, Ihren

Klienten, Ihren oder Ihre Coachee noch einmal in Ruhe. Vergewissern Sie sich, dass er oder sie jetzt antwortet, um dann in einen schriftlichen Dialog mit ihr oder ihm einzutauchen und ihn oder sie jetzt einfach auszufragen. Was Ihre gemeinsame Arbeit betrifft. Fragen, die Sie aktuell, jetzt, hier, heute beschäftigen und auf die Sie sich eine Antwort wünschen. Wenn Sie dann einmal anfangen zu schreiben, schreiben Sie einfach weiter und schreiben weiter und setzen fort und schreiben weiter in einem Schreibfluss. Sie setzen den Stift nicht mehr vom Papier ab. Für eine bestimmte Zeit. Genau. Sie sind schon gespannt, welche Antworten jetzt gleich auftauchen werden.

(Ca. 10 Minuten schreiben)

Runden Sie den Dialog langsam ab und kommen Sie zum Ende.

5.7.3 Der Agent:innenbericht

Wofür? Eine neue Perspektive für die Zusammenarbeit bekommen; Dinge, die gut oder auch weniger gut laufen, besprechbar machen (gut geeignet für Teams)

Vorgehensweise: Wir stellen uns vor, dass eine Agent:in das Team über mehrere Tage beobachtet, nehmen ihre Perspektive ein und verfassen einen Bericht über die Beobachtungen.

Formulierungsvorschlag:

Für dieses wertvolle Ziel, Einblicke zu bekommen, die man, wenn man mittendrin ist und arbeitet und miteinander tut, wenig bekommt, nutzen wir heute einen anderen Blick, den eines anderen, einer anderen. Wir setzen auf einen Bericht eines Agenten, einer Agentin. Dafür würde ich Sie alle jetzt bitten, Ihre Vorstellungskraft zu nutzen. Wir wissen so viel mehr, als wir glauben zu wissen. Das hat schon Milton Erickson gesagt. Deshalb würde ich Sie gern zu dieser Gedankenreise, zu dieser Vorstellungsreise einladen. Wer möchte, kann gerne die Augen schließen. Wer es angenehmer findet, es mit offenen Augen zu tun, möge sich einen Punkt suchen, auf den er oder sie jetzt schaut, während wir gleichzeitig eine kleine Reise unternehmen. Stellen Sie sich einen ganz normalen Tag, eine ganz normale Woche in Ihrer Arbeit, in Ihrer gemeinsamen Arbeit als Team vor. Vielleicht sehen Sie sich auch selbst in diesem Gefüge, beim Tun, beim Arbeiten, in der Interaktion miteinander. Was Sie nicht wissen, ist, dass ein geheimer Agent, eine Agentin engagiert wurde, um herauszufinden, was da alles los ist in

Ihrer Zusammenarbeit, bei den Abläufen. Diese Agentin, dieser Agent beobachtet Sie. Auf wohlwollende Weise, aber sie beobachtet von außen. Schaut genau zu, wie das berühmte Mäuschen oder die Fliege, die unbemerkt da ist und so viel mitbekommt. Und dann schlüpfen Sie, welche Gestalt auch immer die Agentin, der Agent gewählt hat, direkt in sie hinein. Vielleicht hat sie wirklich den Körper einer Fliege gewählt, um sehr unauffällig überall dabei sein zu können. Überall. Und zu beobachten. Was erleben und sehen Sie als Fliege oder was auch immer Sie sich für ein Wesen ausgesucht haben? Was nehmen Sie wahr? Wie arbeitet dieses Team zusammen? Wie läuft der Alltag ab, von der Früh weg? Sie beobachten die Szenen aus dieser Perspektive, durch diese Agenten-, Agentinnen-Augen. Was da abläuft, was da geschieht. Sie nehmen wahr, beobachten einen ganzen Tag lang und einen weiteren. Nehmen Sie sich ruhig Zeit, um alles zu registrieren, Ihre Beobachtungen einzuordnen. Nehmen Sie sich gerne noch einen weiteren Tag als Beobachtungszeitraum her. Oft ist es hilfreich und wichtig, mehrere Tage solche Beobachtungen durchzuführen, um wirklich einen klaren Blick zu bekommen. Und auch einen vierten Tag, damit Ihre Beobachtungen repräsentativ sind. Schauen Sie sich aus dieser Perspektive alles an. Genau. Auch an einem fünften, von der Früh bis zu dem Zeitpunkt, wo alle mit der Arbeit aufhören und ins Wochenende gehen. Sie kehren dann zurück in Ihr Büro und verfassen einen Bericht. Verfassen einen Bericht, in dem Sie Ihre Beobachtungen niederschreiben, aufschreiben, was Ihnen auffällt, aufgefallen ist an diesen Tagen. Was läuft gut in diesem Team? Wo sehen Sie Veränderungsbedarf? Wo haben Sie vielleicht schon während des Zuschauens Ideen gehabt, die etwas bewirken könnten? Genau. Sie wissen jetzt viel. Es gibt viel, worauf Sie gerade Zugriff haben. Viele Ideen, viele Erkenntnisse und wertvolle Beobachtungen. Verschriftlichen Sie diese Beobachtungen jetzt dann auf eine ganz spezielle Art. Sie werden gleich diesen Bericht in einer Art Durchschreibmodus verfassen. Das bedeutet, wenn Sie einmal anfangen zu schreiben, dass Sie nicht mehr aufhören zu schreiben, bis dieser Bericht vollständig ist. Das kann auch bedeuten, dass Sie »aha, aha« dazwischen hinschreiben oder »Es dauert gerade, bis der nächste Gedanke auftaucht« und dann den nächsten Gedanken aufschreiben. Genau. Fangen Sie jetzt einfach an zu schreiben. Ab dem Moment, wo Sie Ihren Stift zum ersten Mal auf das Papier setzen, hören Sie einfach nicht mehr auf, sondern schreiben weiter. Lassen die Hand die Arbeit tun. Sich bewegen. Ganz von allein. Es könnte gut sein, dass Sie nicht einmal wirklich bewusst mitkriegen, was Sie da aufschreiben, sondern es danach einfach neugierig lesen.

(Mindestens 10 Minuten schreiben)

Kommen Sie dann langsam zum Ende und unterschreiben Sie Ihren Bericht.

Variations- oder Ergänzungsmöglichkeiten: Als Nacharbeit können je nach Gruppengröße die Ergebnisse zuerst in Kleingruppen und dann im Plenum oder gleich in der großen Runde geteilt werden. Für die Weiterarbeit bietet es sich an, Arbeitsgruppen zu bilden, die sich mit einzelnen Themen, die in den Berichten aufgetaucht sind, zu befassen und Ableitungen für die Zukunft zu erarbeiten.

5.7.4 Die Detektivwand

Wofür? Schnelle Selbstsupervision

Vorgehensweise: Wir stellen uns in der Trancereise eine Wand wie in einem Detektivbüro vor, an der Infos hängen, um Verbindungen herzustellen und im Schreiben Erkenntnisse auftauchen lassen zu können.

Formulierungsvorschlag:

Manchmal, wenn wir so mitten im Arbeiten sind und Teil des Beratungssystems, kann es uns schwerfallen, andere Perspektiven einzunehmen. Wir haben vieles gelernt, um das gut tun zu können, und trotzdem kann es ganz schön schwierig sein, Zusammenhänge zu erkennen oder hilfreiche Hypothesen aufzustellen. Sie haben vieles erfragt, erforscht, exploriert, gemeinsam mit Ihrem, Ihrer Coachee. Sie haben vieles entdeckt und gefunden. Vielleicht gibt es etwas, wo Sie sich selbst für die weitere Zusammenarbeit einfach noch ein bisschen mehr Klarheit wünschen. Dafür würde ich Sie jetzt zu etwas möglicherweise Eigenartigem einladen. Nämlich, dass Sie all die Teile, die Sie zur Verfügung haben – die Bilder, die Informationen, die Gedanken, Ideen, Symbole und Erkenntnisse –, dass Sie die jetzt auf ganz andere Art sortieren, als wir es sonst tun, die wir in Psycho-Berufen arbeiten. Stellen Sie sich vor, in einer Art Kriminalkommissariat oder einer Detektivkanzlei zu sein. Dort ist eine Wand, so wie man sie aus Filmen oder Serien kennt. An dieser Wand hängen jetzt alle Informationen, die Sie zur Verfügung haben – bewusst registriert oder unbewusst wahrgenommen. Bilder von Personen, Daten, Infos, Bilder von Orten oder Situationen. Wahrscheinlich kann man Pfeile und Zusammenhänge auf dieser Wand darstellen. Genau. Oder es ist eine Pinnwand und Sie benutzen Fäden, Bilder, Grafiken, Begriffe, Wörter, was auch immer Ihnen einfällt. Diese Informationen, die Sie haben, zu Ihrem Fall, der Sie beschäftigt, die ordnen Sie da jetzt an dieser Wand vor Ihrem inneren Auge auf detektivische Art. Bleiben Sie einen Moment vor dieser Wand. Schauen Sie einfach nur hin. Nehmen Sie einfach nur wahr, was da hängt, ohne verstehen zu wollen. Lassen Sie diese Wand, diese Informationen, diese Bilder, die Querverweise, die Begriffe, die Grafiken, die Symbole einfach auf sich wirken. Ja, sehr schön. Nehmen Sie sich jetzt Zeit, dass Ihr ganzer Organismus wahrnehmen kann, was der Verstand vielleicht gerade nicht registriert. Auch da bleiben Sie einfach eine gute Minute äußerer Zeit vor dieser Wand. Lassen Sie diese Wand, die Informationen, einfach auf sich wirken. [Etwas längere Pause] Genau. Wann immer Sie dann das Gefühl haben, Ihr kluges Unbewusstes, Ihr wunderbarer Organismus hat ganz viel wahrgenommen, würde ich Sie bitten, zu Stift und Papier zu greifen, um all das, was Sie jetzt wahrgenommen, aber vielleicht nicht mit dem bewussten Verstand registriert haben, aufzuschreiben. Und zwar in dieser Art Schreibfluss, in dem wir gut und viel besser als durch reines Nachdenken Zugriff auf dieses Wissen bekommen können. Wenn Sie einmal diesen Stift jetzt aufs Papier setzen, dann schreiben Sie einfach alles auf, was Ihnen in den Sinn kommt. Sie schreiben einfach weiter, ohne zu wissen, was Ihre Hand da schreibt. Voller Vertrauen, dass das, was Sie gerade wahrgenommen haben, ohne dass es der bewusste Verstand vielleicht registriert hat, in Ihnen sich jetzt ausdrücken darf und jetzt aufs Papier fließen darf. In diesem Durchschreibmodus für einige Minuten. Sie wissen, Ihre Hand schreibt.

(Ca. 10 Minuten schreiben)

Bringen Sie Ihre letzten Gedanken jetzt noch zu Ende und runden Sie Ihren Schreibprozess langsam ab.

Variations- oder Ergänzungsmöglichkeiten: Als Nacharbeit können konkrete Ideen und Möglichkeiten in der Weiterarbeit für die Klient:in, um die es geht, besprochen werden.

5.7.5 Liebe Frau Neubauer – Nachricht aus der Abschlusseinheit

Wofür? Zielklärung; gewünschtes Erleben in der Zukunft schon im Jetzt zugänglich(er) machen

Vorgehensweise: Wir reisen imaginativ in die letzte Sitzung der Zusammenarbeit und lassen die Klient:in eine Nachricht verfassen darüber, was gut geworden ist.

Formulierungsvorschlag:

»Liebe Frau Neubauer, so ist es richtig gut geworden!« Genau! Das oder etwas Ähnliches soll der Titel dieses Textes sein, den Sie jetzt schreiben werden. So wie Sie heute hier sitzen, mit ganz vielen Hoffnungen und Erwartungen, mit berechtigten Wünschen, Motivation und Mut, so würde ich Sie jetzt bitten, die Augen zu schließen und sich zu erlauben, während Sie vielleicht gleichzeitig gut auf Ihren Atem achten, in die Zukunft zu reisen. Konkreter gesagt, in unsere abschließende Einheit. In dieser abschließenden Einheit werden Sie mir berichten, was alles gut geworden ist, woran Sie merken, dass Ihr Ziel erreicht ist. Ihr Anliegen ausreichend bearbeitet. Veränderung auf die Weise passiert ist, die Sie sich gewünscht haben, für die Sie jetzt bereit sind, Zeit, Geld, Aufmerksamkeit und Engagement zu investieren. Zu diesem Zeitpunkt in der Zukunft werden Sie hier sitzen und schon genau wissen, wie es sich anfühlt, das erreicht zu haben. Sie werden mir erzählen, wie es ist. Ich würde Sie jetzt bitten – während Sie innerlich in der Zukunft bleiben, in unserer abschließenden Stunde, – dann den Stift zu nehmen, das Papier zu nehmen und diese Nachricht an mich zu richten: »Liebe Frau Neubauer, auf die und die Art ist es gut geworden. Jetzt ist es so und so.« Beschreiben Sie ausgiebig, wie es geworden ist. Fassen Sie zusammen, was Sie erlebt haben. Genau. Es ist so und so geworden. Dieses und jenes hat sich verändert, verbessert. Das habe ich ausgehalten. Dies habe ich gelernt. So hat es sich ausgewirkt. So ist es jetzt. Und ich bin stolz auf mich. Schreiben Sie alles auf, was Ihre Hand jetzt ausdrücken möchte. Verwenden Sie dafür eine Art Durchschreibmodus, in dem Sie, wenn Sie den Stift einmal auf das Papier gesetzt haben, nicht mehr aufhören zu schreiben, sondern weiterschreiben und weiterschreiben und weiterschreiben. Genau. Ich achte währenddessen auf die Zeit, sodass Sie sich vollkommen in diesen Zustand in der Zukunft einfühlen können. Fassen Sie zusammen, wie es geworden ist, was Sie erreicht haben und wie sich das Erreichte bemerkbar macht.

(Ca. 10 Minuten schreiben)

Kommen Sie dann langsam zum Ende und schließen Sie noch einmal die Augen, um auch körperlich wahrzunehmen, wie es da ist in der Zukunft, wenn Sie Ihr Ziel erreicht haben. Und während Sie sich vielleicht jetzt schon etwas von diesem angenehmen Gefühl behalten, kommen Sie dann mit ein, zwei Atemzügen wieder ganz wach im Hier und Jetzt an.

5.8 Worte als Brücke – Anleitungen für die Aufstellungsarbeit und Techniken aus dem kreativen Schreiben

Bei hypnosystemischen Systemchoreografien, aber auch in anderen Aufstellungsvarianten kann es sich wie schon beschrieben lohnen, Stift und Papier zu verwenden (s. Abschn. 4.1.1.). Zum Beispiel, wenn es darum geht, greifbar zu machen, was in einer aufgestellten Figur oder Person vor sich geht. Dafür lässt man die Klient:in in die jeweilige Rolle schlüpfen und aus Sicht dieser Rolle schriftlich beschreiben, wie es ihr an der Position im Gefüge geht. Eine andere Möglichkeit, Hypnowriting-Elemente in der Aufstellungsarbeit zu verwenden, besteht darin, sie für Rituale zu nutzen. Das kann etwa sein: eine Nachricht an jemanden, in der man sich z. B. offiziell verabschiedet; ein Vertrag oder Beschluss, in dem mit Datum und Ortsangabe eine Art offizielles Dokument zu einer Entscheidung erstellt und dann an eine bestimmte Figur übergeben wird; oder ein Auftrag an jemanden oder ein aufgestelltes Element, das ab sofort eine neue Aufgabe übernehmen soll. Es verstärkt im Allgemeinen den rituellen Charakter einer solchen Nachricht oder einer Anordnung, wenn man den entstandenen Text laut vorliest.

5.8.1 Einblick bekommen – Stift und Papier in der Systemchoreografie

Wofür? Herausfinden, was in einer aufgestellten Person/Figur vor sich geht bzw. an Informationen auftaucht

Vorgehensweise: Die Klient:in wird zu dem Zeitpunkt, an dem das innere Raumerleben bereits im äußeren Raum ist, dazu angeleitet, sich auf einen aufgestellten Bodenanker zu stellen (man kann ihr an die Stelle auch einen Stuhl stellen oder ihr ein Meditationskissen anbieten) oder in eine Figur am Systembrett einzutauchen und schriftlich auszudrücken, was in der Rolle an Gefühlen oder Gedanken da ist.

Formulierungsvorschlag:

> Schlüpfen Sie jetzt einmal so richtig in diese Figur, in diese Rolle hinein. Schließen Sie die Augen, wenn Sie möchten. Richten Sie Ihre Aufmerksamkeit nach innen. Es gibt viel, was diese Figur weiß und bewegt. Diese Person. Oder dieses personifizierte Wesen. Sie haben jetzt Zugriff darauf und können es ausdrücken. Vielleicht möchten Sie

bestimmte Dinge sagen. Oder einfach beschreiben, wie es Ihnen geht. Wie es an dieser Position ist. Wie die Konstellation aus Ihrer Sicht ist. Ich würde Sie einfach einladen, Stift und Papier jetzt zu nutzen und zu schreiben. Die Regie an Ihre Hand abzugeben. Und in diesem Durchschreibmodus einfach zu schreiben, weiterzuschreiben, nicht mehr aufzuhören. Ich achte ein bisschen auf die Zeit und Sie drücken aus, was jetzt ganz von allein ausgedrückt werden will.

(Einige Minuten schreiben lassen)

Kommen Sie dann langsam zum Ende.

5.8.2 Beschlüsse und Auftragsneuverteilung

Wofür? Den Schreibprozess als Ritual nutzen; Personen oder Figuren in einer Aufstellung z. B. eine neue Aufgabe geben, mit ihnen einen Abschluss finden etc.

Vorgehensweise: Wir nutzen den Schreibprozess, um einem aufgestellten Element in einer Systemchoreografie einen neuen Auftrag zu erteilen, uns von ihm zu verabschieden oder ihm einen Beschluss mitzuteilen.

Vorbereitung: Der Schreibprozess kommt dann zum Einsatz, wenn eine Klient:in bereits ihr Lösungsbild in der Systemchoreografie entwickelt hat, sprich z. B. Elemente im Lösungsschritt schon so platziert hat, dass es sich für sie stimmig anfühlt. Dann bitten wir sie, an ihre eigene Position zu gehen (sich auf den Bodenanker zu stellen oder sich in die Figur hineinzuversetzen, die für sie steht), von dort aus in die Richtung der Personen oder Figuren zu schauen, die sie umplatziert hat, und ihnen dann je eine Nachricht zu schreiben. (Es kann sein, dass das nicht für alle Elemente notwendig ist, dann einfach die Klient:in entscheiden lassen, wie viele solche Dokumente wichtig sind; s. Abschn. 4.1.1).

Formulierungsvorschlag:

Sie fühlen sich jetzt noch einmal so richtig ein an dieser Position, die Sie für sich gewählt haben. Sie haben Ordnung gemacht. Sie haben Veränderungen vorgenommen, die gut für Sie sind. Eine Konstellation geschaffen, die gut für Sie ist, die sich stimmig anfühlt, bei der Sie Handlungsspielraum haben, Gestaltungsmöglichkeiten. Da gibt es manchmal dann noch die Aufgabe, denen, die man umplatziert hat, eine Nachricht zu schicken, ihnen neue Jobs zu geben, sie über Entscheidungen zu informieren oder sie um neue Aufgaben zu bitten. Ihnen vielleicht auch zu danken für das, was sie Gutes für einen wollten, um dann zu sagen, was man jetzt möchte, was man braucht und wie man sich das Zusammensein in Zukunft vorstellt. Deshalb würde ich Sie jetzt bitten, in die Richtung der ersten Figur oder Person zu schauen, der Sie so eine Nachricht jetzt schreiben wollen, und es dann zu tun. Einfach schreiben, was Ihre Hand vorgibt zu schreiben. Es könnte sein, dass der bewusste Verstand währenddessen gar nicht weiß, was Sie da schreiben. Genau. Lassen Sie es einfach fließen in diesem Modus, wo man schreibt und schreibt und nicht mehr aufhört zu schreiben, bis der Text dann auf dem Papier sein wird.

(Einige Minuten schreiben lassen)

Beenden Sie Ihre Nachricht dann langsam.

5.8.3 Das Klarheits-Akrostichon – Verdichten mit Kurz-Anleitungen

Beim kreativen Schreiben gibt es zwei Vorgehensweisen, das Akrostichon und das Haiku, die ich gerne hier vorstellen möchte, weil sie die Hypno-Arbeit aus meiner Sicht bereichern können (vgl. Abschn. 2.2.1.). Beim Hypnowriting oder auch anderen Schreibmethoden, bei denen »der Text aufs Papier fließt«, ist es oft so, dass Inhalte ausufernd Raum bekommen – und das ist grundsätzlich auch erwünscht. Gleichzeitig kann es danach genauso erwünscht und hilfreich sein, die Dinge wieder zu verdichten und ihre Essenz zu fassen. Deshalb schließe ich oft an Hypnowriting-Prozesse die Arbeit mit Akrosticha oder Haikus an, um den Kern einer Sache auf den Punkt zu bringen.

Wofür: Klarheit gewinnen, ein Thema zusammenfassen

Vorgehensweise: Beim »Klarheits-Akrostichon« wählen wir zunächst einen Begriff, zu dem wir uns mehr Klarheit wünschen. (Das eignet sich auch gut für die Arbeit mit Paaren oder Teams, um etwa das gemeinsame Verständnis zu einem Thema zu erhöhen oder etwas besprechbar zu machen; für diese Arbeit verfassen zunächst alle Personen einzeln ihr Akrostichon und einigen sich danach in einer Diskussion auf ein gemeinsames.) Im Auswählen, welches Wort ich welchem Buchstaben zuordne, muss ich sortieren, gewichten und mich entscheiden: Der gewählte Begriff wird zuerst senkrecht aufgeschrieben und dann jeder Buchstabe als Anfangsbuchstabe eines neuen Wortes genutzt, das inhaltlich etwas damit zu tun haben sollte. Es kann auch ein ganzer Satz sein, der intuitiv auftaucht.

Wenn sich also jemand z. B. damit auseinandersetzen möchte, was Erfolg für sie oder ihn bedeutet, könnte die Person so ein Akrostichon machen:

E – Einsatz
R – Risiko
F – Flow
O – Optimismus
L – Lernen
G – Gewinn

Vorbereitung: Das Akrostichon technisch erklären, besprechen, spekulieren, welchen Begriff man wählen könnte. Eventuell ein Beispiel anbieten wie:

Z weifel ziehen vorbei wie Wolken.
U nd plötzlich spüre ich Kraft.
V ielleicht wird es leichter als gedacht.
E in inneres Licht zeigt sich.
R uhe kehrt ein.
S chritt für Schritt gehe ich weiter.
I ch darf vertrauen.
C hancen zeigen sich dort, wo vorher Grenzen waren.
H offnung wächst wie ein junger Baum.
T iefe Zuversicht trägt mich.

Formulierungsvorschlag:

> Nehmen Sie sich einen Moment Zeit, um ganz bei sich anzukommen. Spüren Sie, wie Ihre Füße den Boden berühren, wie Ihr Körper auf der Unterlage aufliegt, Ihren Atem in seinem natürlichen Rhythmus. Jetzt geht es nur um Sie und das, was sich in Ihnen zeigen möchte.
>
> Es gibt da dieses Thema, das Sie und uns gerade beschäftigt. Etwas, zu dem Sie gerne mehr Klarheit hätten. Vertrauen Sie darauf, dass jetzt oder gleich genau die richtigen Worte auftauchen werden, um es zu fassen. Und vielleicht tun sie das schon, während ich rede. Da kommen Ihnen Begriffe in den Sinn, welche, die für Sie im Moment wichtig

sind. Einer davon wird jetzt ganz präsent. Das darf spontan sein oder langsam entstehen. Es kann ein Zustand, ein Wunsch, ein Wert oder ein Name sein – ganz egal.

Wenn Sie Ihr Wort gefunden haben, schreiben Sie es dann senkrecht auf ein Blatt Papier – einen Buchstaben unter den anderen, jeden Buchstabe in eine eigene Zeile.

So entsteht ein Gerüst – und jetzt geben Sie jedem Buchstaben eine Stimme. Schreiben Sie zu jedem Buchstaben eine Zeile, die mit diesem Buchstaben beginnt. Es kann ein kurzer Satz sein, ein Bild, ein Impuls, ein Wunsch. Alles darf Platz haben. Es geht nicht darum, etwas Schönes oder Richtiges zu schreiben – sondern darum, sich auszudrücken, Klarheit zu gewinnen, dem Unsichtbaren Worte zu geben.

Lassen Sie Ihre Hand einfach schreiben – ohne zu bewerten. Vielleicht weiß Ihr bewusster Verstand gar nicht, was da entsteht. Das ist völlig in Ordnung. Vertrauen Sie auf das, was in Ihnen geschrieben werden will.

(Ca. 5 Minuten schreiben)

Kommen Sie dann langsam zum Ende und vervollständigen Sie Ihr Akrostichon noch, wenn Sie möchten. Zum Abschluss können Sie Ihrem Text eine Überschrift geben – ein Wort oder einen Satz, der das Ganze für Sie auf den Punkt bringt.

5.8.4 Power-Haikus

Mit Haikus, japanischen Kurzgedichten, die aus nur exakt 17 Silben bestehen, lassen sich Themen, Essenzen oder Ermutigungen unfassbar gut knapp zusammenfassen. Auf diese Weise entstehen kleine Stärkungen für den Alltag, die man leicht auf einem Post-it am Computer oder in der Brieftasche platzieren kann.

Die Form eines Haikus ist genau festgelegt. Es setzt sich zusammen aus nur 3 Zeilen, dabei besteht die erste Zeile aus 5 Silben, die zweite aus 7 Silben und die dritte wieder aus 5 Silben.

Meine Kraft ist hier.

Mitten in mir – sie ist da!

Ich lebe sie jetzt.

Wofür? Um eine kurze, knackige, schnelle Stärkung zu haben

Vorbereitung: Besprechen, wofür man das Power-Haiku nutzen will bzw. ob man damit Vorangegangenes zusammenfassen möchte. Erklären, wie ein Haiku aufgebaut ist.

Formulierungsvorschlag:

Bevor Sie beginnen, nehmen Sie sich einen Moment, um zur Ruhe zu kommen. Vielleicht schließen Sie die Augen oder lassen den Blick weich werden. Spüren Sie, dass Sie da sind – mit allem, was gerade in Ihnen lebendig ist.

Es gibt jetzt nichts zu erreichen. Nur etwas zu entdecken: diese Spur nach innen, zu dem, was im Moment wichtig ist. Vielleicht ist da ein Gefühl, das sich Raum wünscht. Ein Gedanke, der sich wiederholt. Ein innerer Satz, der in Ihnen wichtig ist. Oder ein stärkendes Wort, das noch präsenter werden darf.

Lassen Sie es auftauchen, jetzt – einen Begriff, eine Qualität, einen inneren Zustand, der Sie gerade begleitet oder den Sie unterstützen möchten. Es muss nicht besonders sein. Nur echt.

Und ich würde Sie einladen, jetzt oder gleich daraus ein Power-Haiku zu schreiben. Dieses japanische Kurzgedicht, von dem wir vorhin geredet haben. Es ist schlicht in der Form – und oft erstaunlich tief in der Wirkung. Es besteht aus diesen drei Zeilen, die in einem bestimmten Rhythmus aufgebaut sind: In der ersten Zeile hat es 5 Silben, in der zweiten 7 und in der dritten wieder 5.

Vielleicht zählen Sie innerlich schon, während Sie mir noch zuhören ... Dieses Power-Haiku kann wie ein innerer Kompass sein: Es bringt auf den Punkt, was trägt. Was zählt. Was bleiben darf. Es kann still sein und kraftvoll. Klar und emotional. Persönlich. Und immer auf seine Weise wahr.

Lassen Sie die Worte entstehen – Zeile für Zeile. Silbe für Silbe. Zählen Sie die Silben, wenn es hilft, aber lassen Sie sich nicht festhalten davon. Wichtiger ist: Was klingt in Ihnen stimmig? Vertrauen Sie Ihrer Hand und Ihrer Kreativität, Ihr Haiku ist längst da. Und will jetzt aufgeschrieben werden.

(Ca. 5 Minuten schreiben)

Beenden Sie Ihr Schreiben dann wieder und nehmen Sie sich noch einige Momente Zeit, um die Worte wirken zu lassen. Vielleicht möchten Sie noch etwas verändern. Und während Sie so auf diese Zeilen schauen, könnte es gut sein, dass sich Ihr Körper gestärkt anfühlt, sich Ihr Zustand ein bisschen verändert hat. So kann es auch in Zukunft sein, immer wenn Sie Ihr Power-Haiku lesen.

Danke!

Während ich diese letzten Zeilen dieses Buches schreibe, sind in mir verschiedene Seiten lebendig: eine, die sich freut, dass es fertig ist. Eine, die ein bisschen wehmütig ist, weil ich wirklich mit großer Freude an diesem Buch gearbeitet habe. Und dann gibt es natürlich auch die, die sehr dankbar ist! Dankbar, die Möglichkeit bekommen zu haben, Hypnowriting in ein Buch zu gießen. Danke dir, lieber Bernhard Trenkle, dass du mich ermutigt hast, »doch mal was einzureichen«, und generell für deine Unterstützung, dein Fördern und dein Mentorsein! Danke, lieber Carl-Auer Verlag, für das Vertrauen und die produktive, erfreuliche Zusammenarbeit! Danke, ihr bekannten Hypno-Expert:innen, die ihr euch wohlwollend und offen mit Hypnowriting auseinandersetzt! Oder Seminare bucht und mich zu Kongressen einladet. Danke euch allen, die ihr zuvor in ermutigenden Gesprächen, mit Interesse oder durch die ein oder andere stärkende Hypnose dazu beigetragen habt, dass ich dieses Exposé wirklich abgeschickt habe. Danke euch, mit denen ich mich immer wieder fachlich austauschen konnte und kann! Danke, liebe Klient:innen und Coachees für euer Vertrauen, das ihr Hypnowriting und mir entgegenbringt! Und danke, liebe Leserin, lieber Leser, liebe Kolleg:innen, dass ich Hypnowriting mit Ihnen teilen darf!

Literatur

Adams, K. (2021): Journal to the self. Twenty-two paths to personal growth. New York (Grand Central), 27. Aufl.

Adler, A. (1920): Praxis und Theorie der Individualpsychologie. München (Bergmann).

Amman, A. N. (1984): Aktive Imagination. Darstellung einer Methode. Olten (Walter).

Austenfeld, J. L. a. A. L. Stanton (2008): Writing about emotions versus goals. Effects on hostility and medical care utilization moderated by emotional approach coping processes. *British Journal of Health Psychology* 13/1: 35–38. DOI: 10.1348/135910707X250857.

Boals, A. a. K. Klein (2005): Word use in emotional narratives about failed romantic relationships and subsequent mental health. *Journal of Language and Social Psychology* 24/3: 252–268. DOI: 10.1177/0261927X05278386.

Breitbach, K. (2025): Freies Assoziieren in Hypnose. Eine bewährte Intervention für die Ressourcenarbeit neu entdecken. Stuttgart (Klett-Cotta).

Breton, A. (1924): Manifestes du surréalisme. Poisson soluble. Paris (Éditions du Sagittaire).

Breton, A. (1930): Second manifeste du surréalisme. Paris (Éditions Kra).

Breton, A. (1984): Die Manifeste des Surrealismus. Reinbek bei Hamburg (Rowohlt).

Brockhaus Literatur (2004): Schriftsteller, Werke, Epochen, Sachbegriffe. Mannheim (F. A. Brockhaus), 2. Aufl.

Burke, P. a. R. Bradley (2006): Language use in imagined dialogue and narrative disclosures of trauma. *Journal of Traumatic Stress* 19 (1):141–146. DOI: 10.1002/jts.20102.

Cameron, J. (2013): Der Weg des Künstlers [E-Book]. München (Knaur). [am. Orig. (1992): The Artist's Way – A Spiritual Path to Higher Creativity. New York (G. P. Putnam's Son).]

Chippendale, T. a. J. Bear-Lehman (2012): Effect of life review writing on depressive symptoms in older adults. A randomized controlled trial. *American Journal of Occupational Therapy* 66 (4): 438–446. DOI: 10.5014/ajot.2012.004291.

Connelly, V., D. Gee a. E. Walsh (2007): A comparison of keyboarded and handwritten compositions and the relationship with transcription speed. *British Journal of Educational Psychology* 77: 479–492. DOI: 10.1348/000709906X116768.

Damasio, A. R. (1997): Descartes' Irrtum. Fühlen, Denken und das menschliche Gehirn. München/Leipzig (List), 3. Aufl.

Dana, D. (2022): Der Vagus-Nerv als innerer Anker. Angst und Panik überwinden, Ruhe und Stärke finden. Übungen zum Aktivieren der Selbstheilungskräfte. München (Kösel).

Dana, D. (2023): Flipchart Polyvagal-Theorie. Der Einfluß des Autonomen Nervensystems auf das Erleben von Sicherheit und Verbundenheit. Lichtenau (Probst).

DiMenichi, B., A. Ceceli, J. Bhanji a. E. Tricomi (2019): Effects of expressive writing on neural processing during learning. *Frontiers in Human Neuroscience* 13: 389. DOI: 10.3389/fnhum.2019.00389.

Dijkstra, N., P. Kok a. S. M. Fleming (2022): Perceptual reality monitoring. Neural mechanisms dissociating imagination from reality. *Neuroscience & Biobehavioral Reviews* 135: 104557. Verfügbar unter: (PDF) Perceptual reality monitoring: Neural mechanisms dissociating imagination from reality [11.11.2024]. DOI: 10.1016/j.neubiorev.2022.104557.

Dijkstra, N. a. S. M. Fleming (2023): Subjective signal strength distinguishes reality from imagination. *Nature Communications* 14: 1627.

Elbow, P. (1998): Writing without teachers [E-Book]. New York (Oxford University), 2. Aufl.

Elbow, P. (o. J.): Goals and Benefits of freewriting. Verfügbar unter: peterelbow.com/pdfs/Goals_and_Benefits_of_Freewriting.pdf [19.3.2025].

Ellenberger, H. F. (2005): Die Entdeckung des Unbewußten. Geschichte und Entwicklung der dynamischen Psychiatrie von den Anfängen bis zu Janet, Freud, Adler und Jung. Zürich (Diogenes), folgt unveränd. der 2. Aufl. [am Orig. (1970): The discovery of the unconscious. The history and evolution of dynamic psychiatry. New York (Basic Books).]

Erickson, M. H. u. E. Rossi (2015): Hypnotherapie. Aufbau – Beispiele – Forschungen. Stuttgart (Klett-Cotta), Jubiläumsausg. [engl. Orig. (1979): An exploratory casebook. New York (Irvington).

Erickson, M. H., E. Rossi u. L. S. Rossi (2013): Hypnose. Induktion – Therapeutische Anwendung – Beispiele. Stuttgart (Klett-Cotta), 8. Aufl. [engl. Orig. (1976): Hypnotic realities. The introduction of clinical hypnosis and forms of indirect suggestion. New York (Irvington).]

Erickson, M. H. u. J. Zeig (1985): Meine Stimme begleitet Sie überall hin. Ein Lehrseminar mit Milton H. Erickson. Stuttgart (Klett-Cotta).

Fiedler, P. (Hrsg.) (2006): Trauma, Dissoziation, Persönlichkeit. Pierre Janets Beiträge zur modernen Psychiatrie, Psychologie und Psychotherapie. Lengerich (Pabst Science).

Freud, S. (1900): Die Traumdeutung. Leipzig, Wien (Deuticke).

Freud, S. (2014): Die Traumdeutung. Nachwort von Hermann Beland. Frankfurt/M. (Fischer Taschenbuch), 8. Aufl. [Lizenzausgabe: Die Traumdeutung (1900).]

Freud, S. u. J. Breuer (1985): Studien über Hysterie. Leipzig, Wien (Deuticke).

Furnes, B. a. E. Dysvik (2010): A systematic writing program as a tool in the grief process. Part 1. *Patient Preference and Adherence* 4: 425–431. DOI: 10.2147/PPA.S14864.

Gräßer, M., D. Martinschledde u. E. Hovermann jun. (2020): Therapeutisches Schreiben. Therapie-Tools. Weinheim (Beltz).

Gross, M. u. V. Popper (2020): Und die Maus hört ein Rauschen. Hypnosystemisches Erleben in Therapie, Coaching und Beratung. Heidelberg (Carl-Auer).

Hagenaars, M. A., R. Mesbah a. H. Cremers (2015): Mental imagery affects subsequent automatic defense response. *Frontiers in Psychiatry* 6: 73. DOI: 10.3389/fpsyt.2015.00073.

Heimes, S. (2020): Ich schreibe mich gesund. Mit dem 12-Wochen-Programm zu Gesundheit und Ausgeglichenheit. München (dtv).

Heimes, S. (2012): Warum Schreiben hilft. Wirksamkeitsnachweise zur Poesietherapie. Göttingen (Vandenhoeck & Ruprecht).

James, W. (1890): The principles of psychology. Vol. 1. New York (Henri Holt and Company).

Janet, P. (1889): L´automatisme psychologique. Essai de psychologie expérimentale sur les formes inférieures de l'activité humaine. Paris (Félix Alcan).

Kaiser Rekkas, A. (2018): Wie man ein Krokodil fängt, ohne es zu verletzen. Innovative Hypnotherapie. Heidelberg (Carl-Auer), 3. Aufl.

Kanaya, Y. a. K. Nobuyuki (2024): Anger is eliminated with the disposal of a paper written because of provocation. *Scientific Reports* 14: 7490. DOI: 10.1038/s41598-024-57916-z.

Kirby, K. M., S. R. Pillai, O. T. Carmichael a. A. W. A. Van Gemmert (2019): Brain functional differences in visuo-motor task adaptation between dominant and non-dominant hand training. *Experimental brain research* 237 (12), 3109–3121. DOI: org/10.1007/s00221-019-05653-5.

Kovac, A. H. a. L. M. Range (2000): Writing projects: Lessening undergraduates´ unique suicidal bereavement. *Suicide and Life-Threatening Behavior* 30 (1): 50–60.

Lai, J., H. Song, Y. Wang, Y. Ren, S. Li, F. Xiao, S. Liao, T. Xie a. W. Zhuang (2023): Efficacy of expressive writing versus positive writing in different populations. Systematic review and meta-analysis. *Nursing Open* 10 (9): 5961–5974. DOI: 10.1002/nop2.1897.

Lai, C., A. Igarashi, C. Yu a. K. Chin (2018): Does life story work improve psychosocial well-being for older adults in the community? A quasi-experimental study. *BMC Geriatrics* 18/1: 119. DOI: 10.1186/s12877-018-0797-0.

Langens, T. A. a. J. Schüler (2007): Effects on written emotional expression: The role of positive expectancies. *Health Psychology* 26 (2): 174–182. DOI: 10.1037/0278-6133.26.2.174.

Macrorie, K. (1985): Telling Writing. Portsmouth (Boynton/Cook), 4th ed.

Marano, G, G. D. Kotzalidis, F. M. Lisci, M. B. Anesini, S. Rossi, S. Barbonetti, A. Cangini, A. Ronsisvalle, L. Artuso, C. Falsini, R. Caso, G. Mandracchia, C. Brisi, G. Traversi, O. Mazza, R. Pola, G. Sani, E. M. Mercuri, E. Gaetani a. M. Mazza, M. (2025): The Neuroscience Behind

Writing: Handwriting vs. Typing – Who Wins the Battle? *Life (Basel, Switzerland)* 15 (3): 345. DOI: 10.3390/life15030345.

Mastel-Smith, B. A., J. McFarlane, M. Sierpina, A. Malecha a. B. Haile (2007): Improving depressive symptoms in community-dwelling older adults: a psychosocial intervention using life review and writing. *Journal of gerontological nursing* 33 (5): 13–19. DOI: 10.3928/00989134-20070501-04.

Meid, V. (2001): Sachwörterbuch zur deutschen Literatur. Stuttgart (Reclam), 2. Aufl.

Mitchell, C., E. Reese, K. Salmon a. P. Jose (2020): Narrative coherence, psychopathology, and wellbeing: Concurrent and longitudinal findings in a mid-adolescent sample. *Journal of adolescence* 79: 16–25. DOI: org/10.1016/j.adolescence.2019.12.003.

Mongrain, M. a. T. Anselmo-Matthews (2012): Do positive psychology exercises work? A replication of Seligman et al. (2005). *Journal of clinical psychology* 68 (4): 382–389. DOI: org/10.1002/jclp.21839.

Pearson, J. (2019): The human imagination. The cognitive neuroscience of visual mental imagery. *Nature Reviews Neuroscience* 20: 624–634. DOI: 10.1038/s41583-019-0202-9.

Peischer, A. (2023): Versuchen Sie´s mal mit Schreiben! Ein effektives Werkzeug für Coaching, Beratung und Erwachsenenbildung. Heidelberg (Carl-Auer).

Peter, B. (2015): Einführung in die Hypnotherapie. Heidelberg (Carl-Auer), 3. Aufl.

Pennebaker, J. W. (2019): Heilung durch Schreiben. Ein Arbeitsbuch zur Selbsthilfe. Bern (Hogrefe), 1. Nachdruck der 2. Aufl. [engl. Orig. (2004): Writing to Heal. A Guided Journal for Recovering from Trauma & Emotional Upheaval. Oakland (New Harbinger).]

Pennebaker, J. W. a. S. K. Beall (1986): Confronting a traumatic event: Toward an understanding of inhibition and disease. *Journal of Abnormal Psychology* 95 (3): 274–281. DOI: 10.1037//0021-843x.95.3.274.

Petzold, H. G. u. I. Orth (2007): Die neuen Kreativitätstherapien. Handbuch der Kunsttherapie. Theorie und Praxis. Bd. II. Bielefeld/Locarno (Edition Sirius), 4. Aufl.

Porges, S. W. (2019): Die Polyvagaltheorie und die Suche nach Sicherheit. Traumabehandlung, soziales Engagement und Bindung. Lichtenau (G. P. Probst), 3. Auf.

Ramirez, G. a. S. L. Beilock (2011): Writing about testing worries boosts exam performance in the classroom. *Science 331* (6014): 211–213. DOI: 10.1126/science.1199427.

Revenstorf, D. u. R. Zeyer (2020): Hypnose lernen. Anleitungen zur Selbsthypnose für mehr Leistung und weniger Stress. Heidelberg (Carl-Auer), 13. Aufl.

Rossi, E. L. (ed.) (2022): Gesammelte Schriften von Milton H. Erickson. Bände 1–6. Heidelberg (Carl-Auer), 3. Aufl. [engl. Orig. (1980): The

Collected Papers of Milton H. Erickson on Hypnosis. Vol. I–VI. New York (Irving).]
Rothmann, K. (2003): Kleine Geschichte der deutschen Literatur. Stuttgart (Reclam), 18. Aufl.
Sandbäck Forsell, J., L. Nyholm a. C. Koskinen (2020): A caring science study of creative writing and human becoming. *Scandinavian Journal of Caring Science* 35 (1): 156–162. DOI: 10.1111/scs.12830.
Schmidt, G. (2018): Einführung in die hypnosystemische Therapie und Beratung. Heidelberg (Carl-Auer), 8. Aufl.
Schmidt, G. (2021): Liebesaffären zwischen Problem und Lösung. Hypnosystemisches Arbeiten in schwierigen Kontexten. Heidelberg (Carl-Auer), 9. Aufl.
Schmidt, G. (o. J.): Ressourcen-Spekulieren über Potenziale und Kompetenzen, die für ein zieldienliches Zusammenwirken (z. B. in einer Gruppe oder in einem Team) genutzt werden können. Verfügbar unter: app.kontextmaps.com/api/v1/media/sozialinfo/1122/Positives_Spekulieren_in_der_Gruppe.pdf/ [10.05.2025].
Schmidt, G., A. Dollinger u. B. Müller-Kalthoff [Hrsg.] (2022): Gut beraten in der Krise. Konzepte und Werkzeuge für ganz alltägliche Ausnahmesituationen. Bonn (managerSeminare), 6. Aufl.
Schmidt, G. (in Vorb.): Hypnosystemische Traumatherapie. Heidelberg (Carl-Auer).
Scullin, M., M. Krueger, H. Ballard, N. Pruett a. D. Bliwise (2018): The effects of bedtime writing on difficulty falling asleep. A polysomnographic study comparing to-do lists and completed activity lists. *Journal of Experimental Psychology: General* 147 (1): 139–146. DOI: 10.1037/xge0000374.
Sparrer, I. (2016): Systemische Strukturaufstellungen. Theorie und Praxis. Heidelberg (Carl-Auer), 3. Aufl.
Steiner, K. L., D. B. Pillemer a. D. K. Thomsen (2019): Writing about life story chapters increases self-esteem. Three experimental studies. *Journal of Personality* 87 (5): 962–980. DOI: 10.1111/jopy.12449.
Storch, M., B. Cantieni, G. Hüther u. W. Tschacher (2010): Embodiment. Die Wechselwirkung von Körper und Psyche verstehen und nutzen. Bern (Hans Huber). 2. Aufl.
Storch, M. u. F. Krause (2016): Selbstmanagement – ressourcenorientiert. Grundlagen und Trainingsmanual für die Arbeit mit dem Zürcher Ressourcenmodell (ZRM). Bern (Hans Huber), 3. Aufl.
Storck, T. (2018): Psychoanalyse nach Sigmund Freud. Stuttgart (Kohlhammer).
Trenkle, B. (1998): Die Löwengeschichte. Hypnotisch-metaphorische Kommunikation und Selbsthypnosetraining. Heidelberg (Carl-Auer), 2. Aufl.
Umejima, K., T. Ibaraki, T. Yamazaki a. K. L. Sakai (2021): Paper notebooks vs. mobile devices. Brain activation differences during memory retrieval. *Frontiers in Behavioral Neuroscience* 15: 634158. DOI: 10.3389/fnbeh.2021.634158.

Unterholzer, C. C. (2017): Es lohnt sich, einen Stift zu haben. Schreiben in der systemischen Therapie und Beratung. Heidelberg (Carl-Auer).

Unterholzer, C. C. (2021): Selbstwirksam schreiben. Wege aus der Rat- und Rastlosigkeit. Heidelberg (Carl-Auer).

Van der Weel, F. R. a. A. L. H. van der Meer (2024): Handwriting but not typewriting leads to widespread brain connectivity: a high-density EEG study with implications for the classroom. *Frontiers in Psychology* 14: 1219945. DOI: 10.3389/fpsyg.2023.1219945.

Von Werder, L. (2016): Lehrbuch des kreativen Schreibens. Grundlagen – Technik – Praxis. Wiesbaden (marixverlag), 2. Aufl.

Von Werder, L., B. Schulte-Steinicke u. B. Schulte (2011): Die heilende Kraft des Schreibens. Ostfildern (Patmos).

Weber, G., G. Schmidt u. F. Simon (2016): Aufstellungsarbeit revisited … nach Hellinger? Mit einem Metakommentar von Matthias Varga von Kibéd. Heidelberg (Carl Auer), 3. Aufl.

Willhelm, K. (2024): Doping des Gehirns. Das Dossier: Schreiben. *Psychologie heute* 3: 66–71.

Winnewieser, S. (2010): Einfach die Seele frei schreiben. Wie sich therapeutisches Schreiben auf die Psyche auswirkt. Hannover (humboldt).

Wolfradt, U., P. Fiedler u. G. Heim (2017): Schlüsselthemen der Psychotherapie. Pierre Janets Beiträge zur modernen Psychiatrie und Psychologie, Bd. 4. Lengerich (Pabst Science).

Über die Autorin

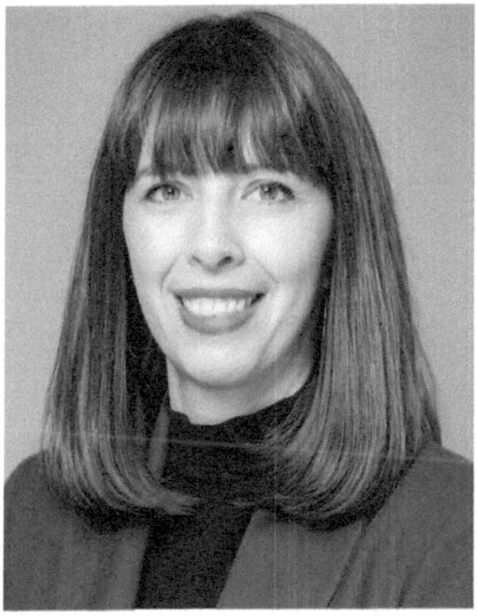

© Michael_Baumgartner

Ursula Neubauer, Mag., MSc; Studium der Germanistik und Psychologie/Philosophie (LA); Masterabschluss in Hypnosystemischer Beratung; Studium der Hypnosystemik an der Sigmund Freud Universität. Pädagogin, zertifizierte Schreibtherapeutin, Journaling-Trainerin, Coachin und Supervisorin mit Schwerpunkt auf Hypnowriting®. Mitglied der Milton Erickson Gesellschaft für Klinische Hypnose und Kurztherapie, Austria (MEGA) und des Hypnosystemik-Forums Austria; Referentin auf Fachveranstaltungen und bei Weiterbildungsinstituten.

Kontakt: hypnowriting.at